Nursing Etiquette and Interpersonal Communication

护理礼仪与人际沟通

主　　　编　张　默　姚　淳　王　骏
副 主 编　马志华　顾　芬　黄　欢

主　　　审　叶　萌　邱智超　邓一洁
编委会主任　陈淑英

编　　　者（按姓氏笔画排列）
　　　　　　马志华（上海思博职业技术学院）
　　　　　　王　骏（上海健康医学院）
　　　　　　刘卫唯（上海思博职业技术学院）
　　　　　　刘　芹（上海健康医学院附属卫生学校）
　　　　　　朱　静（上海济光职业技术学院）
　　　　　　陆文静（复旦大学附属眼耳鼻喉科医院）
　　　　　　吴烨萍（上海思博职业技术学院）
　　　　　　邱智超（上海城建职业学院）
　　　　　　张　默（上海健康医学院附属卫生学校）
　　　　　　洪　平（上海中侨职业技术大学）
　　　　　　姚　淳（上海济光职业技术学院）
　　　　　　顾　芬（复旦大学附属华东医院）
　　　　　　黄玉婷（上海济光职业技术学院）
　　　　　　黄　欢（上海震旦职业学院）

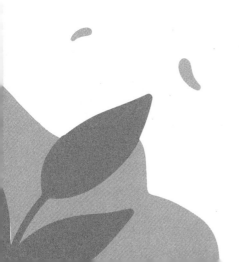

复旦大学出版社

序 foreword

"护理礼仪与人际沟通"是高等职业教育护理类专业的一门专业基础课，是一门融护理礼仪、人际沟通、人际关系学等多学科为一体的课程，也是实践性很强的一门课程。本人在医学教育领域学习、工作了近50年，其中在长春白求恩医科大学工作12年，上海交通大学医学院附属第六人民医院工作3年，美国俄亥俄州立大学医学院工作15年，直至回国创办上海思博职业技术学院卫生技术与护理学院已19年。从国内的南方到北方，从东方的中国又到西方的美国，多年来在医学院校的学习和工作的经历使我深深感到，编写一套实用性、应用性较强的创新型教材很有必要。

本教材较为系统地介绍了礼仪和人际沟通的基本知识，特别是突出了护理专业的特点及其在护理工作中的应用，将理论与护理实践相结合，突显职业教育"理实一体"和以服务为宗旨、以就业为导向、以能力为本位、以发展技能为核心的理念；并帮助学生在护理实践中提升道德礼仪修养、充实礼仪知识和规范护士职业礼仪，形成主动与人交往的理念，采用合适的沟通方法，搭建和谐的人际关系，提高职业综合能力。

本教材在编写中着力转变传统观念，坚持理论与实践相结合，人文社科与临床护理相结合，强化学生的动手实践能力、独立分析问题和解决问题的批判性思维能力；推进教材先进编写理念，创新编写模式和教材呈现形式。相信本教材将能很好地满足培养从事临床护理、护理教育、社区护理、护理管理及护理科研等复合型人才的需求。

本教材的编写得到了上海思博职业技术学院和兄弟院校广大教师，以及各教学实习医院有关专家、学者的鼎力支持，特别是复旦大学出版社的鼓励和帮助，在此深表谢意。希望本教材在教师、学生和护理工作者的关爱下，于同类教材"百家争鸣、百花齐放"的局面中脱颖而出，得到读者的欢迎。鉴于我院建院历史较短，教学经验、水平有限，本教材一定存在许多不足之处，恳请读者批评指正。

沈小平

2022年8月

前言 preface

护理礼仪与人际沟通是护理人文素质教育的重要组成部分,也是护理人员职业素质的具体体现。为了满足院校教学的需求,更好地体现护理类专业的人文教育特点,本教材结合当代大学生课程思政培养目标,力求编写出贴近临床、受广大师生欢迎、具学科指导性的实用教材。因此,本教材以校企合作的方式,由资深的在校教师和医院富有临床实践及教学经验的护士骨干参加编写,用职业礼仪规范临床护士行为,并为护理教学提供一个完善而实用的礼仪课程与训练标准。

本教材共8章,结合护理专业特点,便于教与学,注重临床护理与护理教学实践;理论简明扼要,内容丰富系统,形式新颖活泼,目标一目了然,配有适量图片;结合临床教学,突出使用规范;编写中对内容进行了创新及优化,提供用书学校教师课件等数字资源。

在本教材的编写过程中,各位编者本着严谨的态度,付出了大量辛勤的劳动,在此深表谢意。由于学识、水平有限,书中难免存在疏漏与不当之处,恳请读者不吝赐教。

主编
2022年8月

目录 contents

第一章　绪论　001
　第一节　礼仪的起源与发展　001
　第二节　礼仪的概念及要素　004
　第三节　礼仪的基本原则　005
　第四节　护理礼仪　007

第二章　常见日常礼仪　011
　第一节　社交礼仪　011
　第二节　公共礼仪　013
　第三节　见面礼仪　021
　第四节　通信礼仪　026

第三章　人际关系与人际沟通　036
　第一节　人际关系相关理论　036
　第二节　人际沟通相关理论　041
　第三节　护理人际沟通　048

第四章　护理礼仪规范　054
　第一节　护士仪容礼仪　054
　第二节　护士仪态礼仪　064
　第三节　护士服饰礼仪　069
　第四节　护士举止礼仪　074

第五章　护理工作中的礼仪与沟通　089
　第一节　护理工作礼仪概述　089
　第二节　护理工作中的语言沟通与非语言沟通　091
　第三节　护理工作中的关系沟通　105
　第四节　门、急诊护理工作中的礼仪与沟通　120
　第五节　病房护理工作中的礼仪与沟通　123

第六节　护理操作中的礼仪与沟通　　130

第六章　护士职业形象　　136
第一节　概述　　136
第二节　护士职业形象的塑造　　140
第三节　塑造护士职业形象的途径　　144

第七章　多元文化与护理礼仪　　148
第一节　文化概述　　148
第二节　多元文化护理概述　　151
第三节　文化休克　　154

第八章　求职礼仪与沟通　　162
第一节　求职礼仪的特点和类型　　162
第二节　面试前准备　　168
第三节　面试礼仪与沟通　　171

主要参考文献　　178

第一章 绪论

学习目标

- 课程思政与素质目标
  - 了解礼仪的起源与发展。
  - 树立基本的礼仪观念,培养礼待患者的基本能力。
- 知识与能力目标
  - 能说出礼仪、护理礼仪的概念、特征及作用。
  - 领会礼仪的基本原则。

案例导入

一天,孔子立于庭院中,他的儿子孔鲤低着头,小步快走经过庭院。孔子问孔鲤:"学诗了吗?"孔鲤回答:"没有。"孔子说:"不学诗何以言?"孔鲤退而学诗。

又一天,孔子又遇孔鲤。孔子又问:"学礼了吗?"孔鲤回答:"还没有。"孔子说:"不学礼何以立?"孔鲤退而学礼。

思考: 上述情节中,"不学诗何以言"指的是不学诗不能掌握沟通中应用语言的技巧,那么如何理解"不学礼何以立"呢?

第一节 礼仪的起源与发展

在5 000年的历史长河中,中华民族形成了高尚的道德准则、完善的礼仪规范和优秀的传统美德,中国被世人称为"文明古国""礼仪之邦"。自古以来,中国人十分注重礼仪、礼节,使用文明礼仪用语,即使是在唇枪舌剑的辩论中,我们的先人也同样讲究语言美。知礼懂礼、守礼行礼不仅是个人树立自身形象、赢得他人和社会尊重的前提,也是事业获得成功的重要条件。

一、礼仪的起源

礼仪的形成和发展经历了从无到有、从零散到完整、从低级到高级的渐进过程。几千年的发展形成了许多具有广泛社会性与强大号召力的优良道德规范,人际交往的礼节仪式及生活准则已成为中华民族共同的财富。

《荀子·修身》中曰:"人无礼则不生,事无礼则不成,国无礼则不宁。"礼仪源于礼。礼的产生,可以追溯到远古时代。首先,人类为了生存与发展,必须与大自然抗争,不得不以群居的形式存在。在群体生活中,男女有别,老少有异,这既是一种天然的人伦秩序,又是一种需要被所有成员共同认定、保证和维护的社会秩序。这种为缓解群居成员内部及与自然之间的矛盾而逐步形成的一系列"人伦秩序"就是最初的礼。其次,在原始社会,生产力水平极为低下,人类处于愚昧状态,认识自然的能力有限,从而对自然界充满了恐惧感,于是便形成了人类早期的宗教和祭祀活动。祭祀活动就是人类为表达对自然的崇拜而举行的以祭天敬神为主要内容的仪式。

随着对自然与社会关系认识的逐步深入,人类对天地鬼神的崇拜逐渐扩展到人类自身,开始转移到那些在与自然的斗争中创造了奇迹的"英雄"身上,如"治水的大禹""尝百草的神农氏"等。随后,祖先也成为后代人崇拜的对象。人类开始虔诚地向这些"神灵"和"祖先"跪拜,表达祈祷、祝福。这些仪式在祭祀活动的历史发展中不断得到完善,形成了相应的规范和制度,人际交往的礼仪开始萌芽。

二、礼仪的发展

从历史发展的脉络来看,中国素以"文明古国""礼仪之邦"著称于世,作为文明标志的传统礼仪在其传承沿袭的过程中大致可以分为礼仪的起源时期、形成时期、变革时期、强化时期和现代礼仪发展时期5个阶段。

(一)礼仪的起源时期

礼仪起源于原始社会,在原始社会中晚期(约旧石器时代)出现了早期礼仪的萌芽。当时的礼仪较为简单和虔诚,还不具有阶级性内容,包括制定了明确血缘关系的婚嫁礼仪、部族内部尊卑等级的礼制、为祭天敬神而确定的一些祭典仪式,规定了一些人们相互交往中表示礼节的动作,如拜、揖、拱手等。这些礼仪动作在当时已广泛运用于社交活动中,此后又延续了几千年。

(二)礼仪的形成时期

夏朝、商朝、西周时期,人类处于奴隶社会,统治阶级为了稳固自己的统治地位将原始的宗教礼仪发展成符合奴隶社会政治需要的礼制,"礼"被打上了阶级的烙印,这一时期的礼仪更加突出君臣、父子、兄弟、亲疏、尊卑、贵贱等等级关系。

在这个阶段,中国第一次形成了比较完整的国家礼仪与制度。如"五礼"就是涉及社会生活各方面的整套礼仪规范和行为标准。古代的礼制典籍亦多撰修于这一时期,西周时期的《周礼》是中国历史上第一部记载"礼"的书籍。《周礼》《仪礼》《礼记》是我国最早的礼制百科全书,称为"三礼"。《周礼》偏重政治制度,《仪礼》偏重行为规范,《礼记》偏重对礼的各个分支做出符合统治者需要的理论说明。这"三礼"标志着中国古代礼仪进入一个成熟时期,在汉朝以后2000余年的历史中,它们一直是国家制定礼仪制度的经典参考著作,被称为《礼经》。

(三)礼仪的变革时期

春秋战国时期,奴隶制逐渐瓦解,封建制取而代之。随着社会制度的发展变革,学术界形成了百家争鸣的局面,以孔子、孟子、荀子为代表的诸子百家对礼教进行了研究和发展,对礼仪的起源、本质和功能进行了系统论述,第一次在理论上全面而深刻地论述了社会等级秩序的划分及其意义。

孔子对礼仪非常重视,把"礼"看成是治国、安邦、平定天下的基础。他认为"不学礼,无以立""质胜文则野,文胜质则史。文质彬彬,然后君子"。他要求人们用礼的规范来约束自己的行为,要做到"非礼勿视,非礼勿听,非礼勿言,非礼勿动";倡导"仁者爱人",强调人与人之间要有同情心,要相互关心,彼此尊重。孟子在继承和发展孔子"礼治"的基础上,提出符合地主阶级思想的"仁政"学说;把"礼"解释为对尊长和宾客严肃而有礼貌,即"恭敬之心,礼也"。荀子提出"隆礼""重法",认为"礼"的中心内容是区别贵贱、长幼、贫富等阶级;将"礼"作为人生哲学思想的核心,把"礼"看作是做人的根本目的和最高理想,"礼者,人道之极也";认为"礼"既是目标、理想,又是行为过程。

这一时期孔子、孟子、荀子等思想家的礼仪思想构成了中国传统礼仪文化的基本精神,对中国古代礼仪的发展产生了重要而深远的影响,奠定了中国古代礼仪文化的基础。

(四)礼仪的强化时期

在秦汉至清末长达2000余年的封建社会里,尽管不同朝代的礼仪文化具有不同的社会政治、经济、文化特征,但却有一个共同点,即一直为统治阶级所利用,礼仪是维护封建社会等级秩序的工具。这一时期礼仪的重要特点是尊君抑臣、尊夫抑妇、尊父抑子、尊神抑人。在漫长的历史演变过程中,它逐渐成为妨碍人类个性自由发展、阻挠平等交往、阻碍思想自由的精神枷锁。

西汉的唯心主义思想家董仲舒提出了"三纲""五常"之说。"三纲"即"君为臣纲、父为子纲、夫为妻纲","五常"即"仁、义、礼、智、信"。三纲五常是中国儒家伦理文化中的重要思想,是中国封建统治阶级用于教化天下以维护社会稳定的伦理道德、政治制度,是封建社会的最高道德原则。在漫长的封建历史时期,它们一直被奉为人们日常行为的礼仪准则。到了唐代,社会昌盛,礼仪也有所改革和发展,但仍基本沿袭。元、清两朝,少数民族入主中原,给古老的中华传统礼仪带来冲击,但其思想从未占据主导地位,而是融于中华传统礼仪之中。

(五)现代礼仪发展时期

辛亥革命以后,受西方资产阶级"自由、平等、民主、博爱"等思想的影响,中国传统礼仪的规范和制度受到强烈的冲击。"五四新文化运动"对腐朽、落后的封建礼教进行了清算,符合时代要求的礼仪被继承、完善、流传,而繁文缛节则逐渐被抛弃,同时接受了一些国际上通用的礼仪形式。新的礼仪标准、价值观念得到推广和传播。1949年中华人民共和国成立后,逐渐确立以"平等相处、友好往来、相互帮助、团结友爱"为主要原则的具有中国特色的新型社会关系和人际关系。改革开放以来,随着中国与世界的交往日趋频繁,西方一些先进的礼仪、礼节陆续传入我国,同我国的传统礼仪一道融入社会生活的各个方面,构成了社会主义礼仪的基本框架。许多礼仪从内容到形式都在不断变革,现代礼仪进入了新的发展时期。

党的十八大以来,以习近平同志为核心的党中央积极开展形式多样的纪念庆典活动,不断建立和规范礼仪制度。2019年,中华人民共和国国家勋章和国家荣誉称号颁授仪式不但规格前所未有,而且格外隆重,既是崇高礼赞又是庄严宣示,号召人们敬仰英雄、学习英雄,用实际行动为实现"两个一百年"奋斗目标和实现中华民族伟大复兴的中国梦贡献力量。实践证明,建立和规范礼仪制度,对于规范人们的言行举止,激发人们积极奋斗的精神具有重要意义。新时代,我们要传承和发展中华优秀传统礼仪文化,建立和规范礼仪制度,不断增强人们的认同感和归属感。

> **知识拓展**　　　　　　　　**图腾崇拜**
>
> 图腾崇拜是指氏族公社时期的一种宗教信仰现象,一般表现为对某种动物的崇拜,也可以是祖先崇拜的一部分。图腾主要出现在旗帜、族徽、柱子以及人们的衣饰、身体等地方。对图腾崇拜的研究是对原始社会研究的重要组成部分,图腾崇拜现象蕴含着重要的历史人文意义。

第二节　礼仪的概念及要素

一、礼仪的概念

(一) 礼

"礼"的本意为敬神,后引申为敬意的通称。"礼"是一个非常宽泛的概念,但其本质是"敬",含有关心、友好、敬重、谦恭和体贴之意。在《中国礼仪大辞典》中,"礼"被定义为特定的民族、人群或国家基于客观历史传统而形成的价值观念、道德规范以及与之相适应的典章制度和行为方式。在一般的表述中,与"礼"有关的最常见的词有3个,即礼貌、礼节和礼仪。在大多数情况下,它们被视为一体,混合使用,但从内涵上来说,它们之间既相互联系又有区别。

(二) 礼貌

礼貌是指人与人在交往过程中相互表示敬意和友好的规范行为和精神风貌,是人们待人接物的外在表现。东汉经学家赵岐解释为"礼者,接之以礼也;貌者,颜色和顺,有乐贤之容"。司马光则进一步要求"凡待人无贵贱贤愚,礼貌当如一"。因此,礼貌是通过人的语言、仪表及举止等外在表现来体现对交往对象的恭敬谦虚,并且在社会交往中,无论对什么人都要一视同仁,讲究礼貌,不可有高低贵贱之分。

(三) 礼节

礼节是指人们在日常生活和工作中,相互表示问候、祝愿、致意、慰问以及给予必要的协助与照料的惯用形式。《礼记·儒行》说,"礼节者,仁之貌也",即"仁儒之外"。节是礼貌的具体表现,具有形式化的特点,主要指日常生活工作中的人们的礼貌行为,包括待人的方式,招呼和致意的形式,公共场合的举止、风度和衣着等。礼节是社会文明中行为文明的组成部分,从形式上看,它具有严格规定的仪式;从内容上看,它反映某种道德原则,表现为对人的尊重和友善。《简明不列颠百科全书》中对礼节的定义是:礼节是规定社会行为和职业行为的习俗和准则的体系。任何社会单位都有由法规维持和实施的公认行为准则,也都有因习惯和被社团压力所强迫实行的行为规范。对违反礼节的人,不做正式的审讯或判决,但会受到群体中其他成员的指责。不论社会的物质水平如何,任何一个有高度层次结构的社会都有其礼节。根据这种礼节,每个人都知道应该怎样对待别人,也知道别人会怎样对待自己。

礼节虽然不同于法律,但它是人与人之间约定俗成的"法",是人们在社会交往中必须遵循的表示礼仪的一种惯用形式。

(四)礼仪

礼仪,从广义上讲,是指一个人、一个组织乃至一个国家和民族内在精神文化素养的展现;从狭义上讲,是指人们在社会交往中由于受历史传统、风俗习惯、宗教信仰、时代潮流等因素的影响而形成的,为了相互尊重、协调人际关系而在仪表、仪态、仪式、言谈举止等方面约定俗成、共同认可的规范和程序。

礼仪的本质是尊重他人、约束自己。礼仪作为一种行为规范,其本质是要求人们按照公众认可的行为准则来规范自己的行为,以使人们的生活秩序安定、祥和。礼仪可以有效地展现施礼者和受礼者的教养、风度与魅力,它体现了一个人对他人和社会的认知水平、尊重程度,是一个人的学识、修养和价值观的外在表现。教育家苏霍姆林斯基说:"只有尊重别人的人,才有权受人尊重。"一个人只有在尊重他人的前提下,自己才会被他人尊重,也只有在这种互相尊重的过程中,人与人之间的和谐关系才会逐步建立起来。

礼貌、礼节和礼仪三者尽管名称不同,其本质都是指在人们相互交往中表示尊敬、友好的行为,三者都属于"礼"的范畴。礼仪在层次上要高于礼貌、礼节,其内涵更深、更广,由一系列具体的礼貌、礼节所构成。

二、礼仪的要素

礼仪是一门学问,有特定的要素。在家庭、学校和各类公共场所,礼仪无处不在。礼仪是在人们的社会活动中,为了维护一种稳定的秩序,保持一种交际的和谐而产生的。礼仪由礼仪的主体、客体、媒体、环境4项基本要素构成。

(一)礼仪的主体

礼仪的主体是指礼仪活动的操作者和实施者,它既可以是个人,也可以是组织。

(二)礼仪的客体

礼仪的客体是指礼仪活动的指向者和承受者,它既可以是人,也可以是物;既可以是物质的,也可以是精神的;既可以是具体的,也可以是抽象的;既可以是有形的,也可以是无形的。

(三)礼仪的媒体

礼仪的媒体是指礼仪活动所依托的媒介,由人体礼仪媒体、物体礼仪媒体、事体礼仪媒体等构成,在具体操作时,这些不同的礼仪媒体往往交叉、配合使用。

(四)礼仪的环境

礼仪的环境是指礼仪活动特定的时空条件,分为礼仪的自然环境与礼仪的社会环境。礼仪的环境决定礼仪的实施,即实施何种礼仪由其决定,而且具体礼仪的实施方法也由其决定。

第三节　礼仪的基本原则

礼仪不是法律规定,不能靠强制的权力来维持;也不完全等同于道德规范,不是靠舆论的力量来维持。维持社会活动的礼仪只能是社会成员的认同和主动服从。任何事物都有其内在规律和原则可遵循，礼仪在文明社会生活中具有重要作用，也有其可以遵循的原则。礼仪的原则是人们对礼仪在社会长期实践活动中的高度概括。学习和掌握礼仪的基本原则，对帮助人们规范自己的社会行为、减少人际交往失误、增强职业活动和日常社会活动中的能力具有重要作用。

一、自觉原则

任何人不论身份高低、职务大小和财富多少，在社会活动中都必须承担自觉自愿地遵守、合理应用礼仪的义务，用礼仪去规范自己在交往活动中的言行举止。自觉遵守是对行为主体提出的基本要求，更是人格素质的基本体现；如果不自觉遵守，就会受到公众的谴责，人际交往就难以成功。

二、宽容原则

在人际交往中，每个人的思想、品格及认识问题的水平都有差异，不能用一个标准去要求所有人，而应宽容地对待别人。人们在交际活动中运用礼仪时，既要严于律己，更要宽以待人。宽容是指豁达大度，有气量，不计较和不追究，多容忍他人，多体谅他人，多理解他人，这样才能化解生活中的人际冲突。要常存敬人之心，不可伤害他人的尊严，更不能侮辱其人格。敬人就是尊敬他人，包括尊敬自己，维护个人和组织的形象。不可损人利己，这也是人的品格底线。

三、自律原则

学习应用礼仪，最重要的是自我约束、自我对照、自我反省、自我检查。自律就是自我约束，按照礼仪规范严格要求自己，知道自己该做什么，不该做什么。应用礼仪时要注意把握分寸，认真得体。礼仪是一种程序规定，而程序自身就是一种"度"。无论是表示尊敬还是热情都要有一个"度"，没有"度"，施礼就可能进入误区。

四、真诚原则

真诚原则是指在交际过程中做到诚实守信，不虚伪、不做作。在社交场合中，并非每个人都能有优美的姿态、潇洒的风度、得体的谈吐，但是只要真诚以待，让对方感受到你的真诚，就能赢得他人的信任和礼遇。平等是礼仪的核心，即尊重交往对象，以礼相待，对任何交往对象都必须一视同仁，给予同等程度的礼遇。不可因为不同交往对象在年龄、性别、种族、文化、职业、身份、地位、财富以及与自己关系的亲疏远近等方面的不同，就厚此薄彼、区别对待，给予不平等的待遇。

五、从俗原则

由于国情、民族、文化背景的不同，交往各方都应尊重相互之间的风俗、习惯，了解并尊重各自的禁忌。坚持入乡随俗，与绝大多数人的习惯做法保持一致，杜绝目中无人、唯我独尊、否定他人的做法。

六、适度原则

适度原则是指事物保持其质和量的限度，是质和量的统一，任何事物都是质和量的统一体，认识事物的度才能准确认识事物的质，才能在实践中掌握适度的原则。适度的礼仪是指根据礼仪的行为准则和道德规范，把人际交往中的言行举止控制在礼仪规范所要求的范围内。应用礼仪时，必须注意技巧，特别要注意把握分寸，适度得体、合乎规范。

（洪　平）

第四节　护理礼仪

随着经济的发展、社会的进步、人们生活水平的提高、服务意识的增强，各行各业对职业修养与礼仪规范的要求也越来越高，护理人员作为医疗卫生行业中的成员，学习必要的专业礼仪知识、培养良好的礼仪修养是现代医学和社会进步的必然要求。

一、护理礼仪的概念

护理礼仪是护士在护理活动中，为了协调人际关系、表示互相尊重而遵循的共同认可的言行规范和程序。它既是护士修养的外在表现，也是护士职业道德的具体体现。

二、护理礼仪的特征

护理礼仪作为一种特定行业的行为规范，除了具有礼仪的基本特征外，还有其自身的特征，包括规范性、强制性、传承性、差异性和时代性。

1. **规范性**　礼仪的规范性是指人们在社交场合待人接物时所必须共同遵守的行为规范。它是人们在一切社交场合必须采用的一种"通用语言"，是衡量他人、判断自己是否自律敬人的一种尺度。

2. **强制性**　护理人员所提供的护理服务，由一系列专业性很强的护理操作技术组成，是在相关法律、规章、制度以及守则的基础上，严格遵循一套完整的专业技术操作规范才能完成的服务。因此，护理人员在实施护理服务的过程中，必须约束自己的语言和行为，在严格遵循操作技术原则的基础上为患者提供优质的护理服务。

3. **传承性**　礼仪是人类在长期共同生活中形成和确认的，是维护正常社会秩序的经验结晶，必然世代相传。护理礼仪也是建立在医疗护理传统礼仪的基础上，由一代代护理工作者在长期的护理工作中逐渐摸索而形成的礼仪文化。传承不是原封不动地全盘承接，而是要求护理人员对既有礼仪的扬弃，即把符合社会进步需要的积极的内容进行改造、吸收、升华和发展；传承还包括把其他民族、国家的礼仪进行去粗取精的改造，赋予本民族、本国家的特色之后的借鉴和引进。

4. **差异性**　由于不同民族、不同地区发展的不平衡，不同人群的交往习惯、礼仪规范迥然有异。而同一民族、同一地区，也因发展程度的不同，其礼仪从表现方式到表达内容也有所不同。此外，护理人员在工作过程中面对的患者因为年龄、受教育程度、性格以及病情等具体情况也千差万别，因此护理人员要在尊重患者及尊重其礼仪文化的基础上，根据具体的情境提供符合患者需要的护理服务。这样才能做到"以患者为中心"，为患者提供更贴心、个性化的服务。

5. **时代性**　护理礼仪不是一成不变的，它随着社会的发展而不断更新，一方面源于社会自身的进步而使礼仪不断完善发展；另一方面，随着世界经济的国际化倾向日益明显，各个国家、各个地区、各个民族之间的交往日益密切，在医疗卫生领域人员的交往中，各国的医疗护理礼仪也在随之不断地互相影响、互相渗透、互相取长补短，使护理礼仪在传统的基础上不断被赋予新的内容。随着时代的进步，护理礼仪必将更加文明、简洁、实用，以适应新形势下的新要求。

三、护理礼仪的作用

1. **表达作用**　在护理工作人际交往中，礼仪中的仪表是一种无声的语言。仪表是护患交往中最先进入护士视野的信息，患者常有意无意地根据护士的仪表以及自己所受到的礼遇，来分析和判断这其中折射出的护士的心态、情感和意向。因此，护理礼仪首先是表达作用。

2. **调节作用**　护理礼仪是在医疗护理实践中，根据医疗活动的需要发展的一套具有普遍意义的行为模式，这种模式化的礼仪反过来又规范、约束护士的行为。护理礼仪既反映了护士的外在行为规则，也对护理活动具有规范和调节作用。

3. **形象作用**　护理礼仪是护士职业形象的重要组成部分，是护士素质、修养、行为、气质的综合反映。护士的仪容仪表、语言艺术、人际关系与沟通技巧及行为举止，都影响着患者对医疗护理服务的信任。同时，护理礼仪还能强化护理行为效果，提高护理工作的科学性，从细微处满足患者的心理需求，促进其早日康复，这也无形中宣传了护理人员的形象，赢得社会的认可，在激烈的社会服务竞争中体现出护理工作的价值。

4. **艺术作用**　护理礼仪研究护理服务的艺术问题。作为社会的一员，每个人都有各自不同的社会、文化、宗教、民族背景和个人的心理特征。即便患同一种疾病，不同的患者有不同的护理需求，而满足护理需求的措施不一样，护理方式也因人而异，这就体现出了护理服务的艺术作用，通过借助于护理礼仪的表现形式，使护理技术更具人性化。

四、护理礼仪的内容

护理礼仪的主要内容包括护士仪容礼仪、护士服饰礼仪、护士举止礼仪等。详见第四章"护理礼仪规范"。

五、学习护理礼仪的意义

1. **塑造良好的职业形象，提高护理质量**　学习护理礼仪使护理人员更具有责任心和自信心，可以减少差错事故的发生。护士以端正的仪表、亲切的语言、和蔼的态度，创造一个温馨、健康向上的治疗环境，使患者在心理上得到平衡和稳定，强化了护理行为效果，塑造了良好的职业形象，促进了护理质量的提高。

2. **增进护患关系，营造和谐环境**　学习护理礼仪有利于提高护理人员的整体素质，护理人员在工作中规范的行为，满足了患者的心理需求，能赢得患者的信任，即使工作中有一些小的疏忽，也会得到患者的谅解。护理礼仪增进了护患关系，营造了和谐的环境。

3. 医院文化建设的重要组成部分，有利于提高医院的社会形象　随着医疗服务行业的竞争日益激烈，医院要赢得市场不仅需要过硬的医疗技术水平，而且非技术服务也已经成为影响医院在社会公众中整体形象的关键要素。礼仪已成为代表医院文化、促进医院文化建设的重要组成部分，良好的护士群体形象直接体现医院的服务水平，可提升医院的整体形象，增强医院的竞争力。

（邱智超）

思考与练习

一、单项选择题

1. （　　）是人们在社会交往活动中以建立和谐关系为目的的各种约定俗成的行为准则与规范
   A. 礼　　　B. 礼节　　　C. 礼仪　　　D. 仪式　　　E. 礼数
2. 礼仪的灵魂是（　　）
   A. 道德　　B. 尊重　　　C. 真诚　　　D. 宽容　　　E. 适度
3. 礼仪起源于（　　）
   A. 原始社会　　　　　B. 夏朝　　　　　　C. 商朝
   D. 西周　　　　　　　E. 春秋战国时期
4. "三纲五常"在封建历史时期，一直被奉为人们日常行为的礼仪准则，它是由（　　）提出的
   A. 老子　　B. 孔子　　　C. 孟子　　　D. 荀子　　　E. 董仲舒
5. 护理礼仪的特征为（　　）
   A. 强制性　B. 专业性　　C. 服从性　　D. 灵活性　　E. 操作性

二、简答题

1. 礼仪的基本原则是什么？
2. 作为一名护生，如何提高自身的护理礼仪素养？

三、案例分析

小李是某三甲医院刚入职的一名急诊科护士。有一天急诊科来了一位胃出血患者，医生诊断后需要立即进行手术治疗。小李急忙跑到病房对家属说："××的家属，赶快去交钱，不然我们医院可不管你们。"

问题与思考：该护士在护理工作中有哪些不妥之处？

参考答案

一、单项选择题

1. C　2. B　3. A　4. E　5. A

二、简答题

1. 礼仪的基本原则包括：自觉原则、宽容原则、自律原则、真诚原则、从俗原则。

2. 护生提高自身护理礼仪素养的方法：①注重学习科学文化知识，具备心理学、伦理学、社会学、人际沟通学等学科知识，以全面提高个人的文化素质，更好地理解和感悟礼仪在护理工作中的重要意义；②具有扎实的医学和护理学知识，提高各种操作技能；③树立形象意识，使自己在学校的护理实践中时刻保持良好的精神状态，自觉地按照礼仪的基本要求去规范自己的言行举止。

三、案例分析

（略）

（洪　平　邱智超）

第二章 常见日常礼仪

学习目标

- 课程思政与素质目标
  - 培养良好的社交礼仪素养。
  - 重视文明礼貌习惯的养成。
- 知识与能力目标
  - 能说出社交礼仪的内涵、日常社交礼仪应遵循的原则。
  - 能在公共场所中运用各种礼仪;在日常工作与生活中正确、灵活地应用鞠躬、握手、介绍、致意等见面礼仪。
  - 能熟练运用电话沟通礼仪和技巧,以及手机使用的基本礼仪。

案例导入

张女士到医院某病区探访患者,她的同事来电话,铃声吵醒了该病区正在睡觉的几位患者。张女士接起电话大声地谈工作,使患者无法休息,被吵醒的患者纷纷抱怨。

思考: 张女士的做法有何不妥?你作为一名值班护士,应如何处理?

第一节 社交礼仪

一、社交礼仪的概念

社交又称为社会交往、社会交际,是人类生活中不可缺少的重要组成部分,是人们因为某种需要、目的而与其他人建立和改善人际关系的活动。

社交礼仪原本是指在较大、较隆重的场合,为了表示对宾客的尊敬和友好,根据某些惯例而举行的礼宾仪式;后来根据人们在社会生活中人际交往的需要,逐步发展为广义的礼仪,指人们在人际交往、社会交往和国际交往活动中表示尊重、亲善和友好的行为规范和惯用形式。社交礼仪与物质水平、历史传统文化、民族风俗等密切相关。

二、社交礼仪的内涵

（一）社交礼仪是一种道德行为规范

规范是指明文规定或约定俗成的标准，具有明晰性和合理性，是对人的行为进行约束，它告诉人们哪些可以做，哪些不可以做。如进教师办公室找某位老师，进门前需先敲门，不敲门就直接闯入便是与社交礼仪规范不符合。与法律的约束力相比较，社交礼仪的约束力较弱。当一个人违反了社交礼仪规范，只能使别人对其产生厌恶感，但是不能对其进行制裁。因此，社交礼仪的约束要靠人们道德修养的自律。

（二）社交礼仪的直接目的是表示对他人的尊重

尊重是社交礼仪的本质。人都有被尊重的高级精神需要，当在社会交往活动过程中，大家都按照理想礼仪的要求去做，就会使人获得尊重的满足感，从而心情愉悦，形成人与人之间的和谐关系。

（三）社交礼仪的根本目的是为了维护社会正常的生活秩序

没有社交礼仪，社会正常的生活秩序就会被打乱，其与法律、纪律的作用相一致。因此，世界各国都非常重视社交礼仪规范的建设。

（四）在人际交往、社会交往活动中要遵守社交礼仪

在人际交往、社会交往活动中遵守社交礼仪是基本要求，但是超出人际交往、社会交往这个范围，社交礼仪规范就不适用了。如在公共场所穿睡衣是失礼的，而在家穿睡衣则是正常的。

三、社交礼仪原则

（一）真诚原则

真诚是指人们在社会交往过程中要做到诚实守信，是真心真意地对他人友善的表现。社交活动作为人与人之间信息传递、情感交流、思想沟通的过程，如果缺乏真诚，存在虚伪行为，将无法达到良好的社交效果。

（二）尊重原则

在社交场合中要贯彻尊重原则，要保持对他人人格的尊重，避免伤害他人的尊严。要避免在社交场合，不管对象是谁，一味地倾吐自己的感受。要避免不管对方是否能接受，凡是自己反对的或不喜欢的，就一味地抵制排斥，甚至表现出攻击行为。要谨记给他人充分表现的机会，对他人表现出最大热情，给他人永远留有余地。

（三）适度原则

由于各个国家文化背景的差异，在人际交往中，存在"十里不同风，百里不同俗"的现象。因此，在社交活动中，必须做到入乡随俗，根据社交对象的文化背景给予对应的礼仪。在社交活动中，要彬彬有礼、热情大方，不能低三下四、轻浮诡谀；要自信，不能自负；要坦诚待人，不能粗鲁。

（四）自信原则

自信是一个人在社会交往中应具备的基本心理素质，只有充满自信，才能在交往中做到不卑不亢、落落大方，遇强者不自惭形秽，遇到磨难永不气馁，遇到侮辱勇于挺身反击，遇到弱者伸出援助之手。

(五) 自律原则

自律是社交礼仪的基本保障。古训"非礼勿视,非礼勿听,非礼勿言,非礼勿行"就是社交礼仪自律的具体要求。每个人在社交活动中应能够从一言一行、一举一动中严格按照礼仪规范去约束自己,努力做到自律。

(六) 信用原则

个人是否讲信用,不仅与个人形象密切相关,甚至会影响其组织的形象。即所谓:"言必行,行必果"。有十分的把握时方可许诺他人,否则,将失信于人。

(七) 相容原则

人们在社交活动中,既要严以律己,又要宽以待人。一个有较高社交礼仪修养的人应具有宽阔的胸襟和善解人意的心灵,容许别人存在与自己或传统观点不同的见解,并能够从他人的角度去思考问题,避免矛盾或误解的发生。

(刘 芹 张 默)

第二节 公共礼仪

公共礼仪即公共场所礼仪,是指人们在公共场所中的言行举止应符合秩序维护与道德约束的文明规范。自觉维护公共秩序,履行社会公德,是公共礼仪最基本的要求。在社会交往中,良好的公共礼仪可以使人际交往更加和谐,使人们的生活环境更加美好。

一、交通礼仪

(一) 行路礼仪

行路是我们每个人不可或缺的社会活动。遵守规则,表现自己该有的礼仪修养,是保障交通安全的基本要求。

1. 行路的基本礼仪 在出门行路时,两人前后行走,则前为尊、后为卑;两人并行时,尊贵、安全的位置是在人行道的内侧,所以,右为尊、左为卑。因此,在与长者、尊者、女士等一起走路时,要走在其后、其左,以表示对长者、尊者、女士的尊重。3人并行时,尊贵的位置则在中间,右边次之,左边再次之;当4人同行时,不应同排并行,最好前后两两并行,以免影响他人行路。在进出门口或经过黑暗区域时应先行。

2. 行路的注意事项

(1) 遵守规则:行人应靠右侧走人行道。横过马路时,应谨记"红灯停,绿灯行",要走人行横道、天桥或地下通道时注意"宁停三分,不抢一秒"。如果路口没有信号灯,应看清过往车辆;不要跨越马路上的栏杆,这样既违反交通法规,又严重威胁生命安全。

(2) 有礼问路:初到异地需要问路时,应注意用礼貌用语,以请教的口吻发问。忌用"喂""嗨"等不敬称呼。不论对方是否能够指路或给予满意的答复,都应该予以真诚的感谢。如若遇到他人问路,要热心帮助;如若自己不知道,应如实相告,并向对方致歉。

(3) 问候熟人:路遇熟人时,应主动打招呼,不可假装不认识或匆匆闪过。如需短暂交谈,可自觉站到路边交谈,或边走边谈,不要站在人行道中间,以免妨碍他人行走。在路上遇见异性朋友,应举止有度,大方得体;对经人介绍的新认识或认识不久的异性,点头示意即可。

(4) 礼让为先:在拥挤路段,要相互体谅、礼让三分,切忌横冲直撞、旁若无人。应主动给老弱、妇幼、病残者让路。如果不小心踩到别人的脚或撞到别人的身体应及时道歉;若被他人踩到脚或被碰撞到身体,应宽以待人;行路时应用右手提物,以免妨碍他人行路。若与他人同行,提物者应走在人行道内侧。男士与女士同行时,应主动为女士提物。

(5) 注意卫生:行路时忌随地乱扔垃圾、随地吐痰、擤鼻涕等。

(6) 慎重围观:行路时,不宜在路上久驻攀谈或围观看热闹,更不能成群结队在路上喧哗打闹。

(二) 行车及乘车礼仪

1. **骑自行车、电动车礼仪** 骑自行车、电动车时应给行人让路,不可在行人后面大声叫嚷或不断按铃,亦不可在行人身边飞快地穿过,以免碰撞或惊吓行人。出入大门时应减速或下车。在拐弯或停车时,应伸手示意,避免突然拐弯或突然停车,导致与后面的车辆发生碰撞。还要谨记与其他车辆保持一定的距离。如果发生了碰撞,应主动道歉,避免发生冲突。在机动车和非机动车混行的路段要注意避让,不可抢行。使用共享单车应扫码骑车,到达目的地后应将自行车停在专门的停车位置,不可随意停车,更不可将共享单车据为己有。

2. **驾驶汽车礼仪** 在现代社会生活中,驾驶汽车已经成为提高生活质量与工作效率的辅助手段。驾驶汽车前,必须进行系统的学习、培训,通过正规的驾照考试,获取正式的驾驶资格;驾驶时,要严格遵守《中华人民共和国道路交通管理条例》规定,保证自己和他人的安全,保障交通安全;需定期对车辆进行保养、检查与维护;谨记"安全是金"原则,时刻牢记安全第一;要做到礼让他人。开车时不可穿高跟鞋或有防水台的鞋。车内不可有过多的装饰,以防影响视线,带来安全隐患。儿童不可坐在副驾驶的位置,6岁以内的儿童需使用儿童安全座椅,应将安全座椅安置于后排。下雨天开车,旁边有行人时,需减速慢行。开车时不可接打电话,不可向车外乱扔垃圾。

3. **乘坐轿车礼仪**

(1) 乘坐轿车的基本礼仪

1) 尊卑顺序:在轿车上,座次的尊卑一般是后排为上,前排为下,右为尊,左为卑。以双排五人座轿车为例,车上座次的尊卑自高而低应依次为:后右座、后左座、后中座和前排副驾驶座。在公务活动中,轿车上的前排副驾驶座通常被称为"随员座",按惯例,此座位应由秘书、译员、警卫或助手就座,而不宜请客人在此就座。如果主人亲自驾车,首座是副驾驶位,其次是后排右座,再次是后排左座,后排中央是末座,此时客人坐在副驾驶座上与主人"平起平坐",是合乎礼仪的。通常一般情况下不宜请客人坐于后排中座。

2) 上、下车礼仪:主人亲自驾车时,应后上车,先下车。专职司机驾车时,前排乘坐者应后上车,先下车;后排乘坐者先上车,后下车。同坐于后排时,应请尊者、长者、女士、宾客从右侧车门先上车,主人或陪同者再从左侧车门后上车;下车时,主人或陪同者先从左侧车门下车,从车后绕到右侧车门帮助尊者、长者、女士、宾客下车。但是,必要时需要"主随客便",即尊重宾客本人的意愿和选择。

(2) 乘坐轿车的注意事项:①注意尊卑顺序,相互礼让,依次上、下车。②不要在车上吸烟。③不要随手乱扔垃圾。④女士上、下车仪态要优雅,身着裙装上车时,采取"背入式"姿势,即将身体重心降低,先让臀部坐在座位上,再将双脚同时缩入车内,双膝保持合并的姿势,在关门前整理好裙子;下车也是如此,先让双腿同时踏到地面上,再起身走出车外。

4. **乘坐公共汽车礼仪** 公共汽车载客量大,为了保证候车和乘车安全,应自觉维护其正常秩序。有序的乘车环境离不开良好的礼仪规范。乘坐公共汽车时,应当注意以下几方面的问题。

(1) 购票乘车:凡乘坐使用车票的车辆,都需购票上车。使用公交卡时,要主动刷卡。乘坐无人售票车时,要主动投币、刷卡或扫码。

(2) 排队乘车:应在规定的界限内排队候车,自觉地以先来后到为顺序,不允许插队,车到后依序上车,下车时也应排队下车,并遵守先下后上的原则。

(3) 礼让他人:上车时,要礼让他人,对行动不便的老人、孕妇、患者、残疾人以及妇女、儿童,应礼让座位。当他人为自己让座时,应立即道谢。

(4) 注意安全:上、下车时要注意安全,不可起哄、硬挤、推人、拉人。避免在车厢内吸烟,避免将身体伸出窗外。避免在车上与他人发生争执、打斗。将自己随身携带的物品放到适当的位置,以免给他人带来不便。如果没有座位,一定要站稳,扶好扶手。

(5) 按序就座:乘坐长途汽车要对号入座。

(6) 文明乘车:注意自己的言行举止,不勾肩搭背,避免在车内高声喧哗、高谈阔论。

(7) 座次尊卑:前座优于后座,右座优于左座;距离前门越近,其座次越优。

5. **乘坐火车礼仪** 火车客运量大、速度快、安全系数高,广受人们欢迎,成为人们远行常用的交通工具。因乘客多,更应注意乘车礼仪。

(1) 购票乘车:需提前或现场购票,持票上车。

(2) 对号入座:车厢距离火车头越近,其位次越优;同一车厢中的包厢、铺位或座位距离车厢中部越近,其位次越优。以面对火车行进的一侧为上位,而以背对火车行进的一侧为下位。卧铺则以下铺优于中铺,中铺优于上铺。在同一排座位之中,以邻窗者为上座,以邻通道者为下座。在同一行座位中,右座优于左座。因火车停靠时间短,乘客需要提前进站,上车后要对号入座,若发现有老人、孩子、患者、孕妇及残疾人无座时,应主动让座。

(3) 安全乘车:如有行李,避免行李超重。上车后,将行李平稳地放在规定的位置,不可放在过道,以免妨碍他人通行。必要时,应办理托运手续。不可为了欣赏沿途风景,将头伸出窗外,避免发生意外。

(4) 保持安静:在车厢内保持安静,避免大声喧哗。

(5) 饮食适度:火车上需要饮食时,应避免食用气味刺鼻的食物,避免咀嚼声音过大。

(6) 合理使用公共设施:使用洗手间、更衣室等公共设施时,必须维持清洁,不能占用过久。

(7) 举止文明:言行举止要落落大方,切忌赤膀裸臂、脱鞋跷脚等不文明行为,避免在车厢内吸烟、随地吐痰和乱扔垃圾。

(8) 休息礼节:在休息的过程中,着装要文明,姿势要优雅,不要靠在他人身上,将脚伸到他人座位上或者过道中。带小孩的乘客要管好自己的小孩。看管好自己的随身物品。不要东倒西歪,或卧倒于座位或过道上。在卧铺车厢休息,可以躺在铺位上,头部朝向过道方向最为合适。中、上铺的旅客不宜长时间占用下铺床位。上、下床时,动作要轻柔,避免影响他人休息。

(9) 礼貌下车:下车时,要提前做好准备,礼貌与他人道别,依序排队下车。

6. 乘坐出租车礼仪

(1) 招车位置:乘坐出租车时应站在道路右侧扬手招车,避免在道路左侧、十字路口、人群密集的道路以及交通规定禁止停车的地方招车。如果提前网上预约了车辆,应事先确认候车位置。

(2) 礼让他人:如果两人同时拦下一辆出租车,需懂得谦让。

(3) 上车方法:在出租车停稳以后,应从车辆右侧门上车,关好门后告知司机目的地。最好坐在后排。如有长辈、女士等同时乘车,应让他们先上车。

(4) 安全乘车:在车内,不与司机聊天,以免分散司机注意力。下车时注意观察车后,确保安全后再下车。

(5) 文明乘车:不可在车内吸烟。下车后带走随身物品,不要将垃圾、废弃物留在车内。

(三) 乘机礼仪

现代社会生活中,人们需要经常乘飞机出差、开会、旅行,而飞机已经成为非常普遍的交通工具之一。每个人的一举一动、一言一行都会影响周围的乘客,严重时,还会给他人带来不必要的困扰。因此,我们有必要了解乘飞机时的礼仪。一般来说,乘飞机要注意的礼仪包括登机前的候机礼仪、登机后的机舱礼仪以及到达目的地下飞机和出机场的礼仪。

1. 登机前的礼仪

(1) 提前到达机场:一般来说,国内航班要求提前1.5小时到达机场,国际航班需要提前2小时到达机场,为托运行李、检查机票、确认身份、安全检查留出充足的时间。

(2) 妥当处理行李

1) 随身携带的行李不要超重、超大。持头等舱机票的旅客,每人可随身携带2件物品;持公务舱或经济舱机票的旅客,每人只能随身携带1件物品。每件物品一般不超过5千克,其大小则应限制在55厘米×40厘米×20厘米之内。

2) 不便携带的行李需要随机托运,每位旅客可免费托运一定数量和重量的行李,超额的行李应付费托运。

3) 交付托运的行李应包装完好,捆扎牢固,锁闭严实,并能承受一定压力。

4) 按照国家规定,禁运物品、限制运输品、危险品以及具有异味或容易污损飞机的其他物品,不准托运或随身携带。重要的文件资料、外交信袋、证券、货币、汇票、贵重物品、易碎物品等,以及其他需要专人照管的物品,也不宜交付托运。枪支、弹药、刀具、利器等严禁随身携带乘机。另外,动物、磁性物质、放射性物质严禁携带登机。

(3) 领取登机牌:持有效证件,到办理柜台或自助办理机处办理登机牌。换完登机牌后,查看登机牌上的具体登机时间和登机口。如遇航班因故晚点、停飞、返航等特殊情况,需听从工作人员的指挥,维持正常的秩序。

(4) 通过安全检查:乘客应认真配合安检人员的工作,提前将有效证件(身份证、护照等)、机票以及随身携带的物品准备好,以便及时交由安检人员查验。不可从安全检查以外的其他途径登机。

(5) 到登机口等候登机:可步行前往登机口,也可乘坐扶梯。乘坐扶梯时,应单排靠右站立,将左侧留给需要急行的人。在候机大厅内,谨记一人一座,不要用行李占位。要注意夫妻、情侣之间不要过于亲密,避免出现坐在对方腿上等不文明行为。在座位紧张的情况下,应把座位让给老人、抱小孩的妇女、孕妇或有需要的旅客。候机厅内设有专门的吸烟区,需要吸烟者必须前往吸烟区,其他区域都严禁吸烟。

(6) 向空乘人员致意:上、下飞机时,均有空乘人员站立在机舱门口迎送乘客。她们会热情问候每一位通过舱门的乘客,作为乘客应有礼貌地点头致意或问好。

2. 乘机时的礼仪

(1) 对号入座:登机后,旅客需要根据飞机上座位的标号按秩序对号入座,不要在通道内停留,把随身携带的行李放在行李架内。

(2) 飞机起飞前:空乘人员通常会给乘客演示使用氧气面具和救生器具的方法,需认真观看,注意倾听,按要求做好,以防意外。按指示系好安全带。飞机上禁止吸烟,禁止使用移动电话、收音机等电子设备。

(3) 飞机起飞后:乘客可以看书、看报、看电影。邻座旅客之间可以交谈,但声音不要太大,以免影响他人休息。可以小幅度调整飞机座位靠背的角度,但是不要突然放下座椅靠背,或突然退回原位,以免影响后座的乘客。不能跷起二郎腿摇摆颤动或将腿脚伸到过道上。用餐时要将座椅复原,注意用餐礼仪。带小孩的乘客应避免小孩在飞机上嬉戏喧闹。在飞机上使用卫生间要注意按秩序等候,保持清洁。因晕机呕吐时,应使用专用呕吐袋。遇到飞机误点或改降、迫降时不要紧张,耐心听从空乘人员指挥。

3. 停机后的礼仪 飞机未停稳前,不可起立走动或拿取行李,以免发生意外。飞机平稳降落后,乘客带好随身物品,相互礼让,有序离开。对空乘人员道声"谢谢""再见"等。

(四)乘船礼仪

当人们在水上旅行时,一般会优先选择客轮作为交通工具。要使自己的乘船旅行一帆风顺,就必须遵守有关的乘船礼仪。注意事项有以下几点。

1. 购票乘船 乘客需提前或现场购票,持票排队上船,对号入座或使用铺位。

2. 礼让他人 一般船上的扶梯较陡,走道较窄,应留意照顾和帮助长者、孕妇、儿童和残疾人。

3. 安全乘船 积极配合工作人员进行安全检查,乘船时不得携带违禁品。在轮船上进行室外活动时,时刻注意安全。白天不要在船舷上舞动衣服或手帕,晚上不要拿手电筒乱照,避免被其他船只误认为是旗语或信号。

4. 文明乘船 乘客间应和睦相处,自觉维护公共环境卫生,与他人同住一个客舱时,禁止吸烟。若同船乘客晕船、生病,应给予力所能及的帮助。

5. 礼貌下船 提前做好离船准备,听从船员指挥,与其他乘客相互礼让,有序排队,依次下船。

(五)乘地铁礼仪

地铁是当代城市出行常用的交通工具,因此,需了解地铁礼仪,尽力做到有序、安全乘车。乘坐地铁时需购票乘车,或者刷卡、扫码乘车。进站需配合工作人员进行安全检查。候车时需站在黄线以外排队,先下后上。当车门的警示铃响起时,如果还没上车,应耐心等候下一辆车。禁止在车厢内吸烟、饮食。禁止倚靠车门。禁止翻越围栏进入轨道、隧道等非公共区域。列车在运行期间,乘客不可有拉门、砸窗、跳车等危险行为。在地铁上站立时应紧握扶手。不可一人占多席,更不可随意躺在座位上。应注意自己的站姿和坐姿,特别是女性,应避免叉腿坐。遇到长者、孕妇、儿童和残疾人时,应让座。

二、电梯礼仪

现代社会中,越来越多的高楼大厦耸立,电梯已经是大多数人生活中密不可分的交通工具。在出入电梯时,需要注意相关礼仪,不仅可以体现自身素养,还可以保障乘梯安全。

(一) 乘坐直升电梯的礼仪

1. 乘坐直升电梯的礼仪

(1) 等电梯时的礼仪:在电梯门口处,如有很多人在等待,此时请勿挤在一起或挡住电梯门口,以免妨碍电梯内的人出来,而是应先让电梯内的人出来之后方可进入,不可争先恐后。最好的办法是大家有序地排队,按顺序等待进入电梯。

(2) 进出电梯时的礼仪:与熟人同乘电梯,当有人值守时,无论上下都应尊者优先;无人值守时,尊者后进先出,自己先进后出,并及时一手按住控制按钮,另一手放在电梯门处控制好电梯。与陌生人同乘电梯时,依次进出,不要抢行。靠电梯门最近的人先上电梯,然后为后面进来的人按住"开门"按钮,当出去的时候,靠电梯门最近的人先走。

(3) 电梯中的站位礼仪:在电梯里,尽量站成"凹"字形,腾出空间,让后进入者有地方可站。进入电梯后,所有人面朝向电梯口,以免造成面对面站立的尴尬。在前面的人应站在边上,如有必要,可先出去,以方便别人出电梯。直升电梯越靠内侧,位次越尊贵。

2. 乘坐直升电梯的注意事项　注意事项包括:①进出电梯要礼让,先出后进。遇到老弱病残孕者,应让其先行;②当电梯关门时,不要扒门或强行挤入;③在电梯人数超载时,不要强行挤入;④等待即将到达者;⑤电梯内不宜大声交谈、喧哗;⑥不要在电梯内吐痰、抽烟、乱扔垃圾、吃零食等;⑦当电梯在升降途中因故暂停时,要耐心等候;⑧不要在电梯里搂搂抱抱;⑨不要在电梯里盯着某人看;⑩如果抱着很多东西腾不出手,要请人帮忙按电梯按钮;⑪最好不要对着电梯里的镜子化妆或对镜整装。

(二) 乘坐手扶电梯的礼仪

1) 与熟人同乘电梯时,应让尊者先上电梯,自己后上,一方面表示对尊者的尊重,另一方面对尊者可以起到安全保护的作用。下电梯时正好相反,把尊贵、安全的位置留给尊者。与陌生人同乘电梯,依次上下,不要抢行。

2) 应靠右侧站立,避免长时间占用左侧快行道;如需从左侧急行通过时,应向让路者致谢。

3) 主动协助同行的老人与小孩踏上扶梯;不要逆着扶梯的运行方向走或跑。

三、用餐礼仪

(一) 中餐的用餐礼仪

1. 桌次排列礼仪　中餐宴会一般采用圆桌,视参加宴会人数决定餐桌的数量。桌次排列的基本原则是面门为上,居中为上,以右为上,以远为上。桌数较多时,要摆上桌次牌。

2. 座次排列礼仪　就餐时,座次排序原则是面门为上,中央为高,尚左尊东,观景为佳,临墙为好。安排客人座次时,还应考虑到坐在附近的人是否相识,是否有共同语言,也可以为双方做介绍。

3. 餐具的使用礼仪

1) 餐巾是为了保洁衣服的,可将其铺在并拢的大腿上,不要围在脖子上。

2) 餐前的湿毛巾是用来擦手的,不能擦脸、擦嘴,更加不能用来擦餐具。一般在宴会即将结束时,再上来的湿毛巾,才是专供擦嘴使用的。

3) 使用筷子时,要注意用筷子的礼仪,忌掷筷、敲筷、探筷、舞筷、插筷、舔筷、转筷等。

4) 使用勺子取食物时,不宜过满,取完食物后,要立即食用或放在碟子里,不能倒回原处。

5) 用食碟时,避免一次取放过多的菜肴,应轻轻将残渣、骨头、鱼刺等放于食碟前端;如果碟中的残渣已放满,及时更换。不可将食物直接吐在餐桌上或地上。

6) 正式宴会中,不宜当众使用牙签,更不宜用指甲剔牙,必要时,可以到洗手间处理。在餐桌上必须使用牙签时,最好用手捂住嘴轻轻剔,不可边说话边剔牙或边走边剔牙。剔牙后,不可将牙签含在嘴里。

4. **文明进餐**　上菜应从低位者旁边上,然后将每道菜转盘至主人和主宾之间,请他们优先品尝;需要分菜或倒酒时,应主宾优先,然后主人以顺时针方向为其他人服务。遇到有人前来敬酒,应站立起来和对方碰杯,距离较远时可举杯致意。低位者与位尊者碰杯,杯沿应略低于对方杯沿,表示对对方的尊重。当宾客夹菜时禁止转动菜盘。吃饭时细嚼慢咽,不可狼吞虎咽或发出很大的响声。让菜不布菜,可以为别人推荐好吃的菜,但不可硬给别人夹菜。不可遇到自己喜欢的菜就夹很多。遇到够不着的菜,可以请别人帮助,禁忌起身甚至离座去取。如果遇到主人和主宾敬酒或致辞,应停止进餐与交谈,注意倾听和回应,以示尊重。

(二) 西餐的用餐礼仪

1. **桌次排列礼仪**　最正规的西餐宴会的餐桌是长桌。用餐人数较多时,可将长桌摆成其他图案,以便妥善安排大家进餐。

2. **座次排列礼仪**　座次排列的基本规则,即恭敬主宾、女士优先、距离定位、以右为尊、面门为上、交叉排列。以女主人为首,男主宾坐在女主人右侧,女主宾坐在男主人的右侧。

3. **餐具的使用礼仪**

(1) 餐巾的使用:西餐中的餐巾有长方形和正方形之分,不管形状如何,都应将其平铺在自己并拢的大腿上。可用其擦嘴或手,但不能擦脸或餐具。在正式场合,女主人摊开餐巾后,客人方可摆放自己的餐巾,这是宴会开始的标志;如果将餐巾放在自己座位的椅面上,表示暂时离开席位。如果将餐巾放在自己右前方的餐桌桌面上,表示这道菜用完了。如果主人示意用餐完毕时,客人应该先将餐巾随意叠好,放于餐盘的左侧,再起身离座。

(2) 餐具的使用:西餐一般以刀叉为主要餐具,使用规范如下。

1) 刀叉的摆放:一般左手持叉,右手持刀,叉一般与刀成对出现,也可以单独使用。单独使用时,右手持叉,叉尖向上。叉、刀并用时,叉尖向下。桌上刀叉最多摆放3副,3道菜以上时刀叉在菜肴上桌前摆上。甜点刀、叉、匙横放在主菜盘上方。吃一道菜换一副刀叉,由外向内依次取用。如果这道菜没有吃完或者暂时离席,刀叉应交叉摆放或摆成"八"字,刀口要向内,叉尖朝下。如果这道菜吃完了,则将刀叉平行摆放在盘内,左叉右刀,叉尖朝上。

2) 刀叉的握法:拿刀时,将刀柄的顶端置于手掌中,以拇指按住刀柄的一侧,食指按在刀柄上,其余手指顺势弯曲用力。

3) 刀叉的使用:刀叉的使用方法有英式和美式两种。英式方法要求用餐者在进餐时右刀左叉,一边切割食物,一边用叉取食,吃的时候叉尖朝下。美式方法亦要求用餐者右刀左叉,但是要求将所有的食物切成小块以后,将刀放在盘子上,注意刀刃向内,然后将叉从左手换到右手,叉食分割好的食物,吃的时候叉尖朝上。

(3) 汤匙的使用：西餐中的汤匙,通常是放在右手边刀的外侧。一般会有2~3把,从外侧向内侧取用,依次为喝汤、吃甜品、喝红茶或咖啡。注意用汤匙取食时,动作应干脆,不要将甜品或汤羹来回翻搅。一旦舀出部分品尝时,要一次性吃完。使用汤匙时,要保持其干净,不要弄得匙面和匙柄到处都是食物。使用汤匙后,将其放回原位,不可放在汤碗或甜品里。

(4) 酒杯的使用：在餐桌的右侧通常摆放着大小各异的玻璃杯,用于盛红酒、香槟等。一般用手握着酒杯的水晶"柱子"处,而不是抱着杯身,以免手掌的温度捂暖了冰的酒水。但是如喝不冰的红酒,可以用手握着杯身。

4. **文明进餐** 用餐时,注意在咀嚼或吞咽时不要发出声音来。不要在餐桌前擤鼻涕、打嗝、剔牙、咳嗽等。在就座、用餐时,不要把座椅、餐桌、餐具弄出声音。正确使用各种餐具,禁忌手持餐具指着别人。注意手肘与餐桌的距离合适,尽量保持与同桌人的用餐速度相当。注意个人卫生。在没有咀嚼食物时,可适当与其他客人交谈。

(三) 自助餐的用餐礼仪

在享用自助餐时,应该排队选用食物,不可加塞。取菜之前准备好一个食盘,使用公用的餐具将食物放在自己的食盘之内。取菜顺序为：冷菜、汤、热菜、点心、甜品和水果。此外,应该量力而行,每次少取一些,待品尝完之后如觉得符合自己口味,可以再次去取,避免浪费食物。自助餐只允许就餐者在用餐现场享用,因此,谨记不可将食物带出用餐场所。用餐完毕后,将餐具放到指定的位置。

四、文化场所礼仪

(一) 影剧院礼仪

进入影剧院要注意自身形象,衣冠整洁、得体,不可穿拖鞋、短裤、背心等,戴帽者入座后应脱帽。应提前进场,排队检票按序入场,对号入座。在迟到时,应悄悄入场,走路要轻,姿势要低。经过让行者时,避免让自己的臀部对着别人的脸,避免让手提包等物品从让行者的头上经过。观看演出时,举止要文明,不吸烟,不食用有壳或有异味的食物,不随地吐痰,不乱扔垃圾,不交头接耳、大声说笑,手机应调为震动状态。若中途离场,应尽量避免弄出声响或挡住他人视线。在观看演出或音乐会时,要有礼貌地适时鼓掌,表达对演出人员的尊重和谢意,在演出结束后要报以热烈的掌声,在演员谢幕以后有序退场。

(二) 旅游礼仪

1. **遵守公共秩序** 参观要求购票的场所时,游客应购票进入。当游客较多或景点控制人数时,应耐心等待,听从景点工作人员的安排。避免前拥后挤,堵塞通道或出入口。

2. **树立环保意识** 游客应自觉保持环境卫生,外出野餐结束时,不可随地乱扔垃圾,要将所有的用物处理干净再离开。不可让小孩随地大、小便。

3. **爱护公共实施** 游客应爱护旅游观光地区的公共财物,不能随意破坏公共建筑及设施、文物古迹、花草树木等,禁止在柱、墙、碑等建筑物上乱写乱画、签名刻字。更不能将公共物品占为己有。

4. **做到入乡随俗** 不管在何处旅游,游客应尊重当地的宗教信仰、风俗习惯、生活禁忌等。

5. **遵守拍照规则** 在禁止拍照的场所,不可强行拍照或者偷拍。在可拍照的场所,不可骑在建筑物、雕塑或者树上拍照。在拍照时,如果别人走近妨碍镜头,应有礼貌地与其打招呼,不可大声叫嚷、斥责。如果是自己通过有人拍照的地方,可先稍等一会儿,尽量不妨碍他人。

6. **谨记守时守信** 如果随团旅游应以大局为重,经导游同意后方可离队活动,谨记集合的时间和地点,及时归队。

(三) 图书馆礼仪

图书馆是公共的学习场所,读者应注意自己的言行举止,自觉遵守公共秩序。进入图书馆,应着装干净整齐,大方得体。人多时,按序进入,不可用书或纸条提前占座。进入图书馆后,走路要轻,将手机关闭或调至静音状态,接听电话时应悄然走出室外轻声通话。不吸烟、不大声说话、不随地吐痰、不吃零食、不乱扔垃圾。注意保持环境卫生,爱护图书、桌椅、板凳等公共财产。看完书以后应及时将书归位。借书或还书时应排队。借阅图书以后,应谨记归还时间,以免占书不还。

五、会议礼仪

会议座次主要有环绕式、散座式、圆桌式、长桌式4种。

与会者应着装得体,仪表大方,准时有序入场,根据会议安排落座。开会时应认真听讲,不可交头接耳、大声喧哗,当发言人发言结束时,应热烈鼓掌。如中途离开会场,应轻手轻脚,避免影响他人。

正式发言者需衣冠整齐,发言时口齿清楚、逻辑清晰、简明扼要。书面发言时,要时常抬头扫视会场。发言完毕后,应对听众的倾听表示感谢。自由发言时,应注意发言的顺序和秩序,发言亦应简明扼要,观点正确。

主持人应衣着整洁,大方得体,应将整个会议的流程熟记于心,根据会议性质调节会议气氛。

(张 默 刘 芹)

第三节 见面礼仪

见面礼仪是指日常社交礼仪中最常用、最基础的礼仪。人与人之间的交往都要用到见面礼仪,特别是从事服务行业的人员。护理作为一个特殊的服务行业,护士在临床一线与患者接触最多,每次见面热情礼貌地对待患者,可以让患者产生美好的印象,能消除患者的不稳定情绪,使患者早日康复。

一、我国常见的见面礼仪

(一) 古人的见面礼仪

中国作为礼仪之邦,古人们见面时有许多不同的礼节。

1. 揖　拱手行礼,是为揖。这是古代宾主相见最常见的礼节。揖让之礼分为3种：①专用于没有婚姻关系的异性,行礼时推手微向下；②专用于有婚姻关系的异性,行礼时推手平而致于前；③专用于同性宾客,行礼时推手微向上。

2. 长揖　拱手高举,自上而下,属于一种不分尊卑的相见礼。

3. 拱　是一种两手在胸前相合表示敬意的相见礼。

4. 拜　古之拜,只是拱手弯腰而已,两手在胸前合抱,头向前俯,额触双手,如同揖,是一种表示恭敬的礼节。

5. 拜首　行礼时,跪下,两手拱合到地,头靠在手上。《周礼》中作"空首",也作"拜首"。是一种古代的跪拜礼。

6. 再拜　拜2次为再拜,表示礼节之隆重。过去书信末尾也常用"再拜"以表示敬意。

7. 顿首　跪而头叩地为顿首。"顿"是稍停的意思。行礼时,头碰地即起,因其头接触地面时间短暂,故称顿首。通常用于下级对上级及平辈间的敬礼。如官僚间的拜迎、拜送,民间的拜贺、拜望、拜别等。也常用于书信的开头或末尾。

8. 稽首　跪而头触地并较长时间停留为稽首。"稽"是停留拖延的意思。行礼时,施礼者屈膝跪地,左手按右手,拱手于地,头也缓缓至于地,手在膝前,头在手后。头在地必须停留一段时间。稽首是古代的一种跪拜礼,属于最重的礼节,常为臣子拜见君王时所用。

（二）现代人的见面礼仪

1. 握手　来访时,主人先伸手以表示欢迎。告辞时,待客人先伸手后,主人再相握。通常情况下,年长或尊者先伸手后,另一方及时呼应。握手的力度以不握痛对方为限度。初次见面时,握手时间一般控制在3秒以内。

> **知识拓展**
>
> **握手礼的起源说之一**
>
> 握手礼起源于古代。"刀耕火种"的原始社会,人们用以防身和狩猎的主要武器是棍棒和石头。传说当人们在路上遭遇陌生人时,如果双方都无恶意,就放下手中的东西,伸开双手让对方抚摸掌心,以示友善。这种表示友好的习惯沿袭至今,演变成了握手礼。
>
> **握手礼的起源说之二**
>
> 握手礼起源于中世纪,当时打仗的骑兵都披戴盔甲,全身除了两只眼睛外都被包裹在盔甲中,如果想表示友好,双方会各派一位将士,两位将士互相接近时,就会脱去右手的甲胄,伸出右手表示没有武器,消除对方的戒心,互相握一下右手,即为和平的象征。沿袭到今天,便演变成了握手礼。

2. 介绍

1) 为他人介绍时五指并拢,手心向上,指向被介绍人。介绍时应把身份、地位较低的一方介绍给相对而言身份、地位较为尊贵的一方。

2) 自我介绍要先向对方点头致意,在说明自己的姓名和身份时,要同时递上名片。

介绍时陈述的时间宜短不宜长,内容宜简不宜繁。同时避免给任何一方厚此薄彼的感觉。自我介绍时要把握分寸,既不过分自谦,也不夸大其词。

3. **鞠躬** 行鞠躬礼表达致敬是较为常见的礼节仪式。鞠躬礼分为弯腰15°、30°和45°三种形式,度数越高,向对方表达的敬意越深。一般要求在特定的群体中,应向身份最高、规格最高的长者行45°鞠躬礼;向身份次之者行30°鞠躬礼;向身份对等者行15°鞠躬礼。

4. **致意** 表示问候之意。通常在各种场合用举手、点头、欠身、脱帽等方式向相识的人打招呼。

(三)见面问候方式、次序和态度

1. 见面问候方式

(1)直接式:是指直接以问好作为问候的主要内容。适用于正式的交往场合,特别是初次接触的陌生商务及社交场合,用语包括"您好""大家好""早上好"等。

(2)间接式:是指以某些约定俗语式的问候语,或者在当时条件下可以引起的话题,主要适用于非正式、熟人之间的交往。用语包括"最近过得怎样""忙什么呢""您去哪里"等,来替代直接式问好。

2. 见面问候次序

(1)一对一的问候:两人之间的问候,通常是身份较低者或年轻者首先问候身份较高者或年长者。

(2)一对多的问候:如果同时遇到多人,特别在正式会面时,既可以笼统地加以问候,比如"大家好",也可以逐个加以问候。当一个人逐一问候多人时,既可以由"尊"而"卑"、由"长"而"幼"依次而行,也可以由"近"而"远"依次而行。

3. 见面问候态度

(1)主动:向他人问候时,要积极、主动。同样当别人首先问候自己之后,要立即予以回应,千万不要摆出一副高不可攀的样子。

(2)热情:向他人问候时,要表现得热情、友好、真诚。绝对不能毫无表情,拉长苦瓜脸、表情冷漠地问候。

(3)大方:向他人问候时,要主动、热情,要专注、面含笑意,要与他人有正面的视觉交流,做到眼到、口到、意到,表现得落落大方。不能在问候对方时目光游离、东张西望,或矫揉造作、神态夸张,甚至扭扭捏捏。

(四)初次见面的寒暄礼仪

1. **典型问候型** 最典型的问候方法就是问好。比如"您好""你们好""大家好"等,这些是人际交往中用得最多的一种问候语。其优点在于,交际双方都非常热情有礼,说话谈吐也较为得体,体现出一种亲和友善的关系,对密切双方关系、增进彼此的友谊具有极重要的作用。

2. **传统意会问候型** 传统意会问候型是指一些貌似提问实际上只是表示问候的寒暄语,比如"上哪去啊""回来啦""饭吃过了吗"等。这类寒暄语虽然表面上是疑问句,但并不表示提问,而是交际双方见面时的一种问候。一般来说,这类寒暄语主要适用于熟识的人之间。

3. **古典问候型** 古典问候型是指具有古汉语色彩的问候语,比如"幸会""久仰""久违"等。这类寒暄语书面语风格比较浓重,一般只适用于比较庄重的场合,在日常交际中较少使用。

二、世界各国常见的见面礼仪

（一）基本见面礼仪

1. **握手礼仪** 握手礼仪是当今社会绝大多数国家人们相见时最常用的礼节。
2. **拱手礼仪** 拱手礼仪是全世界通用的见面礼仪之一，是华人中最流行的见面礼。行礼方式是起身站立，上身挺立，两臂前伸，双手在胸前高举抱拳，自上而下或者自内而外有节奏地晃动两三下。
3. **鞠躬礼仪** 行礼时需上身向前弯曲、弯腰、低头，避开对方视线，向其表示恭顺、谢意、致歉等的常用礼节。
4. **拥抱礼仪** 行拥抱礼时，两人相对而立，上身稍稍前倾，各自右臂偏上、左臂偏下，右手环拥对方左肩部位，左手环拥对方右腰部位，彼此头部及上身向右相互拥抱，最后再向左拥抱一次。在西方，特别是欧美国家，拥抱礼是十分常见的见面礼与道别礼。
5. **名片礼仪** 初次相识，往往要互呈名片。呈名片可在交流前或交流结束、临别之际，可视具体情况而定。递接名片时最好用双手，名片的正面应朝着对方，接过对方的名片后应致谢。一般不要伸手向别人讨名片，必须讨名片时应以请求的口气，比如"您方便的话，请给我一张名片，以便日后联系"。
6. **脱帽礼仪** 见面时男士应摘下帽子或举一举帽子，并向对方致意或问好。在庄重、正规的场合应自觉脱帽。进入主人房间时，客人必须脱帽。若与同一人在同一场合前后多次相遇，则不必反复脱帽。
7. **亲吻礼仪**

   （1）接吻礼仪：主要在西方国家行此礼。通常是在受礼者脸上或额上吻一下。

   （2）吻手礼仪：主要在欧美上层社会行吻手礼。吻手礼一般在室内进行，并且仅限于手腕以下部位，一般是手背。若女方地位较高，男士要屈一膝做半跪式，再提手吻之。此礼在英、法两国最流行。

   （3）贴面礼仪：主要在阿拉伯国家行贴面礼。行礼时用右手扶着对方的左肩，左手搂住对方的腰，先左后右再左贴面3次。如两人关系亲密，还会在贴面的同时发出亲吻的声音。

   （4）吻脚礼仪：在非洲某些地区还保留着该礼仪。
8. **点头礼仪** 一般用于平辈和同级别的人之间，属于比较快且比较生疏的礼节。一般两人在路上行走相遇可以在行进中实施点头礼，长官对部下、长辈对晚辈答礼也可用点头礼。
9. **碰鼻礼仪** 主要在新西兰原住民毛利人中行碰鼻礼。在初次见面时主人必须与客人鼻尖对鼻尖连碰两三次，碰的次数越多、时间越长，说明客人越受主人尊敬。
10. **合掌礼仪** 亦称合十礼，即双手十指相合为礼。两个手掌在胸前对合，掌尖和鼻尖基本相对，手掌向外倾斜，头略低，面带微笑。主要在南亚和东南亚信奉佛教国家行此礼。

（二）世界各国见面礼仪

1. **美国** 美国人见面时，不一定会握手，只要笑一笑，打个招呼就行了。男女之间由女方先伸出手，若女方无握手之意，男方只能点头鞠躬致意。如行握手礼，长幼之间由长辈先伸出手；上下级之间，由上级先伸出手；宾主之间由主人先伸出手。握手时应注视对方，并摘下手套，否则会被视为不礼貌。在美国，人们见面时喜欢直呼其名，这是亲切友好的表示，纵使交谈之初可能互相用姓称呼,但过一会儿就改称名字。美国人初次见面时,行礼时间一般控制在3秒内。初次相识往往要互呈名片。还可行亲吻礼、拥抱礼、脱帽礼等。

2. 欧洲　欧洲各国大多采用拥抱、鞠躬、亲吻、脱帽、握手、合掌等礼仪。

（1）法国:常用的问候语是"您好",常见的社交礼节是握手。女子握手可戴着手套,而男士则需摘下手套。少女向年长者常施屈膝礼,男士、女士相见多亲面颊或贴面。男性之间互亲面颊也很流行。上层社交流行吻手礼。在法国,女士优先,对女士谦恭礼貌是男士们的金科玉律,被当作是否有教养的体现。介绍人们相识,先介绍女士;拜访或告别,先向女主人致意和道谢。

（2）英国:英国人首次相识时,一般行握手礼。除了热恋中的男女,步行时一般人都不手拉手。英国人不喜欢别人干扰他们的个人生活;一般不主动与人攀谈,感情不外露,也很少有激动的时候;说话声音很轻,能克制自己。去拜访一个英国人时,需先在门口敲门,一直等到他说"请进",才能进去。先生们进屋脱帽,而女士们则不必在室内脱帽。在英国,尊重妇女是体现绅士风度的一个重要方面。女士优先是一个人人皆知的行为准则。

（3）德国:在社交场合与客人见面时,一般行握手礼。与熟人、朋友和亲人相见时,一般行拥抱礼。在与客人打交道时,总乐于对方称呼他们的头衔,但他们并不喜欢听恭维话。对刚相识者不直呼对方名字,也切勿直呼德国人的名字。与德国人交谈时,对"您"与"你"这两种人称代词的使用要恰当。称"您"表示尊重,称"你"则表示地位平等、关系密切。

（4）荷兰:在与客人会面时,通常行握手礼。而在日常生活中,朋友相见时大多行拥抱礼。与亲密的好友相见时,也可用亲吻礼,必须亲吻3次。他们不喜欢交叉着握手,认为这是不吉利的行为。

（5）意大利:多采用接吻礼仪、贴面礼仪和拥抱礼仪。

（6）希腊:希腊人在社交场合与客人相见时以握手为礼,也可以拥抱、亲吻来表示自己的友好之情。希腊人在路上与他人相遇时,即便素不相识,也会向对方问候,以示友好。如果道路狭窄,他们总是让对方先行,尤其是对外国人。

（7）俄罗斯:行握手礼时忌形成十字交叉,即当与他人两手相握时,不能在其上下方再伸手,更不能依在门槛和隔门握手。俄罗斯有"左主凶,右主吉"的传统说法,因此,切忌伸左手给对方,无论是握手还是递还物品忌用左手。忌用手指指点点,也不能将手握成拳头。

3. 澳洲　澳洲有碰鼻礼,而且碰的次数越多,说明两人关系越好。也有见面习惯于握手,但有些女子之间不握手,女友相逢时常亲吻对方的脸。

4. 非洲　非洲人见面都相互给对方1元钱,表示祝对方财源滚滚。中非部分黑种人的见面礼节不是握手,而是自己的两手互相握住,在脸前摇动,表示问候。

5. 亚洲

（1）日本:日本人见面时多以鞠躬作为主要方式,在日本任何地方、任何时间行鞠躬礼都是一种情感的表达方式,不管是日常的初次见面、分手道别,还是感谢、道歉等场合,鞠躬已经成为日本人在交往中非常重要的一个礼仪。行鞠躬礼时手中不得拿东西,头上不得戴帽子。其他礼仪还包括进出门礼仪、名片礼、脱帽礼、拥抱礼、亲吻礼。

（2）朝鲜:朝鲜人在公共场合非常注重礼仪。与外人相见行鞠躬礼,并问候对方"您好"。在行礼时,通常不准头戴帽子、手提物品。在一般情况下,主人要先向客人施礼,晚辈、下属要先向长辈、上级施礼,对方也必须鞠躬还礼。朝鲜有尊老、敬老的良好传统。在朝鲜民间,晚辈在拜见长辈时,有时要行跪拜礼。

(3) 泰国:泰国人见面时要各自在胸前合十相互致意,方法是双掌联合,放在胸额之间,这是见面礼,相当于西方的握手,双掌举得越高,表示尊敬程度越深。平民百姓见国王时双手要举过头顶,小辈见长辈时要双手举至前额,平辈相见时要举到鼻子以下。长辈对小辈还礼时手举到胸前,手部不应高过前胸。地位较低或年纪较轻者应先合十致意。别人向你合十,你必须还礼,否则就是失礼。合十时要稍稍低头,口说"萨瓦迪"(sawattdee),即"您好"。双方合十致礼后不必再握手,男女之间见面时不握手,俗人不能与僧侣握手。

与别人谈话时不得戴墨镜,手势要适度,不许用手指着对方说话。从别人面前走过时,不管别人是坐着还是站着,不能昂首挺胸、大摇大摆,必须弓着身子,表示不得已而为之的歉意。学生从老师面前走过时,必须合十躬身。

第四节 通信礼仪

目前,多种多样的现代化通信工具层出不穷,主要有电话、传真、电子邮件、微信、QQ等。它们的出现为各界人士获取信息、传递信息、利用信息,提供了越来越多的选择。

通信礼仪,通常是指在利用上述各种通信工具时,所应遵守的礼仪规范。护士掌握通信礼仪的作用:①能积极地促进患者的康复;②能强化整体护理工作的模式;③能提高护理行为的效果和医疗服务质量;④能基本满足人们对健康的需求。故通信礼仪已成为代表医院文化、促进医院文化建设的重要组成部分。

一、电话礼仪

当今社会人们的交流中,电话交流要比见面交流更加频繁,电话礼仪可以更好地促进人际沟通交流的融合性。电话礼仪也被称为现代礼仪的基础。

(一) 拨打电话的礼仪

1. 选择时间

(1) 选择打电话的时间:一般不要在早上7:00以前、三餐时间、晚上10:30以后打电话。也最好别在节假日打扰对方。打电话时,尽量避开对方休息、用餐的时间。

(2) 掌握电话交谈时间:电话交谈所持续时间以3~5分钟为宜。打电话前,最好先想好要讲的内容,以便节约通话时间,如果不是预约电话且时间须5分钟以上的,那么就应首先说出自己要办的事或大意,并征询对方是否方便;若对方此时不方便,就跟对方另约时间或再定方式。

(3) 时差电话:注意各个国家和地区的时差。最好是细心地积累、分析对方通常接电话的时间段并记住它。

2. 选择声调 打电话时语言要简短,声调要柔和。因为语气、语调最能体现细致微妙的情感。语调过高、语气过重,会使对方感到尖刻、严厉、生硬、冷淡、刚而不柔;语气太轻、语调太低,会使对方感到无精打采、有气无力;语调过长显得懒散拖拉;语调过短显得不负责任。一般来说,语气适中、语调稍高些、尾音稍拖一点才会使对方感到亲切自然。通话时不要大喊大叫,还要注意周围有没有嘈杂声。

3. **保持良好心情** 以愉快的语气感染对方,给对方留下好印象,因为心情会影响声音的变化。

打电话时不要抽烟、喝茶或吃零食,以免造成对方误会。接听电话时的姿势要端正,即使是懒惰的姿势也可以被对方感受到;如果坐直,声音会正常,充满活力。拨打错误的电话应主动道歉。

(二) 接听电话的礼仪

1. **接听电话前** 准备记录工具,停止一切不必要的动作,使用正确的姿势,带着微笑迅速接起电话。

2. **接听电话**

(1) 尽快接电:3声之内接起电话。不要忘记说"让您久等了"。

(2) 亲切问候:"您好!"

(3) 介绍自己:如果是工作电话,报上单位名称和自己的姓名。

(4) 确认对方:"对不起,请问您是哪位?"

(5) 边做笔记边问:为了能正确理解对方要求,尽快回答对方提出的问题,养成做笔记的习惯。

(6) 复述并确认:避免误解对方的意思而造成不必要的麻烦。

(7) 挂断电话:对方挂掉电话后,再放下听筒。

(8) 注意事项:接听过程中要注意接听电话的语调及速度,接听电话的措辞,接听电话的环境,注意打电话时双方的态度。

(三) 代接电话的礼仪

在为他人代接、代转电话时要注意以下几点:

1. **以礼相待** 在接电话时,如对方所找的人不是自己,应友好地问:"对不起,他(她)不在,需要我转告什么吗?"

2. **尊重隐私** 代接电话时,不要询问对方与其所找之人的关系。当对方有求于己,希望转达某事给某人时,要守口如瓶,不要随便扩散。别人通话时,不要旁听,更不要插嘴。

3. **记忆准确** 代接电话时,对方要求转达的具体内容要记录正确无误,以免误事。

4. **传达及时** 如果答应对方代为传话,要尽快落实,不要轻易把自己转达的内容托他人转告,这样不仅容易使内容走样,而且可能耽误时间。

(四) 电话使用过程中的注意事项与禁忌

1. **拨打电话注意事项** 语言简单明了、语意清楚,修正口头禅。语速恰当、抑扬顿挫、流畅,声音清晰明朗,给人舒服的感觉。勿因人而改变通话语气。坐姿端正、精神饱满地打电话。打电话过程中不要吸烟、喝茶、吃零食。断线应马上重拨并致歉。

2. **接听电话注意事项** 及时接听电话,最多让来电者等候7秒,如果让来电者等待,则需说"对不起,让您久等了"。接电话时要专业,接听电话时面带微笑,勿同时接听两个电话。认真耐心倾听电话,勿对拨错电话者咆哮。请教来电者的姓名,可以采用类似"请问您尊姓大名""请问贵单位怎么称呼"。待对方挂电话后才能挂电话。

3. **转接电话注意事项** 转接电话应预留弹性空间,不要将电话当烫手山芋到处转接,帮助留言应记录重点。一般情况下,勿将电话转接至会场,可以将所有的电话全部据实记录下来,等会议完毕之后再转告。

4. **电话使用过程中的禁忌** 做到：忌争辩、忌质问、忌命令、忌炫耀、忌直白、忌批评、忌冷淡和忌生硬。

(五) 护士电话礼仪规范

1. **及时、礼貌地接听电话** 电话铃响了，要及时去接，不要怠慢，更不可接了电话就说"请稍等"，撂下电话半天不理人家。如果确实很忙，可表示歉意，说"对不起，请过 10 分钟再打过来，好吗？"

2. **电话中的称呼** 使用敬语，准确地称呼，可以拉近护患间的距离。融洽的交往有利于工作的正常进行，包括：①对明确职务的领导者，可以直称"姓氏+职务"。②对不明确职务的领导，可以直称"领导"。③对老年人，可以称呼"大爷""大娘"。④对男士，可以称呼"先生"；对女性，可以称呼"女士"。⑤对小儿，可以称呼"小朋友""小同学"。⑥对患者的称呼要有区别、有分寸，应根据患者的年龄、职业、身份选择不同的称呼，切不可以床号代称呼。

3. **态度礼貌友善** 不管对方是什么人，在通电话时都要注意态度友善、语调温和、讲礼貌。不管是在医院还是在家里，从电话里讲话的方式，就可以基本判断出其"教养"水准。

4. **传递信息简洁** 由于现代社会中信息量大，人们的时间观念强，因此，护理活动中的电话内容要简洁而准确，忌海阔天空地闲聊和不着边际地交谈。

5. **控制语速、语调** 由于通话双方语言上可能存在差异，因此，要控制好自己的语速，以保证通话效果；语调应尽可能平缓，忌过于低沉或高亢。善于运用、控制语气、语调是打电话的一项基本功。要语调温和、音量适中、咬字要清楚、吐字比平时略慢一点。为让对方容易听明白，必要时可以把重要的话重复一遍。

6. **使用礼貌用语**

(1) 护士语言的规范性：首先，语义应准确，表词达意；交流中以普通话为主，也要努力掌握当地方言，以适合不同的对象，排除和减少交谈中的障碍。

用通俗的语言，清楚、简洁地回答问题，如果遇到自己不懂或不知道的问题时，要先请患者稍等，找其他人询问、了解清楚后，再给患者答复，不能回答"不知道""不清楚"，或有去无回，应做到首问负责，有问必答。对话双方都应该使用常规礼貌用语，忌出言粗鲁或通话过程中夹带不文明的口头禅。

(2) 护士语言的情感性：语言是沟通护患之间情感的桥梁，护士应将对患者的关怀、爱心、同情心及真诚相助的情感融合在语言中。护士在与患者的电话语言交往中，要体现对患者的同情、爱护之情。

(3) 护士语言的礼貌性：护患交往中应使用礼貌的语言，如"您好""对不起""别客气""请稍候""谢谢您的协助"等。

(4) 护士语言的保密性：在护理工作中，护士应十分重视尊重和保护患者的权利。一般情况下，护士在电话交流中，要实事求是地向患者告知病情和治疗的有关信息，但有些情况患者知道后可能会带来精神上的压力，护士应选择时机，委婉、含蓄地加以说明。护士必须尊重患者的隐私权，对患者的隐私，如生理缺陷、性病、精神病以及其他不愿意让别人知道的所有个人资料加以保密。

护士电话礼仪应做到以下几点：①问候；②道歉；③留言；④转告；⑤马上帮忙；⑥转接电话；⑦直接回答(解决问题)；⑧回电话。

二、电子邮件礼仪

电子邮件能使所有参与方对于所讨论的论题、事实根据和结论及达成的共识一目了然,并保持跟进直至工作完成;能准确及时地记录事项进程、讨论内容以及行动细则,并充当作为每个工作项目历史档案的功能和意见不合、起争端时的证明;电子邮件能让人关注于事实而不是感受,或其他个性和工作风格上的差异,并以合理的方式解决意见不合及争端。

(一)书写与发送电子邮件

电子邮件包括邮件主题、收件人、寒暄语、邮件内容、结束语、署名和邮件附件。

1. **主题** 主题要提纲挈领、简洁,不要空白;要真实反映邮件主题的内容和重要性;一份邮件尽可能只针对一个主题;不要出现错别字和不通顺之处。

2. **称呼与问候** 邮件的开头要称呼收件人。恰当地称呼收件人,拿捏好尺度和分寸。这既显得礼貌,也明确提醒收件人,此邮件是给他(她)的,要求给出必要的回应;在多个收件人的情况下可以称呼"大家"。如果对方有职务,应按职务尊称对方;如果不清楚职务,则应按通常的"某某先生""某某女士"称呼,但要把性别先搞清楚。对不熟悉的人不宜直接称呼其英文名,对级别高于自己的人也不宜称呼其英文名。

3. **正文**

(1)电子邮件正文:要简明扼要,行文通顺。如果具体内容确实很多,正文应只做摘要介绍,然后单独写一份文件作为附件详细描述。正文行文应通顺,多用简单词汇和短句,准确清晰地表达。如果事情复杂,最好分段落进行清晰明确的说明。保持每个段落简短不冗长。

(2)注意电子邮件的论述语气:根据收件人与自己的熟悉程度、等级关系,邮件是对内还是对外性质的不同,选择恰当的语气进行论述,以免引起对方不适。常用"请""谢谢"之类的礼貌用语。

(3)一次邮件交代完整信息:把相关信息全部说清楚,说准确。不要过几分钟之后再发一封"补充"或者"更正"之类的邮件,这会让人反感。

(4)尽可能避免拼写错误和错别字:在邮件发送之前,应自己仔细阅读一遍,检查行文是否通顺,拼写是否有错误。

(5)其他:合理提示重要信息和合理利用图片,必要时可采用表格等形式来辅助阐述。

4. **签名** 每封邮件在结尾都应签名,让对方清楚地知道发件人信息。签名档可包括姓名、职务、单位、电话、传真、地址等信息,但信息不宜行数过多,一般不超过4行。

5. **附件**

(1)带有附件时,应在正文中提示收件人查看附件。如附件是特殊格式文件,必须在正文中说明打开方式,以方便使用。

(2)正文中应对附件内容做简要说明,尤其是带有多个附件时。附件文件应按有意义的名字命名,最好能够概括附件的内容,方便收件人下载后管理。

(3)附件数目不宜超过4个,数目较多时应打包压缩成一个文件。附件内容不宜过大(一般不超过2M),过大时应分割成几个小文件分别发送。

(二)回复电子邮件

1. **及时回复邮件** 收到他人的电子邮件后,应即刻回复对方,特别是一些紧急重要的邮件,回复时间一般是2小时内;对于一些优先级低的邮件可集中在一特定时间处理,但不要超过24小时。如果无法确切回复,应及时做出回应,或设定自动回复功能。

2. **有针对性回复** 当回复问题列表邮件时,应把问题单抄上,并逐一附上答案。进行必要阐述,让对方一次性理解;避免反复交流,浪费资源。

3. **控制回复字数** 回复字数不能过少,一般不得少于10个字,显示对发件人的尊重。不能只回复"是的""对的""好的""收到""谢谢"等字眼,显得不礼貌。

4. **突出有用信息** 不要就同一问题多次回复讨论,说不清楚时应电话沟通后再做判断。对于较复杂问题,多个收件人频繁回复发表看法后,应立即对讨论结果小结,突出有用信息。

5. **要区分单独回复和回复全体** 单独回复是指回复给发件人。如果只需要单独一个人知道的事,单独回复给此一人即可。如果对发件人提出的问题不清楚,或有不同的意见,应该与发件人单独沟通。回复全体是指回复给收到邮件的发件人以及抄送人,内容同样包含发件人所发文本内容以及收件人的答复,而且发件人发件时的抄送人也将看到收件人的回复内容。

6. **主动控制邮件来往** 为避免无谓的回复,浪费时间,可在邮件中指定部分收件人给出回复,或在文末添加"全部办妥""无需行动""仅供参考,无需回复"等。点击"回复全部"前,应考虑周全。

三、社交软件礼仪

社会不断发展,技术不断创新,生活中社交软件都已经成了我们不可或缺的社交工具。社交软件礼仪是职业化的一种表现,主要体现在日常使用的聊天软件当中。人与人之间的网上交往,也应注重礼仪,礼仪越周到,在工作和生活中给人的印象也越深刻。掌握社交软件礼仪已经成为人人都需要的一项能力。目前国内使用最广泛的社交软件是QQ和微信。

(一)基本原则

1. **维护网络清洁的环境** 包括:①不传播法律、法规禁止的信息;②不发暴力、色情、反动等违法内容和图片,不发"八卦消息";③不发涉及国家和工作单位的机密;④不发虚假和过度夸张的广告;⑤不应勉强别人转发自己想推广的内容;⑥不能泄露他人隐私。

2. **注意语言文明** 在聊天时,使用文明语言是基本礼仪。忌用侮辱、谩骂、恶毒、肮脏、下流的不文明语言。

3. **尊重对方人格** 网络聊天时双方(或多方)的人格是平等的,故必须尊重对方,才能赢得对方的尊重。

4. **尊重对方隐私** 社交软件礼仪与日常生活礼仪一样,在交流中一般不要追问涉及对方隐私的问题,如家庭住址、经济状况等,不要问女性的年龄、身高、体重、婚姻等。

5. **保守个人秘密** 聊天时,经常会遇到对方询问涉及个人隐私和秘密的情况,如果不想告诉对方,要会"婉言谢绝"。做到既不伤害对方,又能保守个人秘密。

6. **慎用表情图片** 合理使用表情图片、动漫等,使聊天图文并茂、情景交融、妙趣横生,尤其是使用自制的图片更能体现个性、提高品位。在使用表情图片时一定要注意加以选择,适合话题、情景及气氛,多使用祝福的表情图片,忌用带有侮辱性、下流的表情图片。表意不明、容易造成误解的表情图片尽量不要使用。

（二）QQ 和微信

1. **简要介绍**　QQ 是腾讯公司开发的一款基于 Internet 的即时通信软件，其标志是一只戴着红色围巾的小企鹅。腾讯 QQ 支持在线聊天、视频通话、点对点断点续传文件、共享文件、网络硬盘、自定义面板、QQ 邮箱等多种功能，并可与多种通信终端相连。

微信也是腾讯公司开发的，是一款为智能终端提供即时通信服务的免费应用程序。微信支持跨通信运营商、跨操作系统平台通过网络快速发送免费（需消耗少量网络流量）语音短信、视频、图片和文字，同时也可以使用通过共享流媒体内容的资料和基于位置的社交插件"摇一摇""朋友圈""视频号"等服务插件。

2. **礼仪要点**　与他人私聊、群聊或转发朋友圈时应注意以下礼仪要点：①确认对方是否在线，打个友好的招呼。②发消息之前要检查有无错别字，语气是否得体，保持聊天语言的严谨性。③在互相尊重的基础上进行有效的信息交流与沟通，注意沟通的频率。④入乡随俗，网上网下行为一致，给自己在网上留下个好印象。⑤早 7：00 前、晚 10：00 后，不要随意给人发信息，尊重别人的时间。⑥回复他人信息应及时，实在有原因不能回，应简要说明原因。⑦添加别人为好友时，应表明自己的身份信息，或说明从何途径获取的信息。若对方不回复不要重复添加。⑧能发文字尽量不发语音，对于不熟悉的人，打视频电话要谨慎。⑨巧妙而适当地利用表情符号，以调节气氛，增加亲近感。⑩推送别人的微信名片前请先获得其同意，拉人进群前需先与对方及群主沟通。⑪看到别人的精彩文字和图片意欲转发时，应先取得别人同意，再点赞后转发。⑫注意抢红包和发红包礼仪，不要强行要求别人发红包，红包不要只抢不发。来历不明的红包不要点，金额较大的红包要慎点。⑬不要在别人的朋友圈评论里说涉及别人隐私的事情。⑭不要随意将私人对话的截图转发给别人或发到朋友圈。⑮结束聊天时要使用礼貌告别语。

四、手机礼仪

手机的出现和广泛使用，使人们之间的联系更为便捷，手机的使用是一门学问，如果在使用时不注意礼仪，就会干扰别人，给他人带来不便。故手机礼仪越来越受到人们的关注。

（一）手机使用的基本礼仪

1. **及时接听手机**　当手机铃声响起时，要及时接听。因故未能接听电话或阅读短信，发现后要尽快回话或回短信。

2. **使用礼貌用语**　要使用礼貌语言通话，使用文明语句发短信。

3. **关机或调成静音**　在开会或和别人聊天时，最好是将手机关掉或调成静音模式，避免打断别人的讲话和思绪，造成对他人的不尊重。在教室、图书馆、会议室、音乐厅、电影院等公共场所要自觉关机或将手机调至静音、震动状态。

4. **不要大声打电话**　在电梯内、火车上、公交车上及其他公共场所时，若要使用手机语音通话时，应压低嗓门，轻声细语，切勿大喊大叫，以免影响别人工作、学习和休息。

5. **先问对方是否方便**　拨打电话给对方时，首先要考虑的是对方身处的环境是否方便接听电话，不方便时可以等待其方便时再拨打电话。

6. **切忌边说边看手机**　手机的使用方便了人与人的沟通联系，但和他人进行语言沟通交流时过度沉迷于玩手机，是不尊重他人的表现，也会拉远人与人之间的距离。

7. **妥善存放手机** 在不使用手机的时候,最好放在适当的位置,例如背包、上衣或外套口袋等一些不起眼的地方。尤其是在会客时,尽量不要把手机拿在手里或放在桌子上,以免分散注意力。

8. **必要时可举报** 不要轻易转发未确认事实真相的相关信息,以免助力谣言的扩散。更不要转发由不法分子通过伪基站等手段散发带有恶意链接、木马病毒的钓鱼短信,以免扰乱网络环境,并应及时举报。

(二) 手机使用注意事项

注意事项包括:①在别人家做客时,要尊重主人。没有特殊情况,不要频繁地使用手机发短信、发微信和打电话。②在驾驶汽车时、行驶的飞机上使用手机时应注意安全,不要在加油站、燃料库、医院急诊室附近使用手机,以免发生意外。③一般情况下不要借用他人的手机,更不能窃取他人的手机号码。④不要看别人发短信,不要偷拍别人的形象,更不要编写和转发黄色短信。⑤更换手机号码后,应及时通知亲戚、好友以及有关人士。⑥使用个性化的铃声无可非议,但不要使用内容不文明的铃声。⑦在暂时不方便使用手机时,可在语音信箱上留言,说明具体原因,告知来电者自己的其他联系方式。有时,还可采用转移呼叫的方式与外界保持联系。⑧一般情况下,发短信最好署名,以便对方一目了然。

五、传真礼仪

(一) 概念

传真,又称为传真电报。它是利用光电效应,通过安装在普通电话网络上的传真机,对外发送或是接收外来的文件、书信、资料、图表、照片等的一种现代化通信联络的方式。当今社会传真机早已普及,成为不可或缺的办公设备之一。传真通信的主要优点:操作简便,传送速度迅速,并且可以将包括一切复杂图案在内的真迹传送出去。其缺点是发送的自动性能较差,需要专人在旁边操作。有些时候难以确保它的清晰度。

传真礼仪是指发送传真前,应先打电话通知对方,收到传真后应及时处理。无论在接收或发送传真时,要有礼貌,态度和蔼。书写传真需简洁,要使用敬语称呼。如需先人工呼叫的,在接通电话后应口齿清晰地说"您好",然后报出自己单位的名称及详细的部门名称等。通话交流时,要语气热诚、语音清晰、语速平缓。

(二) 传真礼仪原则

1. **传真的完整性** 在发送传真时,应检查是否注明了本单位的名称、发送人姓名、发送时间以及自己的联络电话。同时,应为对方写明收传真人的姓名、所在公司、部门等信息。所有的注释均应写在传真内容的上方。

2. **传真的清晰度** 发送传真时应尽量使用清晰的原件,避免发送后出现内容不清晰的情况。注意传真内容的限制,传真一般不适用于页数较多的文件,因成本较高,占用传真机时间过长也会影响其他工作人员的使用。

3. **传真的使用时间** 如果没有得到对方的允许,勿将发送时间设定在下班后,这是非常不礼貌的行为。

4. **传真回复问题** 如果传真机设定在自动接收的状态,发送方应尽快通过其他方式与收件人取得联系,确认其是否收到传真。收到传真的一方也应给予及时回复,避免因疏漏造成传真丢失。在重要的业务沟通中,任何信息丢失都可能造成时间的延误,甚至影响到合作业务的成败,千万不可轻视。

（王　骏）

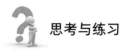
思考与练习

一、单项选择题

1. 公共礼仪不包括下列哪项（　　）
　　A. 交通礼仪　　　　　B. 进餐文化　　　　　C. 会议礼仪
　　D. 电梯礼仪　　　　　E. 通信礼仪

2. 在五人座的轿车上,最尊贵的座位是（　　）
　　A. 后排左侧　　　　　B. 后排中间　　　　　C. 后排右侧
　　D. 副驾驶　　　　　　E. 驾驶座

3. 西餐座次排列顺序中错误的是（　　）
　　A. 恭敬主宾　　　　　B. 女士优先　　　　　C. 距离定位
　　D. 以左为尊　　　　　E. 面门为上

4. 进入无人值守的直升式电梯,应请尊者（　　）
　　A. 后进先出　　　　　B. 后进后出　　　　　C. 先进先出
　　D. 先进后出　　　　　E. 随意进出

5. 古人的见面礼仪中,下列关于顿首的描述中正确的是（　　）
　　A. 拱手弯腰　　　　　B. 两手胸前相合　　　C. 两手拱合到地
　　D. 拱手高举而下　　　E. 跪而头叩地

6. 握手礼仪中的错误做法是（　　）
　　A. 上下级之间,下级先伸手,上级再伸手
　　B. 贵宾之间,客人先伸手,主人再伸手
　　C. 男女之间,女士先伸手,男士再伸手
　　D. 朋友之间,可以不摘手套握手
　　E. 交叉握手,左手相握

7. 下列关于电子邮件的叙述中正确的是（　　）
　　A. 一封信可针对多个主题　　　B. 一次邮件交代完整信息
　　C. 每封邮件结尾省略签名　　　D. 电子邮件只能传输文本
　　E. 回复邮件时间为 2 天内

二、简答题

1. 日常社交礼仪应遵循哪些原则?
2. 乘坐直升电梯时应该注意些什么?
3. 社会交往中日常见面的礼仪有哪些?
4. 怎样规范护士的电话礼仪?
5. 在哪些情况下需要使用电子邮件沟通?

6. 简述微信和QQ礼仪的要点。

三、案例分析

1. 王某在上班路上,遇到了交通意外,耽误了上班的时间,终于赶到医院楼下时,正好看到电梯即将关门,她大声地呼喊:"等一下。"然后冲进了电梯。此时,电梯超载的报警声响起,王某向两边的人看了看,在等待是否有其他人会离开电梯。

问题与思考:请分析王某的做法对吗?为什么?

2. 小晓刚从护理学院毕业被分配到一家三级甲等医院工作,正好医院要举办一次全国性的护理科研选题设计会议,邀请了国内很多护理部主任参加。会议当天,小晓一早来到医院大门口,当参会代表来到大门口时,她便开口说"您好!是来参加会议的吗?请报上您的单位和姓名,以便我们安排就餐和住宿",并有条不紊地做好了记录;后来到了会场,又做好带路工作。小晓对自己的表现感到很满意,却被本院护理部主任批评。

问题与思考:请分析小晓被批评的原因是什么?

参考答案

一、单项选择题

1. E **2.** C **3.** D **4.** A **5.** E **6.** E **7.** B

二、简答题

1. 日常社交礼仪应遵循的原则:真诚原则、尊重原则、适度原则、自信原则、自律原则、信用原则、相容原则。

2. 乘坐直升电梯时应注意:进出电梯要礼让,先出后进。遇到老、幼、病、残、孕者,应让其先行。当电梯关门时,不要扒门或强行挤入。在电梯人数超载时,不要强行挤入。等待即将到达者。电梯内不宜大声交谈、喧哗。不要在电梯内吐痰、抽烟、乱扔垃圾、吃零食等。当电梯在升降途中因故暂停时,要耐心等候。不要在电梯里搂搂抱抱。不要在电梯里盯着某人看。如果抱着很多东西腾不出手,要请人帮忙按电梯按钮。最好不要对着电梯里的镜子化妆或对镜整装。

3. 社会交往中日常见面的礼仪:①古人的见面礼仪,包括揖、长揖、拱、拜首、再拜、顿首、稽首;②现代人的见面礼仪,包括握手、介绍、鞠躬、致意。

4. 护士的电话礼仪规范要求:①及时、礼貌地接听电话;②电话中的称呼须准确并使用敬语;③态度礼貌友善;④传递信息简洁;⑤控制语速语调;⑥使用礼貌用语。

5. 在下列情况下需要使用电子邮件沟通:①对于一些特殊的场景,比如重要的活动邀请或者信息通知,如果只通过简讯或者电话的方式知会对方,是很失礼的表现,而如果在与对方确认过活动或通知的信息之后,再给对方发送一封格式规范、措辞恰当的电子邮件,使沟通具有仪式感。②写电子邮件时,通常需要在编辑器经过反复修改,对邮件表述内容逻辑进行调整,以方便收件人可以更快理解。同时,由于电子邮件异步通信的特点,很多时候在收到电子邮件的时候并不需要立即做出答复,让沟通的内容更加逻辑清晰。③在工作中,沟通双方意见未达成一致时,偶尔会发生相互推脱的情况,使用电子邮箱进行沟通,方便双方留存记录可以查询,即使出现分歧也可以梳理清楚。④发送电子邮件可以选择抄送、密送、群发单显等,在团队协作中便于权责分明和协作。

6. 微信和QQ的礼仪要点包括：①确认对方是否在线，打个友好的招呼。②发消息之前要检查有无错别字，语气是否得体，保持聊天语言的严谨性。③在互相尊重的基础上进行有效的信息交流与沟通，注意沟通的频率。④入乡随俗、网上网下行为一致，给自己在网上留下个好印象。⑤早7：00前、晚10：00后，不要随意给人发信息，尊重别人的时间。⑥回复他人信息应及时，实在有原因不能回，应简要说明原因。⑦添加别人为好友时，应表明自己的身份信息，或说明从何途径获取的信息。若对方不回复不要重复添加。⑧能发文字尽量不发语音，对于不熟悉的人，打视频电话要谨慎。⑨巧妙而适当地利用表情符号，以调节气氛，增加亲近感。⑩推送别人的微信名片前应先获得其同意，拉人进群前需先与对方及群主沟通。⑪看到别人的精彩文字和图片意欲转发时，应先取得别人同意，再点赞后转发。⑫注意抢红包和发红包礼仪，不要强行要求别人发红包，红包不要只抢不发。来历不明的红包不要点，金额较大的红包要慎点。⑬不要在别人的朋友圈评论里说涉及别人隐私的事情。⑭不要随意将私人对话的截图转发给别人或发到朋友圈。⑮结束聊天时要使用礼貌告别语。

三、案例分析

（略）

（刘　芹　王　骏）

第三章 人际关系与人际沟通

学习目标

- 课程思政与素质目标
  - 运用沟通理论和知识,营造和谐的人际关系。
  - 培养良好的人际交往能力,具有尊重他人、理解他人、增强团结协作的意识。
- 知识与能力目标
  - 能说出人际关系、人际沟通的概念。
  - 能说出护理人际关系的意义、特征及影响因素。

案例导入

年轻护士小美刚到某医院时,不知如何与医院同事展开交流,同时也嫌这家医院太小、地方太偏,总不能静下心来工作,对患者态度也较差,同事和患者对她的印象都不好,小美的人际关系比较紧张。除此之外,她还经常被患者投诉,大家也给她提了不少意见,她很苦恼。科室护士长及时与她耐心交谈,查找工作中的不足,使她认识到护理工作不仅要严谨求实,虚心向同事们学习,还要热情为患者服务,只有这样,才能形成和谐的人际关系,从而更好地开展工作。从那以后,她的表现发生了很大的变化,不仅工作认真负责,而且对患者热情关心,主动了解患者的身体状况和健康需求,还虚心向同事们求教,整个人都变得非常积极。对于小美的变化,同事们都看在眼里,过去对她的那些不良印象也逐渐变成了一致的好评。小美现在干劲十足,充满动力。

思考: 1. 引发小美态度转变的原因是什么?
2. 人际关系对人的行为有哪些影响?

第一节 人际关系相关理论

一、人际关系的概念和基本原则

(一) 人际关系的概念

人际关系(interpersonal relationship)是指人们在人际交往过程中形成的心理关系和心理上的距离。"人际关系"这个词是 20 世纪初由美国人事管理协会(现更名为美国国际人力资源管理协会)率先提出的,也被称为"人际关系论"。交往双方在个性、态度、情感等方面的融洽或不融洽、相互吸引或相互排斥,会导致双方人际关系的亲密或疏远。人际关系包括3种成分:认识成分(指相互认识、相互了解)、动作成分(指交往动作)和情感成分(指喜、怒、哀、乐),其中情感成分是核心成分。人际关系反映了交往双方需要的满足程度。若交往双方能互相满足对方的需要时,就容易结成亲密的人际关系;反之,则容易造成人际排斥。

人际关系归根结底受客观社会关系的制约,反过来又深刻地影响着社会关系各方相互作用的形式。人际关系的好坏反映人们在相互交往中的心理满足状态,以及人与人之间心理上的距离。人们所结成的大部分社会关系,可以分成使人的物质、精神需求得到满足的酬赏性关系和破坏这种满足的处罚性关系。因满足与不满足程度的差异,人们愉快或不愉快的情绪体验可以形成一个连续分布的区间,制约着人际关系的亲疏情感。

良好的人际关系表现为热情、诚恳、理解、同情、大度、互助、信用和原则性与灵活性的结合。阻碍人际关系的个性特征是不尊重、不关心他人,对人不诚恳、不同情,缺乏自尊心、自信心,以及妒忌、猜疑、偏激、固执、报复、苛求、依赖他人等。人际关系的变化与发展决定于双方社会需要的满足程度,如果相互间得到满足就容易发生密切关系;如果需要得不到满足,人与人之间发生的矛盾又得不到妥善地解决,人际关系就会恶化。

(二) 人际关系的基本原则

1. **尊重原则** 尊重包括两个方面,即自尊和尊重他人,这是维系良好人际交往的前提和基础。自尊就是在各种场合都要尊重自己,维护自己的尊严,不要自暴自弃。尊重他人就是要尊重别人的生活习惯、兴趣爱好、人格和价值,只有尊重别人才能得到别人的尊重。

2. **真诚原则** 真诚待人是人际交往得以延续和发展的保证,人与人之间以诚相待,才能相互理解、接纳、信任,才能和谐相处、团结协作。真诚是现代社会事业成功的客观要求。就人生而言,仅靠个人微薄的力量是难以成功和获得幸福的。交往中要真诚待人、实事求是,要胸怀坦荡、言行一致。只有以诚待人,才能产生感情的共鸣,才能收获真正的友谊。

3. **宽容原则** 在人际交往中,难免会产生一些不愉快的事情,甚至产生一些矛盾冲突,这就要学会宽容别人,不斤斤计较,正所谓"退一步海阔天空"。不要因为一些小事而陷入人际纠纷,这样不仅浪费时间,也会使人变得自私自利。

4. **平等原则** 人与人之间的关系是平等的关系,在我们的社会里,人们之间只有社会分工和职责范围的差别,而没有高低贵贱之分。不论职位高低、能力大小,还是职业差别、经济状况不同,人人都应享有平等的政治、法律权利和人格的尊严。因此人与人要平等相待,一视同仁,相互尊重,不亢不卑。平等待人就是要学会将心比心,学会换位思考,只有平等待人,才能得到别人的平等对待。例如,患者入院后护士应做到有损患者尊严的话不说、有伤患者情感的玩笑不开、有损患者名誉的流言蜚语不传。

5. **理解原则** 理解是成功的人际交往的必要前提。理解就是我们能真正了解对方的处境、心情、好恶、需要等,并能设身处地地关心对方。常言道"千金易得,知己难求",人海茫茫,知音可贵,善解人意的人永远受人欢迎。

6. **互利合作原则** 互利是指双方在满足对方需要的同时,又能得到对方的回报。人际交往永远是双向选择、双向互动,你来我往才能长久。在交往的过程中,双方应互相关心、互相爱护,既要考虑双方的共同利益,又要深化感情。

二、人际关系的形成过程

人与人之间相互关联的状态从无关到关系密切,要经过一系列的变化过程。交往刚刚开始,彼此都没有意识到对方存在,双方关系处于零接触状态。此时双方是完全无关的,谈不上任何的情感联系。如果一方开始注意到另一方,或双方彼此相互注意,交往关系才开始确立。如果彼此的情感不断卷入和融合,共同的心理领域就会不断扩大,良好的人际关系才会形成。

依照人际交往由浅入深的发展历程,可以把良好的人际关系的建立和发展分为3个阶段。

1. *注意阶段*　由零接触过渡到单向注意或双向注意的定向阶段。当彼此没有意识到对方存在时,双方关系处于零接触的状态;如果一方开始注意到另一方,或双方彼此相互注意,则人与人之间的相互作用开始发生。

2. *接触阶段*　由注意逐渐向情感探索、情感沟通的轻度心理卷入阶段,同时建立心理联系。此阶段双方在一起可以友好相处,离开对方也无所谓,彼此没有强烈的吸引力。

3. *融合阶段*　由接触而导致情感不断加强,心理卷入程度不断加深,进入稳定的交往阶段。随着双方沟通的深入和扩展,心理距离越来越小。此时,在心理上形成了依恋与融合,标志着人际关系已经发生了实质性变化。

三、人际关系的特点

1. *社会性*　社会性是人的本质属性,是人际关系的基本特点。

2. *复杂性*　复杂性表现在人际关系是由多方面因素联系起来的,而且这些因素处于不断变化的过程中,具有高度个性化和以心理活动为基础的特点。因此,由于人际关系交往的准则和目的、情绪状态及评价态度的不同,人际关系可能会呈现复杂的结果。

3. *多重性*　在人际交往的不同环境中,每个人扮演着不同的角色,如在患者面前的护士角色,在家庭中可能扮演着妻子、女儿或母亲的角色。人际关系具有多因素和多角色的特性。在扮演各种角色的同时,由于物质利益或精神因素,使角色的强弱发生变化,而使人际关系具有多重性。

4. *多变性*　人际关系会随着个人年龄、环境及条件的变化而变化。

5. *目的性*　人际交往在建立和发展中,均存在不同程度的目的性,而且这种目的性随着市场经济的推进会更加突出。

四、人际关系的影响因素

从社会心理学角度看,人际关系受许多心理因素的制约,既有认知成分,也有情绪和行为成分,了解人际关系的影响因素对建立和发展良好的人际关系至关重要。

(一) 生理因素

人格形成是人际交往的重要基础。生理因素是"第一印象",是外在的形象,如健美的体貌有助于加强人际吸引。生理缺陷者有可能产生交往心理障碍,疾病会给交往造成负面影响。

(二) 心理因素

1. 普通心理学因素

(1) 需要及动机:美国心理学家马斯洛认为个体成长发展的内在力量是动机。动机是由不同性质的需要所组成,人类的需要是分层次的,由低到高,包括生理需求、安全需求、归属和爱需求、尊重需求、自我实现需求。如护士做好护理工作,与患者及患者家属相处融洽,其主要动机是为了患者康复,同时也为了满足护士的社交及自我实现的需求。

(2) 气质:相当于生活中所说"脾气""秉性",指个体心理过程的速度、强度、稳定性和倾向性。人们习惯将气质分为4种类型,各类型气质的行为表现及典型代表人物如表3-1。

表3-1 气质的类型、行为表现及典型代表人物

气质类型	典型行为表现	典型代表人物
胆汁质	直率热情、精力旺盛、表里如一、刚强,但暴躁易怒、脾气急,易感情用事、好冲动	张飞、李逵
多血质	活泼好动、反应迅速、热爱交际、能说会道、适应性强,但稳定性差,缺少耐性、见异思迁。具有明显的外向倾向	贾宝玉、王熙凤
黏液质	安静稳重、踏实、反应性低、交际适度、自制力强(性格坚韧)、话少,适于从事细心、程序化的学习,可塑性差,有些死板,缺乏生气	薛宝钗、林冲
抑郁质	行为孤僻、不善交往、多愁善感、反应迟缓、适应能力差、容易疲劳,性格具有明显的内向性	林黛玉

(3) 性格:①根据知、情、意三者在性格中何者占优势,分为理智型、情绪型和意志型。理智型的人通常以理智来评价、支配和控制自己的行为;情绪型的人往往不善于思考,其言谈举止易受情绪左右;意志型的人一般表现为行动目标明确,主动积极。②根据人的心理活动倾向性,分为外向型和内向型。③根据个体独立度,分为独立型和顺从型。④根据人的社会生活方式及由此而形成的价值观,分为理论型、经济型、审美型、社会型、权力型和宗教型。⑤根据人际关系,分为A、B、C、D、E 5种性格。A型性格情绪稳定,社会适应性良好,但智力表现一般,主观能动性和交际能力较弱;B型性格具有外向型特点,情绪不稳定,社会适应性较差,遇事容易着急,人际关系不融洽;C型性格具有内向型特点,情绪稳定,社会适应性良好,但在一般情况下表现被动;D型性格具有外向型特点,社会适应性良好或一般,人际关系较好,有组织能力;E型性格具有内向型特点,情绪不稳定,社会适应性较差或一般,不善交际,但往往善于独立思考,有钻研性。

(4) 能力:能力是人们顺利完成某种活动所必备的个性心理特征。涉及人际交往的能力包括语言、信息表达、感受、想象、适应、思维及正确的自我认知等。善于扬长避短,能合理运用能力,有利于人际交往的成功。

2. 社会心理学因素

(1) 社会刻板效应:又称定型效应,是指人们用刻印在自己头脑中的关于某人、某一类人的固定印象,以此固定印象作为判断和评价人的依据的心理现象。刻板印象常是一种偏见,人们不仅对接触过的人会产生刻板印象,还会根据一些不是十分真实的间接资料对未见过的人产生刻板印象,例如:老年人是保守的,年轻人是冲动的;北方人是豪爽的;南方人是善于经商的等。

(2) 首因效应:首因效应也称"第一印象"效应。人与人第一次交往中给人留下的印象,在对方的头脑中形成并占据着主导地位,这种效应即为首因效应。因此,在交友、招聘、求职等社交活动中,在和患者及患者家属初次见面及接触时,我们可以利用这种效应,展示给人

一种极好的形象,为以后的交流打下良好的基础。如"一见钟情""新官上任三把火"等就是运用首因效应的例子。

(3) 近因效应:是指在多种刺激一次性出现时,印象的形成主要取决于后出现的刺激。即交往过程中,我们对他人最近、最新的认识占了主体地位,掩盖了以往形成的对他人的评价,因此,也称为"新颖效应"。一般来说,在人际交往中,初次见面首因效应作用较大;长期交往的熟人,近因效应明显。

(4) 晕轮效应:又称为光环效应,是指依据客体的某种特征印象,而推断对象的总体特征的现象,所以还称为"以点概面效应"。晕轮效应是主观推断的泛化、定时的结果。如对外表良好的人,人们会对其品格及智慧也予以肯定。

(5) 投射效应:是指以己度人,认为自己具有某种特性,他人也一定会有与自己相同的特性,把自己的感情、意志等特性投射到他人身上并强加于人的一种现象。比如,一个心地善良的人会以为别人都是善良的;一个经常算计别人的人会觉得别人也在算计他(她)等。

(6) 暗示效应:又称为"罗森塔尔效应""皮格马利翁效应"。美国心理学家罗森塔尔考察某校,随机从每班抽3名学生共18人,将他们的名字写在一张表格上,交给校长,并极为认真地说:"这18名学生经过科学测定全都是智商型人才。"事过半年,罗森塔尔又来到该校,发现这18名学生的确超过其他学生,长进很大,再后来这18人都在不同的岗位上干出了非凡的成绩。罗森塔尔效应就是期望心理中的共鸣现象。

暗示效应其实体现的就是暗示的力量。赞美、信任和期待具有一种能量,它能改变一个人的行为。当一个人获得另一个人的信任、赞美时,会获得一种积极向上的动力,变得自信起来,并尽力达到对方的期待。

(7) 移情效应:是指人们在对交往对象形成深刻印象时,当时的情绪状态会影响他(她)对交往对象今后及其关系者(人或物)的评价的一种心理倾向,即把对特定对象的情感迁移到与该对象相关的人或物上,引起对他人的同类心理效应。

(8) 情绪效应:是指一个人的情绪状态可以影响到对某一个人今后的评价。恐惧、焦虑、抑郁等负面情绪是破坏性情感,在交往中会造成对对方的负性评价。在护理工作中,一定要注意对方的情绪,双方都处于良好的情绪状态,这样才能达到良好的人际关系效果。

知识拓展

我国自古以来就有一个成语"爱屋及乌"(《尚书大传·大战》),它的意思是爱一个人而连带爱他(她)屋上的乌鸦,比喻爱一个人而连带关心与他(她)有关的人或物。心理学研究中将这种现象称为"移情效应"。比如,有些喜欢交际的人认为"朋友的朋友也是我的朋友",这是把对朋友的情感迁移到了与这位朋友相关的人身上。又比如,学生喜欢某个老师,顺带爱上这门课,乃至这个学科。心理学研究表明,不仅爱的情感会产生移情效应,憎恨的情感、怨恨的情感、嫉恨的情感等也会产生移情效应。人和人之间最容易产生情感方面的好恶,所以移情效应存在于我们生活中的很多方面。

(三) 社会因素

社会因素主要指交往主体的社会地位、社会角色、年龄、性别等。扮演社会角色的不同往往意味着所承担的社会义务、所代表的社会期望不同,这些不同可能在某种程度上造成交往困难。年龄因素的影响主要表现在长辈与晚辈之间的交往障碍,也即所谓"代沟"或"代差"的制约作用。性别差异的影响在我国传统观念中体现得非常明显。从心理意义上讲,男女两性间的社会交往,有助于培养健康的性心理,提高对性的道德价值的认识。

(四) 人文修养因素

人文修养主要包括思想道德修养和文化修养。建立良好的人际关系必须坚持社会主义道德原则,道德可以优化人际关系,如改善交往环境、纯洁交往动机、提升交往层次、克服畸形关系等。在人际交往中文化修养内容主要包括人文文化修养与科技文化修养。文化修养也是后天形成的,对人际关系产生重要影响;科学的思维方法和思维能力、丰富的情感和想象力及对事物的敏感,都有利于人际交往的顺利进行。

随着社会的不断发展,个人的认识范围和交往范围也随之拓展,文化对人们交往的影响也日益凸显。如由于双方使用的语言、文字的不同,或对同一词汇有着不同的理解,对信息内涵的歪曲或误解就极易发生,造成语意障碍。交往双方存在种族偏见、地域偏见则会严重阻碍人与人之间的正常交往。另外,如果交往双方的受教育程度和文化素质差距过大,也会影响交往过程。

第二节 人际沟通相关理论

据报道,美国普林斯顿大学曾对1万份人事档案进行随机分析,结果发现"智慧""专业技术"和"经验"只占成功的25%,剩下的75%取决于良好的人际沟通。最近一项临床调查也表明,80%的医疗纠纷都是因沟通不当造成的。但是沟通能力不是与生俱来的,是在实践中不断学习而获得的一种习得性行为。所以通过学习,提高医务工作者的人际沟通能力有着非常重要的现实意义。

一、沟通的概念和意义

(一) 沟通的概念

沟通是指信息发送者通过一定的渠道,将信息发送给既定对象,并寻求反馈以达到相互理解的过程。具体来讲是信息发送者遵循一系列共同规则,通过一定的渠道,将信息发送给信息接收者,并寻求反馈以达到相互理解的过程。沟通的结果不但可使双方互相影响,而且可使双方建立起一定的关系。由此可见,沟通包含着以下3个含义。

1. **沟通是双方的行为且要有中介体** 双方既可以是人,也可以是机器。这里主要阐述人与人的交流形式,并把重点放在组织内部的信息沟通上。这是信息交流的重要组成部分。

2. **沟通是一个过程** 沟通过程是指信息交流的全过程。人与人之间的沟通过程:信息发送者把所要发送的信息按一定程序进行编码后,使信息沿一定通道传递,接收者收到信息后,首先进行译码处理,然后对信息进行解读,再将收到信息后的情况或反应发回信息发送者,即反馈。

3. **编码、译码和沟通渠道是有效沟通的关键环节** 用语言、文字表达的信息,往往含有"字里行间"和"言外之意"的内容,甚至还会造成"言者无意,听者有心"的结果。如果沟通渠道选择不当,往往会造成信息堵塞或信息失真的现象,这些因素必须在沟通时加以注意。

信息沟通必须具备3个要素,即信息的发送者、信息的接收者、所传递的信息内容。沟通过程由发送者开始,发送者首先将头脑中的思想进行编码,形成信息,然后通过传递信息的媒介——通道发送给接收者。接收者在接收信息之后,必须先将其翻译成可以理解的形式,即译码。发送者编码和接收者译码都要受到个人的知识、经验、文化背景和社会系统的影响。沟通的最后一环是反馈,是接收者把信息返回给发送者,并对信息是否被理解进行检查,以纠正可能发生的某些偏差。整个沟通过程都有可能受到噪声的影响。所谓噪声是指信息传递过程中的干扰因素,包括内部的和外部的,它可能在沟通过程的任何环节上造成信息的失真,从而影响沟通的有效性。

沟通的渠道较为广泛,它可以是人与人之间的信息交流,如讨论、交谈等;也可以是人与机器之间的信息交流,如利用电脑浏览网页;还可以是通信工具之间的信息交流,如电话、微信等。

(二) 沟通的意义

在人们工作、娱乐、居家、网购时,或者希望和一些人的关系更加稳固和持久时,都要通过交流、合作来达到目的。通过沟通可以交流信息和获得感情与思想。

在沟通过程中,人们分享、披露、接收信息,根据沟通信息的内容,可分为事实、情感、价值取向、意见观点。根据沟通的目的可以分为交流、劝说、教授、谈判、命令等。综上所述,沟通的功能主要有以下2种。

1. **传递和获得信息** 信息的采集、传送、整理、交换都是沟通的过程。通过沟通,交换各种有意义、有价值的信息,生活中的大小事务才得以开展。

掌握低成本的沟通技巧、了解如何有效地传递信息能提高办事效率,而积极地获得信息更会提高竞争优势。好的沟通者可以一直保持注意力,随时抓住内容重点,找出所需要的重要信息。他们能更透彻地了解信息的内容,拥有最佳的工作效率,并节省时间与精力,获得更好的沟通或交流效果。

2. **改善人际关系** 社会是由人们相互沟通所维持的关系组成的网,人们相互交流是因为需要同周围的社会环境相联系。沟通与人际关系两者相互促进、相互影响。有效的沟通可以赢得和谐的人际关系,而和谐的人际关系又使沟通更加顺畅;相反,不良人际关系会使沟通难以开展,而不恰当的沟通又会使人际关系变得更糟。

沟通是人类交往的基本特征和活动之一。没有沟通,就不可能形成组织和人类社会。家庭、企业、国家都是十分典型的人类组织形态。沟通是维系组织存在、保持和加强组织关系的纽带,是创造和维护组织文化,提高组织效率、效益,支持、促进组织不断进步发展的主要途径。

有效沟通能提高效率,让我们享受更美好的生活。善于沟通的人懂得如何维持和改善关系,更好地展示自我需要,发现他人需要,最终建立良好的人际关系,并取得事业的成功。

有效沟通的意义可以总结为以下几点:①满足人们彼此交流的需要;②使人们达成共识,开展更多的合作;③降低工作的代理成本,提高办事效率;④获得有价值的信息,并使个人的办事方式更有条理;⑤使人清晰地思考,有效把握所做的事。

(三) 沟通的基本要素

沟通有6个基本要素,包括沟通背景、信息发出者、信息内容、信息途径、信息接收者及信息反馈。

1. 沟通背景　是指沟通发生的场所或环境,包括物理的场所、环境,如办公室、病房等,以及沟通的时间和每个沟通参与者的个人特征,如情绪、经历、知识水平和文化背景等。

2. 信息发出者　是指发出信息的人,也称为信息的来源。

3. 信息内容　是指信息发出者希望传达的思想、感情、意见和观点等。信息包括语言和非语言行为所传达的全部内容。

4. 信息途径　是指信息由一个人传递到另一个人所通过的渠道,是信息传递的手段,主要有视觉、听觉和触觉等。如信息发出者面部表情信息通过视觉途径传递给信息接收者;语言信息通过听觉途径传递;在交流时,护士把手放在患者的肩上、手上或背上是使用触觉渠道把关切和安慰等信息传递给对方。一般说来,在沟通交流中,信息发出者在传递信息时使用的途径越多,接收者越能更好、更多、更快地理解这些信息。

5. 信息接收者　是指信息传递的对象,即接收信息的人。

6. 信息反馈　是指信息由接收者返回到信息发出者的过程,即信息接收者对信息发出者的反应。有效、及时的反馈极为重要。所以,护士在交流时,要针对患者的情况及时做出反应,并把患者的反馈加以归纳、整理,再及时地反馈给对方。

(四) 沟通的过程

沟通是一个动态的过程(图3-1)。有效沟通的要求:有需要传递的信息,沟通的信息不仅要被传递到,而且还要被充分理解;沟通并非要求沟通双方达成一致意见,而是准确地理解信息的含义;沟通是一个双向、互动的信息传递且有反馈过程。

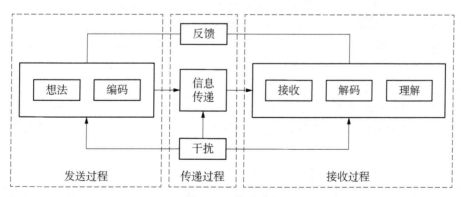

图3-1　沟通过程

二、人际沟通

(一) 人际沟通的概念

人际沟通(interpersonal communication)是指人们在共同活动中,把彼此有关的信息传递给对方,进行知识、思想、观念和感情交流的过程。它是沟通的一种主要形式,主要是通过言语、仪态、表情、环境和社会距离等来实现。完整的人际沟通包括以下含义:①沟通是一个双向、相互和理解的过程；②沟通可以分享信息、传递思想、交流感情、表达愿望；③沟通的目的是尽可能达到准确理解彼此信息的含义，影响对方的思想和行为。

（二）人际沟通的作用

人际沟通被视为人际交往中的润滑剂，是人们生活中建立良好的人际关系不可或缺的活动，具有满足生理需求和心理需求、正确认识自我、建立良好的人际关系、有助于决策以及促进社会和谐发展等作用。

1. **满足生理需要** 人际沟通对维持人的正常生存十分必要。人最基本的生理需要一般包括衣、食、住、行和种族繁衍等，要获取这些生存资源，难免要与他人通过沟通建立一定的关系。对沟通的需求从婴儿出生起就客观存在，并伴随人的一生。医学研究证明，当人们长期处于缺乏人际交流的状态时，他们的身体健康状况将恶化。例如，贫乏的人际关系会危害冠状动脉的健康，其危害程度与高血压、高血脂、过度肥胖、吸烟与缺乏运动等一样严重。因此，通过人际沟通，建立和谐的人际关系，人们既可以获取生存资源，也可以减少孤独感及伴随而来的健康问题。

2. **满足心理需求** 美国心理学家墨里·亨利提出，人的心理需要包括成就需要、亲和需要、探索和好奇需要。探索和好奇需要主要由环境刺激引发的内在驱力；成就需要是人们对自己认为重要的或有价值的工作力求达到完美的内在驱力；亲和需要是人们渴望获得关心、友谊、爱情、陪伴、被接纳、被肯定、被需要、受重视、支持与合作等的内在驱力。后两种都需要通过有效的人际沟通，帮助人们准确感知现实，调节情绪，增强自控力，保持社会交往和人际关系和谐，从而获得群体归属感和安全感，有利于身心健康。如果缺少了与他人的沟通，喜欢孤独、离群索居、不愿与人交往，容易出现心理失衡，甚至会出现丧失运动技能、精神压抑和产生幻觉等表现。

3. **正确认识自我** 人际沟通是人们进行自我探索、自我肯定及正确认识自我的重要方法。人们对自身的认识都来源于和他人的互动，别人就像一面镜子，可以通过其反应和回馈，看到清晰的自我画像，从而了解到自己的形象、特质、优势和劣势等。因此，人际交往越广泛，镜子就越多，回馈信息也越多，人们看到的关于自己的画像越清晰，对自己的认识更深刻，对自己的评价更客观。此外，人们还可以通过他人的评价或与他人对照比较，有意识地调整和发展自我概念，有助于找到自己的社会位置，扮演好自己的社会角色。

4. **建立良好的人际关系** 人际关系以感情心理为基础，沟通活动使人与人之间的人际关系得以建立、发展和维持。但有些人际关系像是稳定的海洋性气候，而有些像热带雨林气候，时而平静，时而狂暴，人际关系受人们当时情绪和情感的影响。俗话说："一句话能让人活在天堂，一句话也能让人活在地狱。"因此，创造良好的沟通氛围，主动了解对方的需求，建立同理心，给予对方充分的尊重、信任、肯定、鼓励，讨论而不争辩，提升沟通品质，人际关系将更加密切。

5. **有助于决策** 人们无时无刻不在做决策，不论是生活中日常事务的决策，还是事业发展、团队管理，或是与人的相处中，决策行为关乎每项事务。对于这些决策，无论是我们自己能够决定的，还是要与他人商量后再做决定的，都需要沟通。沟通满足了决策过程中促进信息的交换和影响他人的功能。

6. **促进社会和谐发展** 沟通提高了社会群体的向心力、凝聚力，良好的社会人际关系可提高生产力，促进社会形成健康和谐的氛围，有助于人类社会不断向更高层次发展，向更宽的领域拓展。

(三) 人际沟通的特征

人际沟通具有个体性、直接性、情感性的特征。

1. **个体性** 人际沟通的个体性是指在人际关系中，角色退居到次要地位，而对方是不是自己所喜欢或愿意亲近的人成为主要问题。

2. **直接性** 人际沟通的直接性是指人际关系主要是人们在面对面的交往过程中形成的，个体可切实感受到它的存在。没有直接地接触和交往难以产生人际关系，人际关系一经建立，一定会被人们直接体验到。人们在心理上的距离趋近，个体会感到心情舒畅；如若有矛盾和冲突，则会感到孤立和悲伤。

3. **情感性** 情感活动是人际关系和沟通的基础，人与人之间的情感倾向有两类：一类是使彼此接近和相互吸引的情感；另一类是使人们互相排斥分离的情感。

(四) 人际沟通的原则

在日常生活中，人际沟通是最普通的事情，但对于同一情景不同的人，或是不同情景相同的人来说，沟通方式和沟通效果都有差异。人际沟通就像需要舞伴的舞蹈，舞蹈效果取决于同伴的参与和配合，即便两人都是舞蹈天才，如果彼此不能很好地配合对方的动作，也很难获得成功。人际沟通也是如此。因此，遵循沟通的原则很重要。

1. **换位思考** 孔子说："己所不欲，勿施于人。"学会换位思考，即站在对方的立场上，感受和理解对方的情绪、立场和感受，站在他人的角度思考和处理问题。

评价任何事物都没有绝对的标准，标准在于自己对事物的理解和认同度。沟通过程中，如能设身处地、将心比心，了解并重视他人的想法和感受，不轻易否定对方，就容易找到解决问题的方法。尤其在发生冲突和误解时，当事人如果能够把自己的观点放在对方的观点之后，多想一想对方的看法，在理解对方立场和初衷的前提下统一标准，进而求同存异、消除误会，是达到有效沟通的关键。

2. **恰当使用身体语言** 研究发现，人在一言不发的情况下也会不经意地流露真情实感，但是多数人全然不在意这些信号，于是在沟通中出现很多障碍和不愉快。身体语言在沟通交流中占有重要地位，不仅能作为口语的补充，而且通常还能主导交谈的进行。例如交谈时，声调的变化、身体前倾或后仰的姿势、眨眼次数等，能体现出一个人的感觉和想法，如信任感、期待感等，直接影响着沟通的结果。因此，身体语言的正确表达是一个非常重要的原则。

3. **富有情感的交流** 人们往往期待充满爱的相处，爱能融化心理的恐惧、忧虑，带给人温暖和鼓励。与患者沟通时，护士的语言充满爱的情感，最能打动患者，彼此在心理上相互接纳、尊重对方、理解对方，才能去专注聆听、耐心交流，真实的情感交流让对方感受到真诚、坦然，从而愿意进行顺畅地交流，达到有效沟通的目的。落实治疗和护理措施时，护士的服务充满关爱的情感，能帮助患者消除身体上、心理上和精神上的病痛。

4. **满足对方需要** 沟通是相互的交流，不是单纯的信息传递和表达，满足对方的需要是进行有效沟通的关键。任何人的思想产生都有其内在的根源，只有真正满足对方内在和外在的需要时，双方的谈话气氛、语气才会融洽，沟通才能达到目的。例如，当重症监护室患者家属要求在规定之外的时间探视患者，护士拒绝家属探视时既要说明原因，又要满足患者家属的需要，即把患者的详细情况告知家属，让其心理和情感上的需要得到满足。每个人都想参与到沟通中，陈述者应保持虚心交流的心态，不时询问对方的意见，不要想着如何改变对方的观点,试图强加意见给对方,应尽量求同存异,达成共识。

(五) 人际沟通的类型

根据不同的划分标准,可以将人际沟通划分为多种形式,每种形式的沟通都与护士的日常工作密切相关。

1. **语言沟通与非语言沟通**　根据信息载体的不同,人际沟通可分为语言沟通和非语言沟通。

(1) 语言沟通:语言沟通以语言文字为交流媒介,可分为口头语言沟通和书面语言沟通两种形式。口头语言沟通是指采用口头语言的形式进行沟通,是人们最常用的交流方式,包括听话、说话、交谈、演讲、正式的一对一讨论或小组讨论、非正式的讨论以及传闻或小道消息传播等。口头沟通一般具有亲切、反馈快、弹性大、双向性和不可备查等特点,最常用的口头沟通有交谈和演讲。书面语言沟通是指利用书面文字的形式进行沟通,一般比较正式、正确,具有权威性,同时具有备查功能。书面语言沟通包括阅读、写作、护理文书、信件、合同、协议、通知、布告、组织内发行的期刊和公告栏等一切传递和接收书面文字符号的手段,其中最常见的是阅读和写作。

(2) 非语言沟通:非语言沟通是指通过某些非语言媒介而不是通过讲话或文字来传递信息的方式。如一个人的仪容、表情、行为举止、人际距离和环境等。

2. **正式沟通与非正式沟通**　按沟通渠道有无组织系统,可将沟通分为正式沟通和非正式沟通。

(1) 正式沟通:是指在组织系统内按照组织规定的程序和原则进行的信息传递与交流过程。正式沟通的特点是沟通渠道较固定、信息传递准确,但沟通速度较慢。在正式沟通过程中,沟通双方对于语言性和非语言性的信息都会高度注意,语言用词上会更准确,并会注意语法的规范性,对于衣着、姿势、目光接触等礼仪也会比较注意。

(2) 非正式沟通:是指正式沟通以外的信息交流和意见沟通,如几个人聚在一起闲谈、传播一些信息等。非正式沟通的特点是沟通形式灵活、信息传递速度快,但不一定可靠。人们的一些思想、动机、态度、情感、需要和目的在正式沟通中往往不方便表达,而在非正式沟通中易于表达出来,行为举止也更接近个人原本状态,沟通者对于语言和非语言信息的使用都比正式沟通随意。

3. **有意沟通与无意沟通**　按照沟通的目的是否明确,可将人际沟通分为有意沟通和无意沟通。

(1) 有意沟通:是指目的明确的沟通。通常的谈话、心理护理、了解病情、打电话、写信、讲课,甚至闲聊都是有意沟通。表面上看,好像是没有目的性,实际上,是通过漫不经心地闲聊获得相关信息。

(2) 无意沟通:通常是指与他人接触中无意识发生的沟通。事实上,出现在我们周围的任何一个人,都会与我们有某种信息交流。事先并无任何目的,但彼此间却有了互相影响和信息的传递过程。由此可见,无意沟通不仅经常发生,而且广泛存在。

4. **单向沟通与双向沟通**　按沟通的信息传递有无反馈系统,可将沟通分为单向沟通与双向沟通。

(1) 单向沟通:是指在沟通过程中,信息在发出者和信息接收者之间呈单向流动,不能及时获得反馈,如听报告、演讲等。

(2) 双向沟通：是指沟通双方互为信息发出者和信息接收者。双方信息可以及时反馈，有利于联络感情，增强沟通效果。双向沟通所需时间较长，传递速度慢。

5. 横向沟通与纵向沟通　按信息流动的方式，可将沟通分为横向沟通与纵向沟通。

(1) 横向沟通：又称平行沟通，是组织或群体中同级别成员间的沟通。这种沟通有利于促进组织成员之间的关系，增进相互间的友谊。

(2) 纵向沟通：又分为上行沟通和下行沟通。上行沟通是指自下而上的沟通，这种沟通方式有利于上级部门了解组织内部运行情况，为正确决策提供依据。下行沟通是指自上而下的沟通，是上级将政策、目标、任务等向下传达的沟通方式。

6. 征询型、告知型与说服型沟通　根据沟通的目的，人际沟通分为征询型沟通、告知型沟通和说服型沟通。

(1) 征询型沟通：是指以取得期待的信息为目的的沟通。护士通过沟通收集患者相关信息，获得患者的既往健康问题、家族病史，了解患者目前的健康状况和心理状态，获知患者住院的主要原因和对护理的主要需求，就是一种征询型沟通。这些信息的获得可以为护士明确护理诊断和制订护理计划提供可靠的依据。

(2) 告知型沟通：是指以告知对方自己的意见为目的的沟通。告知型沟通既可采用口头语言沟通，也可采用书面沟通的方式。

(3) 说服型沟通：是指以改变对方观点为目的的沟通。由于说服型沟通是以改变对方的态度、观点、思想、情感、方法、习惯等为目标，而不仅仅是信息传递，所以难度一般较大。护理人员对患者的说服型沟通通常以指导性交谈的方式出现。

三、影响人际沟通的因素

人际沟通常会受到各种因素的影响和干扰，这些因素对沟通过程的质量、清晰度、准确性有着重大的影响，直接关系到能否使沟通达到完善有效。

(一) 个人因素

1. 情绪因素　如果沟通双方的情绪都很好，那么他们的交流过程会愉快、顺利，否则沟通可能达不到预期的目的。护士要学会调整好患者的情绪和控制自己的情绪，确保与患者进行良好的沟通和提供最佳的护理。

2. 身体因素　如果一方疲倦、有疼痛等身体不舒适、言语接收或传递障碍等，都会影响信息的传递和接收。

3. 认知因素　由于个人经历、受教育程度和生活环境等不同，每个人的认知范围、深度、广度以及认知涉及的领域、专业都有差异。双方认知不同，看待事物的观点也不同。双方持有不同的观点，交流则不易达到统一。

4. 价值观、社会文化背景　人们的价值观决定着对事物的态度和处事的方式方法。不同的社会阶层，文化水平的高低也会影响沟通的效果。

5. 听、说、看和理解的能力　由于生长发育的影响，小儿理解力差，老年人反应慢；由于生理缺陷，如唇裂、口吃等，可造成发音不清楚；疾病导致的意识障碍；先天性聋哑、眼盲；其他如口腔疾病、异味等原因，均可影响沟通和交流。

6. 性别　现代研究表明男、女性交流的风格有差异。男性的沟通方式比较直接；女性常用暗示的方式旁敲侧击。女性在语言沟通中常具有含蓄、礼貌、依从的特点，而男性在沟通中更具有竞争性,强调权利和争取独立。

7. **知识水平** 知识渊博的人可以给人以丰富的信息,易于与人交流。如果语言贫乏,寒暄过后,就没有什么可说的了,那么沟通就无法继续。另外,由于所熟悉的领域不同,人们的共同语言也有所差异,沟通的范围也相应变小。所以,护士要根据不同的患者,采用不同层次的语言内容进行沟通。

8. **角色与关系** 同学、朋友之间沟通相对随便,但同事或上下级之间沟通就不一样,需要注意年龄、地位、个性等问题。护士与患者及患者家属沟通时,由于在相互关系中的角色原因,更应注意沟通的方式和艺术。

以上个人方面的因素可能会限制一个人在沟通中的感受,从而使信息在交流过程中有可能被扭曲或改变,从而影响信息传递的清晰度和正确性。

(二) 环境因素

1. 物理环境

(1) 噪声:安静的环境会使沟通更有效,所以护士与患者进行交流前应尽量排除一切噪声源,安排好交谈环境,为双方创造一个安静的环境,以增加交流的效果。

(2) 隐蔽性:在护患沟通中,可能会涉及一些隐私,患者不希望被其他人知晓,护士就应该考虑到环境的隐蔽性是否良好。条件允许时,最好选择无人打扰的房间,或请其他人暂时离开,或是注意说话声音的大小,其他人是否听得见,以解除患者的顾虑。

(3) 距离:当个人的空间领地受到限制和威胁时,人们会产生防御性反应,从而降低交流的有效性。所以,在社会交往中,人们无意识或有意识地会保持一定的距离。护士在与患者沟通时,要采取合适的距离,既让患者感到亲近,又不对其造成心理压力。

(4) 环境设计:舒适的环境有助于沟通的顺利进行。室内光线过强或暗淡、室温过高或过低等,都会使沟通者注意力不集中。在医院肃穆的环境中进行护患沟通,患者身处冷色调的病室,面对身着白色工作服的护士,会产生受压抑的心理,从而限制和影响护患的沟通。目前,在一些综合性医院,病房设计成围绕护士站呈放射状分布,护士穿着有色彩的工作服,如儿科病房选用暖色调,增加温馨感,这些氛围更有利于护患间的交流。

2. 社会环境

(1) 社会背景:沟通双方的地域、文化、职业、社会地位和信仰等社会背景对沟通效果影响很大。不同民族、不同宗教、不同地域的文化有着许多鲜明的民族性、宗教性、地域性,这些特征左右着每个人的行为方式,制约着人际间的沟通。护理工作者应了解和尊重患者的文化背景、民族习俗、宗教信仰,做到入乡随俗,以利于有效沟通。

(2) 个人或家庭隐私:因为涉及个人或家庭隐私,有时患者不愿意面对亲属或旁人讲病情的发展,所以最理想的方法是在交流前,护士先征求患者的意见,是否要其他人回避一下,以解除患者的顾虑。有时候,患者在与护士交谈时,希望有其他人的存在。例如未成年的儿童,特别是胆小、性格内向的孩子,在与护士交谈时,希望自己的父母在场陪伴,以减轻胆怯心理。

第三节 护理人际沟通

护理人际沟通是指发生在护士与患者之间的信息沟通,其目的是通过沟通收集资料,确定健康问题,给予患者情绪支持和提供相关信息。

一、护理人际沟通的层次

护理人际沟通有5个层次,随着相互信任程度的增加,层次逐渐升高。

1. **一般性交谈(粗浅性交谈)** 属于交谈的最低层次,是一种寒暄、应酬式交谈,话题比较表浅,没什么深刻内容。如"最近忙什么呢?""你好吗?"比较轻松,但对一次有目的的交谈而言,一般性交谈仅仅是个开始。

2. **陈述事实(陈述性交谈)** 是一种陈述客观事实的交谈,交谈中不做评价。如"为了使您口气清新、增加食欲,我要给您进行口腔护理"这种谈话方式,不加个人的意见、观点和情感。

3. **交换意见(交流性交谈)** 是一种交换个人想法和判断的交谈,交流的双方关系已经进了一步,彼此间已经有了信任感。如"今天早晨您的气色不太好,是昨晚睡得不好吗?""是的,我昨晚有些发热"。

4. **交流感情(分享性交谈)** 是比较深层次的,与交谈对象分享感情、感觉的交谈。这个层次的交谈,双方相互信任、不设防、有安全感。交流的内容也比较深入,很多内心深处的想法都暴露出来,包括高兴、伤心的事情或一些个人隐私。当患者对护士产生了充分的信任感,分享性交谈也就容易达到了。

5. **共鸣沟通(默契性交谈)** 这是一种有高度并且和谐的交谈,是沟通的最高境界,但这种感觉比较短暂,常在交流感情时偶尔自然而然地产生。

实际上,护士与患者的沟通中,几种层次都可能出现。由于面对不同的情况、不同的环境、不同的患者,不一定强求更高层次的沟通,可以有意识地选择和灵活运用。

二、护理人际沟通的意义

沟通是心与心的对话,人们能从中得到智慧的启迪、思想的碰撞和情感的交流。护理沟通是护士与患者及同事之间的沟通,其在护理工作中的意义主要体现在以下几个方面。

1. **满足沟通的需要,促进和维护健康** 心理学家认为,人天生就具有社会性,即人都需要与他人相处,一旦失去与他人接触的机会,大部分人会产生幻觉,丧失运动功能,产生生理和心理的失调。人们可以连续数小时愉快地进行着似乎无任何意义的交谈,也能因为沟通满足了双方互动的需要而感到愉快和满足。通过沟通,人们可以探索和肯定自我;如果被剥夺与他人沟通的机会,人们将失去自我识别感。通过良好的护理沟通,既可以满足患者及家属对医疗和疾病的信息需要,减轻其对疾病的焦虑和恐惧,又能满足护士准确了解患者信息从而顺利完成工作的需要,保持良好的工作情绪;还可以帮助护士与其他医务人员之间有效地协调和合作,保证治疗和护理的顺利进行,促进和维护健康。

2. **建立和谐人际关系的桥梁** 沟通是与他人联系的重要纽带。通过沟通,可以加快彼此的了解和认识,增进感情,建立信任感、培养友谊、协调矛盾、缓解冲突,最终建立和谐的人际关系。护理工作中人际关系的和谐,是要靠良好的沟通才能建立和维持。通过护患沟通,可以缩短护士与患者之间的心理距离,增加彼此的信任,这是建立良好护患关系的基础和桥梁;通过护士与其他工作人员的沟通,可以加强彼此的联系,增进彼此的感情,建立和谐的同事关系,营造轻松积极的工作氛围,保证医疗和护理工作的安全、顺利进行。

3. **有效决策的基础** 在日常生活和工作、学习过程中,我们常需要做出决定,其中部分由自己决定,有些则是与别人商量后决定。准确和适时的信息是做出有效决策的关键。这些信息我们既可以通过观察、阅读、看电视、上网等渠道获得,也可以通过与他人交谈获得。通过沟通获得的信息可以帮助我们做出决策并保证决策质量。当前,团体决策日益受到重视,以往一人拍板的方式已经逐渐被淘汰,代之以团体讨论、头脑风暴、电子团体等,运用沟通互动方式,增进思考方式的多元化,增加决策方案的多样性。通过良好的护理沟通,可以整合患者、医生、护士及其他方面的信息,在患者和医生、护士的共同参与和协商下,为患者制订最安全、最有效的治疗方案和护理计划,保证决策的最优化。

4. **取得理解与支持的法宝** 理解给人以安慰、支持,给人以力量。获得理解和支持最直接的方式就是沟通。通过沟通,可以帮助别人理解你的思想和观点,影响他人的态度和行为,争取他人的支持和帮助。只有通过沟通,告知他人你的思想,才有机会得到理解和支持。通过良好的护理沟通,可以促进护士与患者、护士与医生及其他医务工作者之间相互理解、相互信任和相互支持,避免因沟通不畅而导致医疗纠纷和差错事故的发生,为实现大家共同的目标而携手共进。

三、护理人际沟通的技巧

护理人际沟通的主要技巧有:倾听、核实、提问、阐述、移情、沉默、鼓励。

1. **倾听** 倾听过程中要全神贯注、集中精力,要与对方保持适当的距离,以1米左右为宜,采取稍向对方倾斜的姿势,保持目光接触。当护士全神贯注地倾听患者诉说时,实质上是向患者传递了这样一个信息:我非常重视这次谈话,你就畅所欲言,把心里话都说出来吧。倾听伴随着交谈过程,其目的是通过倾听收集真实情况、掌握准确信息,并且对各种信息进行接收、感受和理解。

2. **核实** 核实是指在聆听过程中,为了验证自己对内容的理解是否准确所采用的沟通策略。核实是一种反馈机制,体现了高度负责的精神。通过核实,患者可以知道自己的讲话护士在认真听,并且很重视。例如,对某些细节、程度、范围的核实。核实包含重述、改述、澄清等。

3. **提问** 提问是收集信息和核对信息的手段,也是交谈最基本的工具,是有能力的护士的基本功。提问的有效性将决定收集资料、进行护理评估的有效性。提问包括开放式与封闭式两种方法。

4. **阐述** 即阐述观点、进行解释。患者到医院来治病的同时还会有很多疑问想要护士解释,如诊断、治疗、护理问题,病情的严重程度,预后及各种注意事项等。这就需要护士运用阐述策略给予解释。解答患者的疑虑、消除误解,护理操作中解释操作目的、注意事项,针对患者的问题提出建议和指导,都是阐述策略的具体运用。

5. **移情** 即感情进入的过程。护患沟通中,应站在患者的角度上,通过倾听、提问等理解患者的感受。如果护士不能很好地理解患者、体验患者的真实情感,就无法使自己与患者的交往行为具有合理性与应对性。移情不等于同情。同情是对他人的关心、担忧和怜悯,是对他人困境的自我情感的表现。而移情是从他人的角度感受和理解他人的感情,是分享他人的感情而不是表达自我情感。

6. **沉默** 沉默是一种超越语言的沟通方式,必要时可以起到无声胜有声的作用。沉默片刻可以给护患双方创造思考和调适的机会,并且可以弱化过激语言与行为,化解紧张气氛。在护患沟通中,沉默可以表达无言赞美,也可以表达无声抗议;可以表达欣然默许,也可以表达保留意见。

7. **鼓励** 在与患者交谈过程中,适时运用鼓励性语言,对患者是一种心理支持,可以增强患者战胜疾病的信心。根据不同情况,鼓励患者树立新的奋斗目标,激发起战胜疾病的坚强意志,使其对前途充满信心。护士可以介绍一些别的患者战胜疾病的例子来鼓励和安慰患者。

四、护理人际沟通的发展趋势

随着社会的进步、科技的发展和信息时代的到来,人际沟通在各行各业都显得尤为重要。护理人际沟通也与时俱进,显现出一些时代特征,展现出一些发展趋势。

1. **国际化** 随着我国改革开放的不断深入,国际交往日趋增多,护士将有越来越多的机会面对不同种族、不同肤色和不同文化背景的境外患者,这就要求护士不断提高涉外交流能力,主动适应护理工作的国际化趋势。

2. **法制化** 市场经济是法制化经济。我国依法治国方针的实施,使人民群众的法制观念不断增强,利用法律手段维护自身权益的意识和能力日益提高。2008年5月12日起施行的《护士条例》,对规范护理工作起到了促进作用。护理工作者要顺应时代的发展,学习相关法律法规,增强法律意识,依法行事,自觉维护患者权益和自身利益。

3. **网络化** 随着计算机信息技术的发展,电子化、网络化时代到来,人们可以足不出户通过网络与他人交流,这种交流不仅限于语言,还可以图文并茂,不受时空限制。同时互联网拥有巨大的信息资源,可供护理人员学习。因此,护理人员要充分利用计算机网络技术,与患者和患者家属进行交流沟通,给他们提供咨询和指导。

4. **个性化** 随着素质教育的深入开展,学校为社会培养了大批具有较强动手能力、创造能力的高素质个性化人才。个性化教育使未来社会成员独立思考能力增强,个体差异增大,个体间的知识结构、兴趣爱好、情感变化都会产生明显不同。因此,患者的知识面越来越广,个性化特点越来越明显,护理人员要采取更加灵活的沟通方式和手段,提供更加个性化服务。

良好的沟通是建立和谐、美好关系的基础。护理人员需要学会很好地与患者进行沟通,恰当地运用沟通技巧,交换护患双方的信息,这对于促进患者康复、提高护理质量不无裨益。沟通不仅是技巧,更是艺术。护理人员在与患者交流的过程中,要把这种艺术诠释得更进一步,与护理人员的专业知识和文化素养有着十分密切的关系。只有充分掌握护理专业知识、熟练护理操作技能、不断学习及提高礼仪修养和沟通能力,才能协调好护理工作中的各种关系,改变人们对护理人员的误解,为建立和谐的护患关系贡献自己的力量。

五、护理礼仪与人际沟通的关系

(一) 礼仪是沟通的主要方式

礼仪是人与人沟通的纽带,是在人际交往过程中经常应用的一种沟通技巧。礼仪和沟通密不可分。自从有了人类,礼仪与沟通从来没有分开过,"礼仪第一,沟通至上",礼仪中有沟通,沟通中有礼仪。就字面意思来看,礼仪的"礼"是礼貌,必须要"仪"才能让他人知道你的礼貌,就是表达。表达就要沟通,就要通过沟通的三要素来实现,即通过文字、语言与肢体动作来实现。另外,沟通是为了一定的目的进行信息、思想与情感的相互交流,最后达成共识的过程。保证交流融洽顺利,必须要有礼貌、讲礼节。"有礼走遍天下,无礼寸步难行",没有礼貌,任何人都不会给你进一步沟通的机会。礼仪是无声的语言,是传递信息的方式,是沟通的技巧。

有了礼仪和沟通的结合,沟通会更加顺利。既有礼仪,又会沟通的人,可以给他人留下一个良好的沟通印象。也就是用好的仪容、仪表、仪态、涵养来告诉与自己沟通的人,你是一个知书达理的人,是一个很有教养的人,是一个彬彬有礼的人,是一个值得尊敬的人。这样,沟通对象就会愿意与你沟通,进而有机会展示你的个人魅力,增加你的影响力。"礼多人不怪"也能说明,长存恭敬之心,往往能更加容易、妥善地处理好人际关系。

(二)沟通是和谐美的基础

美在和谐。早在古希腊时期,著名哲学家赫拉克利特就说过:"和谐是美的最高境界。"可见,和谐是一个古老而又依然熠熠生辉的美学命题。构建和谐社会更是一种至高无上的美的体现。

构建和谐社会离不开和谐的医患关系。和谐医患关系的源泉是医患双方相互尊重、彼此信任、良好沟通。而今,医患关系却遭遇危机,医务人员怕患者找碴,患者就医更怕医务人员不负责任。要改变这种境况,必须加强医患沟通。因为医患沟通是建立和谐医患关系的基础。良好的医患沟通不仅能让患者更好地配合医疗活动,还能使医生更全面地了解患者的整个病史,做出准确的诊断和及时的治疗,从而使患者得到更满意的服务,达到患者健康需求的目的。所以说良好的医患沟通,不仅有助于医务人员调整自己或患者的心态,也有助于医患双方相互正确理解对方,协调彼此关系,保证医疗活动的顺利进行。同时,沟通也是实现医学目标的需要,是医学人文精神的需要,是医学持续发展的需要,是提高医疗服务质量、防范医疗纠纷的保证和基础。一位临床护士曾说:"沟通其实很简单,一点微笑的面容、一丝关注的神情、几句平等的对话、几点从患者出发的考虑,这些都会让你的工作变得很自然、顺畅。"所以只有当你掌握了沟通技巧,你才能是一名合格的护士,才能是一位让患者满意的护士,才能是一位有成就感的护士,才能构建和谐的医患关系。

(邱智超 朱 静 姚 淳)

思考与练习

一、单项选择题

1. 人际关系的本质是人与人之间在活动过程中形成的直接(　　)
   A. 和谐关系　　B. 情感关系　　C. 互惠关系　　D. 心理关系　　E. 利益关系
2. "一见钟情"应用的是哪种认知效应(　　)
   A. 晕轮效应　　B. 首因效应　　C. 刻板效应　　D. 近因效应　　E. 投射效应
3. 以下哪项不是沟通的基本构成要素(　　)
   A. 沟通背景　　B. 信息发出者　　C. 目光接触　　D. 信息途径　　E. 信息反馈
4. 下列哪项不是提高自身人际沟通能力的途径(　　)

A. 具有高尚的职业道德　　　　B. 提高护理技术操作水平
C. 学习广博的相关知识　　　　D. 在实践中锻炼和提高
E. 掌握娴熟的沟通技巧

5. 患者,女性,40岁,乳腺癌术后。护士小丁正在询问患者的相关资料。此时患者的很多亲戚在场,患者总是欲言又止。该案例中影响沟通的主要因素是(　　)
A. 噪声　　　B. 隐蔽性　　　C. 价值观念　　　D. 认知因素　　　E. 社会背景

二、简答题

1. 简述影响人际关系的主要因素。
2. 简述人际沟通的作用。

三、案例分析

患者,男性,68岁,有冠心病病史,因心前区剧痛由家属护送急诊入院。心电图检查提示急性心肌梗死。入院后患者表情痛苦,面色苍白,四肢寒冷,脉搏细弱,血压偏低。患者家属在门外焦急等待。新来的护士小赵负责接诊患者,她想仔细了解患者情况,以便找出护理问题,制订符合患者情况的护理计划。于是,小赵问了一个又一个问题,但患者却皱着眉头不想回答。

问题与思考:

1. 患者为什么不愿意回答护士小赵的提问?
2. 护士小赵与患者沟通失败的原因是什么?

参考答案

一、单项选择题

1. D　**2.** B　**3.** C　**4.** B　**5.** B

二、简答题

1. 从社会心理学角度看,人际关系受到许多心理因素的制约,既有认知成分,也有情绪和行为成分,了解人际关系的影响因素对建立和发展良好的人际关系至关重要。主要因素包括:①生理因素;②心理因素;③社会因素;④人文修养因素。

2. 人际沟通被视为人际交往的润滑剂,是人们生活中建立良好的人际关系不可或缺的活动,具有满足生理需求和心理需求、正确认识自我、建立良好的人际关系、有利于决策以及促进社会和谐发展等作用。

三、案例分析

(略)

(邱智超　朱　静　姚　淳)

第四章 护理礼仪规范

学习目标

- 课程思政与素质目标
  - 规范护士形象标准,熟知仪态美的基本要求。
  - 合理运用仪表礼仪知识,建立良好的护患关系。
- 知识与能力目标
  - 能够说出护士仪容、仪态的概念与基本原则。
  - 通过学习,领会护士在工作中的发饰要求及化妆的基本原则。
  - 结合护士的职业形象与要求,具备一定的化妆能力。

案例导入

某医院,新护士小王正独自一人坐在护理站,此时她披散着头发,涂着红红的指甲油,妆容艳丽,戴着耳机,一边玩手机一边发出大笑声。这时候,来了一位探视的患者家属,问道:"护士小姐,请问508病房在哪里?"小王没抬头,只用头向左侧微微甩了一下,隐隐约约地哼了一声:"那边。"患者家属又问:"在哪里?我没听清。"只见小王突然瞪大眼睛,大吼一声:"不是告诉你那边了吗,你聋了?"患者家属呆了一下,很不满地说道:"你这个护士怎么这么不尊重人呢?"正在这时,站在一旁的李护士(面带微笑,眼神温和,头戴燕帽,脚穿白色软底护士鞋)赶紧走上前对患者家属说:"您好,您是来看刘大婶的吧,她刚做完手术,正在等您。请跟我来,我送您过去吧。"……

思考:上述情景中出现的2名护士,形象与工作态度截然不同,请试想一下,你希望未来的自己是哪种职业形象呢?

第一节 护士仪容礼仪

随着时代变迁,医疗纠纷和"医闹事件"时有发生,医护群体也随之越来越受到社会公众的关注。护士良好的形象不仅会使医院给公众留下深刻的印象,同时也是决定医院整体形象的关键因素之一;从更广泛的意义来看,代表了整个护理行业的文化修养与职业素养。如今,整个医疗行业正处于由传统的医疗技术为中心,向医疗技术和医疗服务双中心过渡的阶段,人们在就医期间不仅满足于护理人员丰富的专业知识储备、娴熟的临床操作技能和管理健康的能力,而且对整个医疗服务质量有了更高、更细致的要求,因而在临床护理中对护理礼仪也有了进一步的需求和变化。

在人际交往中,"第一印象"即最初获取的信息,将对客体以后的认知产生影响。而第一印象往往是由客体根据主体的仪容、仪态、举止等各种因素形成的,因此护理人员的形象构建,在某种意义上直接决定了医患之间"零距离"的服务质量。当护理人员持有端庄文雅、怡然自得、落落大方的仪容、仪态时,不仅体现了对自己、对他人的尊重,还可以提高患者在院期间的满意度和舒适度,降低发生护患冲突的概率,提升社会群体对护士行业的整体评价,有利于社会主义精神文明建设和发展,这也顺应了时代发展的需要。相反,若是护理人员以衣冠不整或过度修饰的形象出现在医疗服务行业中,容易使来院就医的患者对护理人员产生反感的心理,也无法对其产生信任。因此,塑造良好的个人形象,是每个护理人员都应该关注的重点。提高护士对职业形象礼仪的认知,学习礼仪规范,并将其运用在日常生活与护理工作中,不断完善自身的综合职业素养,从而与患者建立健康和谐的人际关系,获取群众对护理人员及医院形象的支持与认可。

一、仪容的概念和仪容修饰的基本原则

(一) 仪容的概念与内涵

1. **仪容的概念** 仪容由发型、面容以及人体所有未被服饰所遮掩的暴露在外的肌肤所构成,是个人仪表的基本要素,通常是指人的外观、外貌。在日常人际交往时,仪容往往是传递给交往对象最直接的第一信息,将会受到交往对象的特别关注,并影响到交往对象对个体的第一印象与整体评价。因此在个人仪表问题上,仪容是重中之重。

2. **仪容的内涵** 仪容美是仪容礼仪的首要要求,通常包含了3个层面含义而且高度统一,即先天的仪容自然美、后期的仪容修饰美、后天的仪容内在美。这3个层面相互依存、相互作用、和谐共生,任何一个层面的缺失或忽略都会使仪容美有所缺憾。契诃夫说:"人的一切都应该是美的,无论是面容、衣裳,还是心灵、思想。"在这3个层面中,最重要的便是仪容内在美,也是美的最高境界,是先天美与修饰美的内化,直接体现了内在精神美。先天自然美是人们普遍向往的,不可改变,而修饰美则可通过后期的改变达到修饰自然美的不足之处,是仪容礼仪中关注的重点,其作用也不可忽视。

(1) 仪容的自然美:是指一个人的先天外貌条件良好,天生丽质,这通常与个体的遗传基因相关。尽管以貌取人不可取,但姣好的仪容令人赏心悦目,心生愉悦,容易使人产生深刻的印象。

(2) 仪容的修饰美:是指在个体自然美的基础上,结合先天条件、个性需求、职业要求和礼仪的规范对仪容进行必要的外在修饰。通过化妆修饰、造型设计、着装打扮等手段,弥补或修饰容貌和身材体型上的不足。设计外在个人形象时应扬长避短,在视觉效果上打造出美化个人形象的效果。

(3) 仪容的内在美:内在美是由个人的思想情操、个性品德、文化修养、价值观、人生观等多方面的内在素质构成。良好的内在美可渗透到外表的气质,予人以内敛而不张扬,端庄而不轻佻,自重而不自傲的亲和感。内在美可以通过后天的努力学习来提升,加强个人文化艺术修养和思想道德水平,培养高尚的情操和高雅的气质,用"处事以诚、待人以敬"的处事

态度来升华自己的个性。

(二) 仪容修饰的基本原则

仪容修饰是为了能更好地呈现一个人身体各部分的协调性,可以突出个人气质,是身体器官、内在心理素质与外在形象特点的和谐体现。人们可以通过后天自主学习,如掌握化妆技巧、服饰搭配、面部表情和身材管理等方式,对自身的形象进行一定的修饰,从而使自己的整体形象给人以视觉审美层面的愉悦。适当得体的形象能让人感受到如沐春风般的舒适。尤其是医护人员在与患者交流沟通中,合理的仪容与职业身份相匹配,体现一定的亲和力,可以缩小医护人员与患者之间的距离,给人以良好的职业精神面貌。所以,无论在日常社交还是职场中,仪容修饰的作用都不可忽视。在仪容修饰时应遵循以下几个原则。

1. 整洁性原则 整洁性原则是仪容修饰的必要前提和首要原则。首先,仪容整洁是我们日常清洁和维持健康的基础,也是仪表美的基础条件。其次,它不仅意味着尊重我们自身,更是尊重他人的一种表现。通过仪表整洁与否,在一定程度上可以判断一个人的自律程度和执行能力,以及对待生活细节的态度,而生活细节又往往与行为习惯、做事风格相统一,由此大致可以判断其对待工作的态度和能力。在日常生活中我们每个人都应该养成良好的个人卫生习惯,使我们的仪容保持干净、清爽、整洁。

2. 适体性原则 仪容修饰应当与个体自身的性别、年龄、体型、个性、气质、职业及身份相符合。仪容修饰本身就是一种美化手段,但过犹不及,过度修饰非但无法起到正面的积极作用,反而容易令人心生厌恶之情。在修饰之前需要对自己的身体有充分的了解,尽量避开自身的短板,取长补短来突显优势。根据自身的形象条件,选择合适的修饰方式来展现出优雅端庄、落落大方的仪容。

(1) 性别因素:由于性别差异,对于面部的修饰,男女之间有着不一样的侧重点与要求。男性的面部修饰以整洁、清爽为主,通过定期修面、剃须来保持仪容的清洁;除了必要的职业需求或老年人外,一般不建议留长须;同时尽可能少接触香烟、酒等具有刺激性气味的物品,保持清新的口气,尤其作为护理人员,应当以整洁大方、富有亲和力的形象出现在公众面前。女性的面部修饰,除了因为自身面部的缺陷必须通过外科手术进行重塑整形外,主要依靠化妆技术进一步美化。妆容一般适宜淡妆,不宜浓妆艳抹、夸张前卫,以彰显女性端庄典雅的性别特征。

(2) 年龄因素:每个人在不同的年龄阶段呈现的是不一样的精神面貌,因此在仪容修饰时应呈现该年龄阶段的特点。例如,孩童时期应重点突出孩子天真烂漫、活泼可爱的个性;青少年时期应表现出少年青春洋溢、风华正茂的朝气;中年时期应展现该时期的成熟稳重、年富力强的特点;老年时期则应表现出老成持重、和蔼可亲的特点。

(3) 体型因素:人的体型可分为3种类型,分别是无力型(瘦长型)、正力型(匀称型)和超力型(矮胖型)。在进行仪容修饰时,根据自身的体型与身材选择适合自己的装扮。无力型的人尽可能选择可以展现身材曲线的衣着;正力型的人有着最理想的体型,服饰可以选择质地较硬的面料,臀部与大腿的衣服宽松,衬托腰部的纤细;超力型的人应当尽量避免花色繁多复杂、横向条纹的服装,强调身材的挺拔与高度,以平顺、垂坠感强的面料为宜,达到在视觉效果上拉长身材比例的效果。

(4) 个性与气质因素:成长经历、家庭环境、教育程度、职业发展无一不影响着每个人的个性与气质。正确的仪容修饰应当客观地判断、分析自己的个性特征,塑造出符合自己个性与气质的形象，甚至巧妙地利用修饰技巧突显独特的风格。

（5）职业与身份因素：不同的职业有着不一样的工作环境和氛围，不同的身份对仪容的要求也不一样，每个人应当考虑基于自身的职业与身份进行针对性的仪容修饰。一直以来人们赋予医护人员"白衣天使"的称号，因而在仪容修饰上应该给人传达一种温柔、稳重、易于亲近的形象，使患者感受到医务人员无微不至的关心，获取患者的安全感及信任感，更有利于促进患者的康复。

3. **整体性原则** 得体的着装打扮可以起到修饰形体和仪容的作用，巧妙地学会利用服装的款式、色彩、质地、工艺、搭配等来体现和谐的整体美。在仪表修饰中，我们应当先着眼于人的整体，再考虑进行局部的修饰，使整体与局部的装扮相得益彰，营造出一种浑然天成而不是刻意为之的美。

4. **适度性原则** 在修饰的过程中，都应该对饰品数量和修饰技巧有适当的分寸把握。修饰贵在"饰而无痕"，以自然为本，避免过分矫饰、刻意装点、盲目跟风和博人眼球，一味追求形式美会使最后的结果适得其反，不仅无法带来美的感受，还容易留下庸俗做作的印象，反而不尽如人意。

5. **协调性原则** 修饰时注意要与外部环境协调统一。季节交替、时间与场合的变化等外部环境的改变对仪容修饰及个人保养有着不同的要求，做出相应的调整，使服装、皮肤等个人仪表呈现出一种热爱生活、健康活力、朝气向上的精神面貌。

二、仪容修饰之发部修饰

发乃冠之顶，是仪容修饰中的重要组成部分。头发不仅有着美观的功能，也在一定程度上反映一个人的精神状况、社会地位、审美情趣等。保持一头干净、清洁、健康的秀发，是个人卫生的需要，也是人际交往中不可忽视的礼仪原则。因此，良好的职业形象，从"头"开始。发部的修饰包括头发的日常清洁与养护、发型的选择和护士的职业发式。

（一）头发的日常清洁与养护

1. **梳理** 在中医里，头是"诸阳之首"，集人体之脉、五脏六腑清阳之气交汇于头顶，通过梳理头发不但可以去除头皮屑与污垢，还能刺激经脉，疏通气血，促进头部的血液循环和皮脂腺分泌，缓解头痛和松弛头部神经的紧张状态，改善头部皮肤的新陈代谢。在梳理过程中保持力度适中，顾及到头皮每一处，遇到头发打结时，避免生拉硬拽，否则容易导致断发和碎发。

2. **日常清洁** 干净清爽、健康亮泽的头发是对护士仪容美的要求，应当定期对头发进行清洗，使之无异味。洗发的次数可根据头发的性质、环境、季节、出汗程度来决定。洗头发时水温一般以40～45℃为宜，洗发水的选择以弱酸性的为最佳。洗头时可先在头发上预冲洗1～2分钟，用流动水带走一部分浮尘污垢，更好地让洗发水起泡。洗发水涂抹至发根，从耳边发际线处揉搓出泡沫推至头顶，最后拉伸至发尾，应小幅度按摩揉搓，避免用指甲抠洗，伤害头皮。冲洗干净后用毛巾轻压出水分，最后用温热的吹风机吹干，冷风定型收尾。

3. **养护** 同人体需要营养一样，发质的好坏与日常营养结构有着密切的联系，头发同样需要养护。由于头发是由天然高分子角蛋白纤维构成，蛋白质的缺乏会造成制造氨基酸原料的不足，因此我们在平时应多摄入优质的高蛋白食物，如牛肉、鸡肉、鱼、虾、豆制品等。另外，黑芝麻、黑豆、黑米、核桃等养肾的食物也能起到养发、亮发的作用。

头发的光泽度是由毛鳞片的平整度所决定,如长期暴露在强烈的紫外线照射下,容易产生光老化损伤,导致头发的角蛋白断裂,毛鳞片剥落、外翘,最终造成发质干枯毛躁、分叉、失去光泽度,难以打理顺滑。由此可见,在夏日紫外线强烈的室外做好头发防晒保护也是非常重要的,最有效的措施便是用紫外线防护系数高的防晒伞,或是佩戴帽子。另外,在使用吹风机或卷发棒时不宜温度过高,尽量减少烫发、染发的次数,过高的温度与强氧化剂会使毛鳞片受损,且受损的结果不可逆。

(二) 发型的选择

合适的发型不但能修饰脸型和头型,提升个人的颜值和气质,还可以在视觉效果上达到平衡身材的作用,展示出仪容美。合适的发型选择需要结合自己的脸型、发质、年龄、体型、场合与服饰等进行量身打造,做到扬长避短、和谐统一,塑造良好的形象,展现自己的魅力。

1. **根据脸型选择发型**　每个人的脸型不尽相同,通过脸型选择发型可以巧妙地遮盖或削弱面部的不足之处。通常脸型可以分为圆脸、方脸、鹅蛋脸、心形脸、三角脸、菱形脸、长脸。

(1) 圆脸:圆脸线条柔和,额头大于或等于下巴宽度,颧骨比额头和下巴更宽一些。该脸型不建议留中长直发,会拉低整体的重心。适合将头发扎起来,或顶部梳高,垫高颅顶,在视觉效果上拉长脸型。

(2) 方脸:方脸的特点是额头、颧骨、下巴都较宽,棱角分明。在发型选择上以中长度为宜,也适合外翻蓬松的大波浪,或者三七分的小波波头。蓬松感可以突显出面部的秀气,起到很好地修饰面部曲线的作用,增加柔和感。露出肩颈还能营造出轻盈高挑的视觉效果。

(3) 鹅蛋脸:鹅蛋脸是最理想的脸型,额头与下巴同宽,颧骨稍宽一些。这种脸型几乎可以驾驭所有的发型,建议不妨大胆尝试各种发型。

(4) 心形脸:通常下巴尖又窄,额头较宽,颧骨的宽度大于或等于额头。适合齐肩的蓬松短发,大波浪长卷发可以转移人们对下巴的注意力,巧妙地掩饰了宽额头,修饰颧骨,使脸型在视觉上显得更为精致。

(5) 三角脸:与心形脸相反,三角脸的下巴宽,额头小,棱角分明。发型选择上,不宜将额头全部盖住,也要注意选择不紧贴头骨的发型,尤其不建议将头发拉直。女生更适合留有两侧头发,如梨花头,利用发量和刘海弱化脸型缺陷。

(6) 菱形脸:菱形脸的特点是宽颧骨,下巴与额头较窄。在修饰时可以适当增加头顶与面颊两侧的发量,缩短颧骨之间的距离,在视觉上达到瘦脸的效果。该脸型适合齐刘海的蓬松卷发、长刘海大波浪、中分梨花头,让下巴看起来更饱满,塑造出俏皮又减龄的效果。

(7) 长脸:长脸的整个脸部比例基本一致,额头、颧骨、下巴几乎同等宽度。发型选择的重点在于缩短脸的视觉效果,增加脸的宽度。可以通过两方面改进。微卷的齐刘海为首选,内扣的大波浪卷也是不错的选择。避免中分,以中短发为宜,头发的蓬松感可以加强脸部整体轮廓的饱满度,显得脸庞更精致。

2. **根据发质选择发型**　由于遗传、水质、营养、洗头、养发等多种因素的影响,每个人拥有不一样的发质与发量。根据发质选择合适的发型,对自己整体造型的作用将会事半功倍。

自然卷曲的发质适合各种发型,尤其适合长发,可以突出自然的美感。粗硬的发质特点是毛鳞片紧密,不易染烫出理想的效果,宜选择短发,增强个人气场。油性发质的特点是油脂分泌过多,头皮屑多,容易黏附灰尘等物,发丝软塌平直,不宜留厚重的中分短发,因其使头发紧贴脸颊两侧,将视线集中在脸部,进而放大面部的缺陷;尽可能把发丝打造得具有蓬松感,在视觉效果上达到增加发量的效果。干性发质的特点是干枯暗淡、无光泽、缺乏弹性且易分叉,需避免使用高温、化学药剂,减轻发质的受损程度;此类发质以简洁为主,不适合打造复杂的发型。中性发质为理想发质,发丝软硬适中,柔顺且富有光泽,容易梳理,可塑性强,与自然卷曲的发质一样适合做各种发型。

3. **根据年龄选择发型** 每个年龄阶段赋予人的气质是不同的,所以应该根据自身的年龄选择适合自己的发型,突出该年龄段的仪容美。一般来说,青少年时期的发型要求简洁大方,富有朝气与活力;中年时期的发型要求干练成稳,彰显成熟与稳重;老年时期的发型应清爽大方,易打理,体现庄重大气。

4. **根据体型选择发型** 体型与发型有着密切的关系,合适的发型可以增强整体的造型感,反之则会降低个人气质,甚至破坏整体的美感。

(1) 体型瘦高者:较为理想型身材,颈部纤细,肩背单薄,给人以清瘦的感觉,但缺乏丰满感,因此在发型选择时应尽量弥补以上缺陷,不适合盘高发髻或留短发。此类体型的人可以选择波浪长发,使两侧头发增加蓬松感,尽显女性的柔美。

(2) 体型矮小者:给人以娇巧玲珑感,因此在发型选择上要注意整体比例协调,避免过于粗犷、蓬松的发型设计,在盘发时适当增加高度以拉长身材比例,在烫发时应突出精致与秀气。

(3) 体型高大者:给人以力量美,缺点是缺乏纤细、苗条的女性美感,因此在发型选择上需减弱高大粗壮的印象,以留简洁、大方的发型为好,波浪烫发、束发、盘发都可酌情选择,以明快、线条流畅感为主,尽量避免繁杂的造型。

(4) 体型肥胖者:给人以充满生气的健康美,但缺点是一般颈部较短,想要尽可能遮掩自身的缺陷必须在发型设计上强调整体发势向上,显露脖颈,拉长整体身高比例,不建议留长发或发式过于蓬松,在视觉上减少身体的宽度。

5. **根据场合与服饰选择发型** 根据不同的场合选择不同的服饰与发型,打造一个完美的个人形象,可以更好地展现个人魅力。若所出席的场合与服饰、发型不协调,会给人以不伦不类、不合时宜的感觉,整体形象将大打折扣。如参加婚礼等喜庆的场合,黑色服饰显得过于沉重,应以明艳的色彩为主,发型以端庄大气、自然的为宜;运动健身着运动装时,头发线条应简单流畅,短发最佳,长发则适合束成马尾;工作时间的职场女性应着职业装,衬衫、西裤是必备之物,不宜奇装异服,以及夸张的发型,应选择干练、清爽的发型,给人以精明能干、独立自主的现代女性之美。

(三) 护士的职业发式

护士的职业发式选择要符合护士的身份与职业行为规范,在遵循美观大方的基础上,结合工作环境与岗位职责要求,方便护理人员进行各种日常护理操作。另外,不同的医院和科室对护士佩戴帽子的要求不一,帽子主要有燕帽、圆帽两种款式,发型需根据帽子的不同进行相应地调整,但总体上要求护士的发式体现"三美",即仪容美、形象美、职业美,重点突出护士的素雅端庄和作风严谨的职业气质。

1. **佩戴燕帽时的发式** 早期的护士学校由修女创办,当时学生的帽子就如同修女的面纱,而最初佩戴燕帽的作用主要是为了清洁,以便将长发覆盖或包起来。随着时代的进步和医院的发展,燕帽已成为护士服饰不可分割的一部分,是护理职业的代表,具有神圣、高尚的象征作用。佩戴燕帽时,要求头发前不过眉,后不过领,侧不过耳,下不过肩;若是长发,不能披头散发,应当梳理整齐,将两鬓头发梳理到耳后并将其盘起,最好用发网将绾成髻的发丝罩在脑后,必要时用发卡固定。发卡或发网的颜色应与头发同色系或以深色系为主,切勿佩戴花里胡哨、夸张或鲜艳的发饰,避免给患者造成视觉刺激。注意前额头发不能高于燕帽。短发护士的发长不应超过耳下3厘米。另外,佩戴燕帽时,帽子需戴正、戴稳,不歪斜,避免护士低头工作时脱落,帽檐距离发际保持4~5厘米,可用发卡固定帽子,发卡不得显露于帽子的正面。

2. 佩戴圆帽时的发式　一般手术室、传染病房、烧伤病房、重症监护室、供应室等科室要求工作护士佩戴圆帽,其目的是遵守无菌操作技术原则,进行保护性隔离和必要的职业防护。佩戴圆帽时要求将所有头发遮藏在帽子内,发际不可露,眉眼不可遮,后发不可外露,禁忌戴头饰。帽子的中缝放于后面,边缘平整,帽顶饱满。长发护士可先将长发盘起成髻收于圆帽内。男护士禁忌剃光头、留长发或鬓角、梳小辫,发式以简洁、清爽为宜,工作时间必须佩戴圆帽。

三、仪容修饰之面部修饰

面容是一个人仪容礼仪的核心组成部分,在人际交往中最能引起人们的关注,可以使交往对象留下深刻的第一印象,因此面容修饰在仪容修饰和个人形象构建中具有十分重要的意义。人生来无法选择自己的面容,不是每个人都是天生丽质、风姿绰约的,但通过面部修饰能使形象端正、清洁干净。

修饰前首先要做好面部的日常清洁工作,不仅早起、睡前需要洗脸,凡是出汗、化妆、劳动之后都需要及时清洁面部,使之干净清爽,不留汗渍与污垢;同时需要加强面部的保养,清洁后根据个人肤质选择相应的化妆水、精华液、眼霜、面霜等护肤产品进行面部保湿与修复。无论是晴天还是雨天,每日做好防晒措施,可延缓皮肤衰老。面容修饰包括对眉部、眼部、鼻部、耳部、口部、颈部6个部位的修饰。

(一)眉部修饰

眉毛为五官之首,眉清才能目秀,眉毛修饰得妥当与否将直接影响到整个面部的气质。眉部修饰前应该根据每个人的脸型、轮廓、眼型设计适合自己的眉形,再结合眉毛的粗细、长短、浓密等多方面进行整理。眉毛的修饰方法有多种,如拔眉、描眉、纹眉等。如果眉毛杂乱无章,可顺着眉毛原有的形状和方向去除杂毛,修理时注意两边眉毛是否对称;如果眉毛过于纤细,可用眉笔进行适当描眉,描绘时注意浓淡和粗细。由于纹眉后不易轻易褪去,所以在纹眉前应当谨慎考虑。眉色的选择建议最好与发色同色或接近发色。

(二)眼部修饰

眼睛除了拥有视觉功能,在五官上还具有美学的意义,是容貌美的主要标志。通过眼睛可以表达并传递情感信息,反映人的喜怒哀乐。一双清澈明亮、有神的眼睛可以为面部增添神采与魅力,从古人的"画龙点睛"即可说明眼睛的重要性。因此,在面容修饰中,做好眼部的清洁与保护显得尤为重要。平时应及时清除眼部的分泌物,不可以直接用手揉眼睛。注意视力保护,避免用眼过度,如有眼疾要及时医治。近视者根据自己的脸型、度数、舒适度、职业选择眼镜,尝试隐形眼镜前最好在专业眼科检验是否适合佩戴隐形眼镜。无论是选择框架眼镜还是隐形眼镜,镜片颜色以无色为主,注意镜片的清洁与卫生。在社交场合或工作场所不适合佩戴墨镜,以免引起他人的反感。

(三) 鼻部修饰

鼻部修饰重在清洁卫生。鼻外部,油脂分泌过多导致氧化是形成黑头的主要原因,因此需要定期清洁鼻部皮肤,控制油脂;鼻腔内,为防止异物堵塞鼻孔,应及时清除鼻腔异物,清理时可用手帕或纸巾辅助。男性还要注意经常修剪鼻毛,使之不外露,以免影响整体美观。避免在公众场合挖鼻孔、大声擤鼻涕等不雅行为。

(四) 耳部修饰

在面部修饰中耳部是容易被忽视的部位。耳部容易藏污纳垢,应保持良好的清洁习惯,定期清理耳垢,清洁时避免损伤耳道。毛发旺盛的人尤其是成年男性,需要注意耳毛是否过长或不规整,按需进行修剪处理。洗澡时保持耳部干燥,避免水进入外耳道引起耳部感染。

(五) 口部修饰

保持口腔卫生、无异味是仪容礼仪的基本要求。每天要做到认真、科学刷牙。国际公认有效的刷牙方法是巴氏刷牙法,每次刷牙 3 分钟左右,早晚刷牙,用餐后及时漱口。牙线的使用可以让牙齿的清洁得更加彻底。上班前,忌食葱、蒜、酒等易产生辛辣刺鼻气味的食物,也不宜吸烟。当口腔有异味时,可提前嚼口香糖等祛除气味;必要时与人保持一定的距离,以免引起他人对异味的不适。胃肠疾病引起的口腔异味应及时就医,查明原因,进行治疗。咀嚼食物不宜发出太大的声音也是仪容礼仪的细节,若在公众场所打哈欠、吐痰、呃逆都被视为不雅行为。唇部的保养也属于口部修饰,可使用润唇膏来保持唇部的清洁、滋润,防止干裂、脱皮,避免唇边残留食物残渣。男护士不建议留须,出门前要及时刮干净胡须或修剪整齐。

(六) 颈部修饰

颈部是面部的自然延伸,容易暴露年龄。颈部的清洁和保养与面部一样重要。颈部可涂抹颈霜保湿,以延缓颈部皮肤的衰老。另外,尽量减少低头次数,避免增加颈部皱纹。

四、仪容修饰之肢体修饰

肢体是除了有声语言以外重要的沟通方式之一,在日常人际交往礼仪中有着举足轻重的作用,适当的肢体语言所传递给他人的信息可达到锦上添花的作用。通常人们只专注于头面部的修饰,忽略了对肢体的修饰,而肢体修饰往往更能从细节方面反映一个人的生活习性和卫生习惯。肢体修饰包括上肢修饰和下肢修饰。

(一) 上肢修饰

在护理工作中,与患者交流最多的除了面部便是上肢,并且所有的护理操作都离不开双手,它是我们肢体的第二门面,因此护理人员应注重对手和手臂的修饰。

1. 手部的清洁与保养 护士在出入病房及操作前后都应按照要求进行"七步洗手法"规范洗手,不仅是为了遵守无菌技术原则,更是出于职业防护的考虑。护理人员需要勤洗手,用消毒凝胶清洁手部,达到彻底消毒灭菌的目的。目前一般医院使用的是含乙醇的免洗手消毒凝胶,其乙醇含量在 54%~66% 之间,长期或过度地使用乙醇容易带走手部皮肤表面的油脂,引起皮肤干燥、开裂、脱皮现象。涂抹护手霜是手部皮肤重要的保护措施,能及时在肌肤表面形成一层保护膜,缓解皮肤干燥,达到滋润保湿的效果。根据护士的职业规范要求,应定期修剪指甲,长度不能超过手指指尖,过长的指甲藏污纳垢,附带细菌,增加患者感染的概率,影响护士开展护理操作。任何在公众场合修剪指甲、咬指甲等行为都是不文雅的举止。

2. **手臂修饰**　在一些比较重要和正式的场所,着装不宜过于暴露,也不提倡裸露肩背。随着社会文明不断提升,人们对美的要求越来越高,腋毛在视觉审美上不太雅观。无论男女,在出席正式的社交场合时,腋毛不宜外露,如果身上毛发过于浓密影响整体美观,可用蜜蜡或激光等手段将其去除。身为医务工作者,在院工作期间需按照医院的着装规范穿职业工作服。手臂修饰以朴素为主,不可以佩戴首饰,如手链、戒指等,否则会影响医疗工作的进行。据研究显示,涂染指甲油的护士比不涂染指甲油的护士手部更容易滋生细菌,所以护士不能涂染指甲油,包括护甲油和无色指甲油。避免在操作过程中带有细菌的甲片掉落,引起患者伤口感染,造成疾病传播,产生医疗纠纷。

(二) 下肢修饰

人际交往中,通常观察别人有"远看头,近看脚"的习惯,因此对下肢的修饰同样也不能忽视,避免出现头重脚轻、上下不相称的情况。下肢修饰应注意以下两点。

1. **下肢的清洁**　足部汗腺较为发达,而大多护士的日常工作需要奔波于各病房服务患者,双足不但容易出汗,滋生、繁殖大量细菌,且容易产生异味。要想保持下肢清爽与清洁,必须做到勤洗足、勤剪趾甲、勤换袜子、勤换鞋。洗足时宜用温热水,每个部位都应一一清洁到位,如各足趾、指缝间、足底、踝部等,尤其是足趾缝处容易藏匿污垢。修剪趾甲的最佳时间是在洗足擦干后,正确修剪方式是剪一条直线边缘,大约与趾尖平齐,然后在边角稍做修剪,如过度修剪可能会导致甲沟炎。尽量选择吸汗性和透气性强的鞋袜,不购买质量低劣产品,鞋袜最好一日一换。穿过的鞋子可用乙醇擦拭鞋子的内部,常晾晒。有脚气者洗袜时可用白醋浸泡后再清洗,达到杀菌除臭的作用;正视脚气问题,需引起重视,及时就医。除此以外,不穿破损或有异味的袜子,不在公众场所更换鞋袜或抓挠足部,是对自己和他人的尊重。

2. **下肢的遮掩与修饰**　女性不宜穿过短的热裤或短裙出现在正式的社交场合,可着裤装或裙装,裙长在膝盖以下,可搭配丝袜;外出时最好额外备一双丝袜,当袜子出现破损时可及时更换;袜筒边缘不宜暴露在裤装或裙装边缘。男性着装不应穿短裤暴露腿部,也不可赤脚穿鞋。在职场上,男女的着装都应注意对下肢部位进行适当的遮掩与修饰,不穿人字拖、露趾鞋、镂空鞋暴露足趾或足跟,鞋面应覆盖整个足面。在工作期间,女护士可根据季节与温度选择工作裙或长裤,男护士一律穿长裤,且长裤不卷裤腿;穿柔软舒适的护士鞋,搭配白色或肉色的袜子,给人以整体干净、舒适、美观的护士形象。

五、仪容修饰之化妆礼仪

化妆是指通过化妆品、化妆技术对面部加以修饰和美化,可以增添神采,使人有眼前一亮的感觉。如今,化妆不再单单只是改善面部缺陷,而更像是一门综合艺术,需要具有一定的审美能力及掌握一些皮肤知识、人体面部结构及化妆技巧等。精致的妆容可以更好地展现人的精神面貌,提升气质,增加个人形象魅力。在职场上持淡妆可以展现现代职业女性淡然优雅的气质,也是良好职业风貌的体现。护士持妆上岗,美丽端庄的仪容可以让患者感到健康生活的活力和美,并在一定程度上增进护患之间的亲和力,产生积极的影响,促进患者的康复。

(一) 化妆的原则

1. **美观原则** 化妆的主要目的是使容貌变得更加美丽,在化妆时要结合自己面部各器官特点和肤质进行适当修饰,巧妙地利用化妆技巧做到避短藏拙,突出自己的优点,不过度、盲目追求时髦,不在脸上肆意发挥。

2. **自然原则** 化妆的最高境界是"妆成有却无",做到有妆似无妆的自然美,要求美观、生动、真实又天然,避免过分矫饰。

3. **得体原则** 根据时间、职业、个性、场合选择合适的妆容。职业场所适宜淡妆,讲究清新素雅、简单大方的妆容;社交场所妆容可稍稍浓一些。

4. **协调原则** 化妆时要强调的是整体效果,应该与发型、妆面、服装、身份、身处的场合相协调,塑造完美的整体形象。

(二) 化妆的禁忌

1. **切勿当众化妆或补妆** 化妆是一种比较私人的个人行为,当众化妆或补妆是失礼的表现,在不同场所对着不同的人化妆给人以轻蔑、挑逗、卖弄的感觉。应出门前提前做好化妆工作,如需补妆建议在卫生间完成。

2. **切勿浓妆或妆面残缺** 在人际交往中忌浓妆艳抹及用过多的香水,保持大方优雅的妆容。注意妆容的完整性,用餐后、出汗后应及时补妆,避免妆面残缺。

3. **勿使用他人的化妆品** 出于卫生和礼貌,应养成随身携带需要的化妆品的习惯。

4. **勿评价他人的妆容** 每个人的审美观念不一,应允许存在不一样的美,评头论足他人的妆容是不礼貌的行为。

(三) 化妆的基本步骤

1. **洁面** 干净持久的妆容首先需要一张干净的脸,做好面部的清洁工作是化妆的首要步骤。洗脸时一般用温水最佳,干性皮肤尽量选择用冷水。洁面产品的使用和使用频率根据自己的肤质选择,不过度清洁。洗完脸及时擦干,避免水分蒸发,导致皮肤干燥。

2. **护肤** 洁面后根据肤质选择合适的护肤品均匀涂抹,一般护肤品包括化妆水、精华液、眼霜、乳液、面霜等,使肌肤保持充足的水分和滋养,有利于底妆的服帖。白天时应涂抹防晒产品,避免紫外线照射导致的皮肤加速老化。

3. **底妆** 在化底妆时,尽量选择与自己肤色相近的粉底液。如此不仅可以遮盖肤色的不均和瑕疵,也可以使皮肤看上去更细腻,妆面更加自然。干皮的人在使用粉底时可以混合护肤精华液,使底妆与自己的皮肤更好地贴合,也在一定程度上降低了脱妆的概率。注意上底妆时不要忽略颈部,最后用粉饼定妆。

4. **眼妆** 眼妆除了画眼影、眼线,刷扫睫毛外,还包括画眉。眉色颜色的选择最好与发色相近。画眉前先梳理眉形,找到眉头、眉峰、眉尾逐步进行勾画,眉头与眉尾处于同一水平线。画眉时注意眉毛的粗细、浓淡。眼影配色宜清新、淡雅、柔和,加强眼部轮廓,使眼部具有立体感和层次感。眼线和睫毛膏可按个人喜好使用,眼线画法不宜过于张扬,描绘时应贴近睫毛根部,使之自然融合。扫刷睫毛时使睫毛根根分明,纤长上翘,注意避免"苍蝇腿"。

5. **修容** 修容包括阴影与高光,根据不同脸型进行修容。一般修容色号比粉底液或肤色深两个色号,高光则浅一个色号。阴影的处理位置一般在发际线边缘、内眼窝、鼻梁两侧、颧骨凹陷处;高光则在三角区、额头、鼻梁和下巴。适当的修容可以巧妙地改善五官的缺陷,让整张脸更具立体感。修容时注意颜色的选择和手法的力度,注意避免过度修容导致的妆面显脏。

6. **腮红** 腮红可以使妆感更生动,赋予面部健康红润的色泽。根据自己的肤色、整体妆面选择合适的腮红,轻扫在脸颊两侧,腮红带过鼻尖位置还能达到减龄效果。每次用量不宜过多,以免妆感过重,生硬且不自然。

7. **唇妆** 唇膏不仅可以改变唇色,甚至可以改变唇形,对于整个妆面有着"画唇吸睛"的作用。上唇色前可以提前用润唇膏滋润双唇,再用唇线笔按照个人唇形的特点将理想唇形勾勒出来,使唇部立体饱满,最后用口红进行填涂。不同的职业、场合、妆容搭配不同的口红颜色,护理人员在口红颜色的选择上不宜过于鲜艳,尽量选择低饱和度的颜色,涂抹后最好在镜前露齿微笑,确保牙齿上没有沾染口红。

(张 默 吴烨萍)

第二节 护士仪态礼仪

一、仪态的内涵和基本标准

(一) 仪态的内涵

1. **仪态的概念** 仪态是仪表的重要组成部分,不同的仪态变化传递不同的信息,通过仪态可以大致判断一个人的精神状态、文化学识、品格、能力等综合内涵,是内在修养和外在修养自然且真实的流露。心理学上的麦拉宾法则,即对一个人的印象是由7%的谈话内容、38%的语言声调和55%的表情肢体语言构成的,说明了在信息的传递和接收中,一个人的仪态具有多么重要的作用。

2. **护士的仪态美** 培根曾说:"论起美来,仪容之美胜于颜色之美,而适宜且优雅的行为之美又胜于仪容之美。"其中行为之美指的便是仪态美。仪态美讲究的是身体各器官相互协调统一后所传达出整体的美感,相比外貌与身材的外表美,仪态美具有更深层次的意义。外在的美貌会随着时间的流逝日渐失色,青春终将逝去;但是通过后天长期的学习和培养,仪态美则可以在岁月的沉淀中成为人格魅力的加分项,使得优雅永驻。

护士常常被人们称为"白衣天使","天使"象征着真善美,这更要求了护士在日常护理工作中也应呈现出应有的仪态美,而护理学本身就蕴含了技巧美和艺术美,因此,护士举手投足间会对患者带来不同程度的影响。优雅得体的仪态美如同一缕冬日的阳光,能抚平患者不良的情绪,给予信念上的支持,取得他们的信任,帮助他们树立战胜疾病的信心,也是职业道德美的体现。骄傲自大、目中无人的言行举止不仅无礼,甚至会恶化与患者之间的关系,引起不必要的误会和争执,降低了医疗服务质量,不利于患者的身心健康。

(二) 仪态的基本标准

1. **仪态的文明** 仪态的文明是仪态美的基本要求。中国素来有"礼仪之邦"的美称,礼貌待人是中华民族传统的优良美德。"人无礼不立,事无礼不成,国无礼不宁。"倘若一个人说话粗俗、措辞鄙陋、待人不恭、做事无礼、衣冠不整、行为不端,任凭他貌若潘安(或她花容月貌)也是不讨喜的,更无法相信他(她)能兢兢业业、一丝不苟地完成工作任务。仪态的文明是当今社会人与人之间交往的必备个人素养,仪态文明也是每个护士应该遵守的行为规范。

2. 仪态的自然　　无论在职场还是社交场合,一个人的仪态要落落大方,要端庄而非矫揉造作,切忌言行不一,过分追求与表现,装腔作势或刻意地模仿只会适得其反,使人觉得虚情假意。仪态的自然是下意识的行为举止,应该是内在素质的真实流露,这些动作是在每个人的周围环境和成长道路上日积月累形成的。护士的自然仪态可以让患者的紧张焦虑心情放松下来,感到舒适与安心。

3. 仪态的美观　　仪态的展现不仅要美观、雅观,还要耐看,是对仪态的文明与仪态的自然上有了更深层次的要求。护士在与患者、患者家属、同事之间的交流过程中言行举止要优雅美观。仪态的美观可以细化到护士每日的站、立、行、走、日常护理操作中,它可以通过后天的训练形成,对提升护士的职业形象和增进护患关系有着重要作用。

4. 仪态的敬人　　在人际交往的场合中要避免失敬于人的仪态,应互相谦让,互尊互爱,和谐共处,对人怀有敬畏之心。比如在与人交谈时,应目视对方,面带微笑,必要时可点头表示认真听讲以示尊重,而不是指手画脚、趾高气昂地评价他人或打断插话。古人云"敬人者,人恒敬之",意思是只有尊敬他人,他人才会永远尊敬你。作为护士,若仪态不敬人,倨傲无礼,喜欢在背后讨论患者或对其嗤之以鼻,则无法取得患者的信任,无法保证医疗服务的质量提升,只会增加越来越多的护患矛盾。

规范自己的仪态不仅是一种美的体现,也是随着现代文明发展对职业培养的必然要求,是护理礼仪中不可缺少的要素。保持得体的仪态有时比有声的语言更加具备力量,甚至可以达到"润物细无声""无声胜有声"的效果。通过学习仪态的一些技巧,塑造良好的职业形象,能给患者的心灵和身体带来信心与力量。

二、仪态美的表现

(一) 眼神

孟子曾写道:"存乎人者,莫良于眸子。眸子不能掩其恶。"意思是,观察一个人没有比观察其眼睛更有效的了,因为眼睛掩盖不了心中的善与恶。眼神的变化可以真实地反映人们各种内心的情感变化。"眉目传情""临去秋波"等成语生动形象地说明了眼神在人们情感交流中有着重要的作用。一个不经意间的眼神流露出的信息往往十分微妙,眼神的表达和传递不仅显示了自身心理活动,还会影响到彼此间沟通的效果(图4-1)。

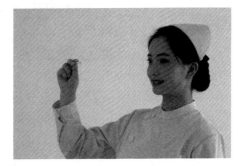

图 4-1　眼神

1. 眼神的交流　　护患关系中护士不应只关注解决某些病症,还要与患者共情,不同的眼神给患者以不同的感受。在交流时,密切关注患者的身体状态、面部表情、语态变化、病情变化等,眼神同语言表达做出相应的调整。护患沟通时予以深切的目光表示尊敬,在患者焦躁时候给予平和的目光,消极时投之以鼓励和肯定的目光;反之,东张西望、左顾右盼、目光游离、心不在焉都会引起患者的不适与反感。护士需要掌握如何运用眼神更好地与患者进行有效的沟通,了解他们内心深处真实的情感,从而拉近与患者的距离,安抚患者因为环境或疾病带来的负面情绪。

（1）眼神的部位：眼神注视在交流对象不同的部位，代表着不同程度的亲密关系，表现出的态度不同，营造的氛围也会随之产生不同的反应。根据谈话场合、亲疏程度、对方身份，选择眼睛应该注视的部位。

由于职业的特殊性，护士注视患者时需要投射到不同的部位，尤其是护士在对患者进行护理操作时，眼神注视的范围应该集中在必要的操作区域内。比如，为患者进行臀部肌肉注射或导尿时，如果非必要或无理由而去注意患者其他部位都是失礼的表现，尤其是当患者为异性时，会引起患者的不满或厌恶。

（2）注视的角度：即眼神注视的方向，由此可以判断出一个人是否表达了对他人的尊重，同时角度也能反映出交流者与交往对象之间亲疏远近的亲密感。眼神的角度分为3种：①平视，注视时视线呈水平状态，表示公平公正、客观与理性的态度，基本适用于大部分日常交流，意味着交流者的身份或地位平等，互相尊重。如护士之间的交谈、护士同患者或患者家属沟通时采用平视角度最佳，以体现平等的关系，表示对他们的尊重。②仰视，注视时主动居于低处，抬眼向上注视他人，往往含有重视、信任之意，怀有一颗敬畏之心，一般适用于对年老尊长、德高望重之人。③俯视，是指身居高处时抬眼向下俯瞰对方，可以表示长辈对晚辈的怜爱与宽容，也可以表示对他人的轻视或傲慢。在一般的交际场合中需要避免使用俯视的眼神。护士在与患者交流时，眼神所及之处应当根据患者身处不同的姿势、位置等情况进行灵活调整，尽量保持两人的视线处于同一水平线。如为卧床患者进行护理操作必须用到俯视眼神时，应加以温柔的目光，配合亲切的微笑，使患者感知护士的关心和爱护。

（3）注视的方式：合理的眼神注视方式可以让对方感到自然舒适。护理人员应避免因为注视的不妥阻碍了与患者的交流，从而影响病情或治疗进度。常用的眼神注视方式有直视、凝视、环视等。

1）直视：目光直接注视交往对象，表示认真与尊重，有时还意味着不卑不亢、坚定不移的态度，基本适用于所有社交场所。医护人员用直视的眼神与患者沟通谈话时，既能表达自己怡然大方的仪态，也是对患者真切关怀的体现。

2）凝视：目光聚集在交往对象身上，全神贯注地注视表示恭敬与专注。若长时间地注视，则为凝视。因此，护士不能在与患者的沟通中长时间地关注，避免患者产生不安的心理，引起对疾病进一步的担忧或焦虑。

3）环视：有节奏、有目的地注视四周不同的人或事，表示对全场局面的重视，适合与多人交流时使用。比如，手术室外等候某位患者的众多家属，护士在沟通时可以先用安抚眼神环视一周，对每一位都关注到位，以示自己"一视同仁"。

除了以上3种注视方式，还有盯视、睨视、眯视、扫视、他视、无视等，这些注视方式都是十分不礼貌的行为，一般有着不同程度的不满、轻视、挑衅的含义，不建议将其使用在日常的社交场合中；若贸然使用这些眼神，容易遭到对方的反感，引起不必要的误会。

（4）注视的时间：在与人交流中，不仅要采用合适的注视方式与注视角度，视线接触的长短也有一定的讲究，过长或过短时间的注视反映了谈话者不同的态度。在护患沟通过程中，护士与患者之间的目光接触应占全部对话时间的30%～60%，低于这个数值会被认为护士对谈话内容兴致低或不感兴趣，高于这个数值则会被认为相比起交流内容，护士更被患者本人所吸引，所以护士要把握好注视患者的时间，尤其是对异性患者，对视时间不应持续超过10秒。长时间地凝视会使交流对象觉得被侵犯，是失礼的表现。

2. 眼神的练习　护士的工作要求"眼到、手到、身到、技术到",其中"眼到"最为先。想要拥有一双会传神"说话"的眼睛,可以通过后天的训练获得,不仅可以让眼睛更灵动、明亮,还可以缓解视觉疲劳。训练眼神的方法多种多样,每个人可以根据自己的条件与需求选择适合自己的练习方法。

(1) 定眼法:在眼睛正前方的2~3米处,做一个固定点,要求背景干净,定点与视线呈同一水平线,两眼正视,目光集中;起初训练时可以从20秒开始,时间随着训练逐渐递增,练习时尽量不要眨眼,完成一次练习后可搓热双手放在闭上的双眼上,使其得到充分的缓解和休息后再慢慢地睁开双眼。

(2) 转眼法:保持头颈不动,两眼睁开,转动眼睛的方向。可以先让眼睛看向正上方,缓慢转动眼睛至右边,再转至看向正下方,最后左边。练习时顺时针做6组,逆时针做6组,上下左右反复练习。转动眼睛的速度和角度可以进行适当调整。

(3) 扫眼法:方法大致同转眼法。找一块大面积的物品放在正前方,练习时保持头颈不动,用眼睛大面积地扫射状运动,可以充分地调动眼球肌肉,以此训练眼神的灵动性。

(二) 微笑

1948年,世界卫生组织规定每年的5月8日为"世界微笑日",希望通过这个节日提醒人们要多微笑,促进身心健康,用微笑化解风霜,传递并增进人与人之间的友善和感情,促进社会和谐。

微笑是世界通用的语言,在古往今来的全球文化里代表着善良、友好、精神愉悦;无需用言语翻译,就能让人一点就通,并为之所动。微笑在面部表情中最能快速、直接地表达非语言信息,是一种情感沟通的重要传递方式,以独特的方式与魅力表达出美好的寓意,给人以热情和温暖,富有强大的感染力。

1. 微笑的作用　在工作岗位上,护士的微笑(图4-2)是优质医疗服务的反映形式之一,也体现了护理工作人员服务的热情与态度,是影响整体护理质量的重要因素之一。有人说:"护士的微笑,胜过一剂良药。"在与患者沟通时,脸上展露出美好笑容的护士必然会比愁眉苦脸的护士更容易获得患者的好感与信任,使患者感受到温暖与亲和力,容易创造出和谐融洽的环境氛围,缓解患者和患者家属各方面的压力。

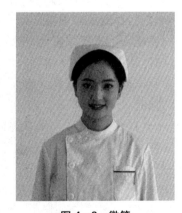

图4-2　微笑

(1) 传达情意:护理人员真诚的微笑可以使患者感受到关心与友善。尤其是对于初入病房的患者,在刚办理完一切手续,对于科室环境、疾病的了解等都还处于较为茫然的阶段,正需要护士亲切的问候与关心时,假如护士在此期间与患者交流时投之以微笑,使患者感知到自己处于一个安全的环境,能在住院期间得到良好的医疗服务与照顾,以此树立起战胜疾病的信心。

(2) 改善关系:俗话说"一笑泯恩仇",在职场与人际交往中,微笑是破冰术。在临床上护理人员与患者发生矛盾时应及时解决问题,用温柔的微笑和文明的语言感化患者,消除患者的不满情绪,化解医患之间的矛盾,化干戈为玉帛,使其产生积极良好的情感体验,而不是各执一词、咄咄逼人或是任由不管,非但解决不了问题,还会使问题变得更严重。

(3) 优化形象:微笑代表了乐观向上、心情愉悦的精神状态和工作状态,护士在工作岗位上保持微笑,是热爱本职工作、乐于恪尽职守的表现之一。微笑不但可以优化自己的仪容,还能传递积极的力量给身边的人,美化人们心中对护士职业道德和行业的整体形象。

(4) 促进沟通:发自内心的微笑可以迅速缩短人与人之间的心理距离。患者紧张、焦虑时,若护士微笑着与之交流,表现出护士对患者应有的理解、尊重和关爱,可以在一定程度上缓解或消除患者的负面情绪,有助于建立患者对医务人员的信任,保持良好的心态,为后续进行各项治疗操作做好铺垫。

2. 微笑的注意事项 真实的微笑是发自于内心,散发着快乐的微笑。微笑时需要调动面部一部分颧骨的肌肉和眼周肌肉,称之为"杜彻尼微笑"。一个人微笑时应该是面带喜悦之情,给人以明媚阳光的感觉,而不是皮笑肉不笑的伪装笑容,后者显得虚伪做作,使人产生不适。微笑看似一个简单的动作,但要达到自然又标准的效果,需要注意以下几点。

(1) 整体配合:微笑不仅是头面部的动作,也要结合仪表和行为举止,讲究一个人整体的配合度。首先,微笑时眉头不能紧蹙,眉宇间应呈放松、舒展的状态,目光友善,两眼柔和温情,做到眉、眼、口、鼻协调一致。其次,绽放微笑时要神采奕奕,精神饱满,突显个人气质,传情到位才能笑容嫣然。最后,微笑时与举止相协调,仪容仪表端正,言行举止文明,以姿助笑,以笑促姿,形成完整、统一、和谐的仪态美。如果一个人口出狂言,谈吐粗鄙,那么即便笑容灿烂也无法打动人心。

(2) 表里如一:微笑是通过肢体语言的方式来表达内心的情感,应该是心理活动由内而外自然地流露。微笑的美在于适度、优雅、亲切、真心,符合礼仪规范的要求。所以,护士真诚的微笑应体现出真、善、美,做到"诚于中而形于外",切不可故作笑颜,不可虚情假意、阿谀奉承般的职业假笑,要让患者真切地感受到来自护士的温暖、爱心与关心。只有发自内心的微笑,才能感染到患者与家属,建立起信任的桥梁,创建健康和谐的护患关系。

(3) 结合环境与场合:在护理工作岗位上,提倡微笑面对患者,但微笑也需要把握环境与场合,避免出现不合时宜的微笑,引起患者及家属反感的情况。比如,一名护士面带微笑地告诉患者和家属一个不幸的消息时,不免让人感到这名护士有幸灾乐祸、不解人情之嫌,非但没有起到微笑的作用,相反还伤害到了他人。因此,护士在微笑时要考虑到患者及家属的当下情绪及实际工作环境与场所等情况,做出相应的调整,恰当地运用微笑表达情感。

(4) 一视同仁:人生来便是互相平等,没有高低贵贱之分,同样也不能因为种族、国籍、宗教、年龄、地位、贫富、残疾等原因而歧视患者,区别待遇。一名优秀的医务工作者应对患者一视同仁,尊重患者,公平对待,从医疗技术服务到一举一动,做到用微笑和真心真诚地维护每一位患者健康的权益。

注意无论是在职场上还是在社交场合中,切不可假笑、冷笑、怪笑、媚笑、窃笑、怯笑、浪笑。如果护士主观情绪不佳,不必勉强自己强装笑脸,只有自然流露、符合时宜的微笑才能给人带来积极的正能量。

3. 微笑的练习

(1) 第1阶段:在练习微笑前,从放松面部肌肉开始,尤其可以加强活动嘴唇周围的肌肉,通过练习唱歌开声的方式使其得到一定的活动。这个方法又名"哆来咪练习法",分别从低音、中音、高音开始循序渐进,每次发一个音节,一个音节发3次音,练习时注意嘴型,要掷地有声,并且慢慢地提高分贝,彻底让面部肌肉活跃起来。

(2) 第2阶段:形成微笑时嘴是最重要的部位,经常锻炼嘴唇周围的肌肉可以使微笑变得更有感染力,整个面部表情也会富有张力。练习的时候挺直腰背,张大嘴尽量将嘴巴周围的肌肉伸张至最大限度,直至能感受到颧骨的刺激,保持10秒后合上张开的嘴;将双唇最大限度拉伸到嘴角两侧,注意此时的双唇应处于紧闭的状态,保持10秒;接着再将嘴唇慢慢聚拢做努嘴状,继续保持10秒。反复练习这3组,增加嘴唇肌肉的弹性。

(3) 第3阶段:练习微笑的关键在于嘴角上升的程度,可以分为小微笑、普通微笑、大微笑。练习小微笑时,嘴角两端微微向上,稍露2颗门牙;普通微笑,在小微笑的基础上,提起嘴角两边的肌肉,使上嘴唇保持紧张感,露出6颗门牙,同时眼睛配合微笑,微笑的眼睛会呈现月牙状;大微笑,嘴角的肌肉在普通微笑的基础上再往上提,两侧的肌肉会有强烈的紧张感,露出8~10颗门牙,下门牙也可稍稍露出。每个微笑的练习保持10秒后恢复面部肌肉,使其得到放松。

(4) 第4阶段:观察笑容是否存在缺陷,对症下药进行相应的修正。常见的问题有嘴角上扬的时候一侧歪斜,导致两边的脸不对称;另一个问题则是,笑起来时牙龈外露。针对第1个问题可以利用木筷进行巧妙的练习,通过反复训练可以使嘴角的弧度得到修正并保持一致。针对第2个问题,建议微笑时不必过于自卑,大大方方地展露微笑反而给人透露出自信、热情的感觉。

(5) 第5阶段:通过修正,找到最合适自己的微笑,并维持30秒进行训练,每天可在镜子前反复练习,直到形成肌肉记忆,让微笑自然成为良好仪态的一部分。

(吴烨萍 张 默)

第三节 护士服饰礼仪

一、服饰礼仪的内涵

服饰是文明社会的产物,它是人们穿着的服装和佩戴的饰品的组合,是仪表的重要组成部分。伟大的英国作家莎士比亚说:"一个人的穿着打扮就是他(她)教养、品位、地位的最真实的写照。"那么在日常工作和交往中,尤其是在正式场合,穿着打扮的问题应引起我们现代人的重视。从这个意义上,服饰礼仪是人人皆需认真去考虑、去面对的问题。

在人际交往中,服饰是主要的视觉对象之一,可以传递人的思想和情感。古今中外,着装从来都体现着一种社会文化,以及一个人的文化修养和审美情趣,是一个人身份、气质、内在素质的无言介绍信。通过服饰可展示个体内心对美的追求、体现自我的审美感受;通过服饰可以增进一个人的仪表、气质,所以,服饰是人类的一种内在美与外在美的统一。从某种意义上说,服饰是一门艺术,其所传达的情感与意蕴甚至不能用语言替代。在不同场合,穿着得体、适度的人,给人留下良好的印象;而穿着不当,则会降低人的身份,损害自身的形象。在社交场合,得体的服饰是一种礼貌,一定程度上直接影响着人际关系的和谐。提升着装效果的要素是要有文化修养和高雅的审美能力,即所谓"腹有诗书气自华"。服饰是一个人仪表中非常重要的一个组成部分。

在医疗卫生行业中，护士规范的着装既反映了护士自身的职业形象，同时又代表了所在单位的形象及其规范化程度，因此有必要学习相关的服饰礼仪。

二、普通服饰礼仪的原则

(一) TPO 原则

服装的穿着要考虑时间(time，T)、地点(place，P)和目的(object，O)这 3 个因素，才能获得和谐、得体的穿着效果，这一原则简称为着装的 TPO 原则。TPO 原则是目前流行的一个着装协调的国际标准。

1. 时间原则

(1) 符合时代的要求：不同时代穿衣的要求不同，唐朝时人们穿宽袍大袖的服装，清朝时穿长衫马褂。即使同一个时代，潮流也是不断变化的。因此，着装既不能超前，也不能滞后，应把握时代的潮流和节奏。

(2) 符合季节的更迭：一年四季中，随着季节的更迭，着装应随之改变。夏天的服装应以透气、吸汗、简洁、凉爽、轻快为原则；而冬天的服装应以保暖、御寒、大方为原则，避免冬衣夏穿或夏衣冬穿。

(3) 符合时间的不同：每天早、中、晚的不同，着装也应不同。一天中早上锻炼时可穿运动装；白天上班需要面对职业对象，应选择合身而严谨的职业装；晚上可穿肥大、舒适及随意的服装，但如需赴宴应考虑穿宴会服。

2. 地点原则

(1) 与地点相适应：着装的地点原则实际上是指着装要与环境相协调。无论在室内或室外、国内或国外、单位或家中，不同的地点，着装应有所不同。在医院上班穿白大衣，逛街购物穿休闲装，在家休息穿家居服，都是符合与地点相适应的原则。但如果穿着紧身裙去郊游登山，穿牛仔裤、T 恤参加严肃会议，穿超短裙出现在保守的阿拉伯国家都是不合时宜的。

(2) 与场合相适应：选择服饰应注意与穿着场合的气氛相协调。在交际应酬中有公务、社交、休闲 3 种场合。公务场合、社交场合属于正式场合，服饰应正规、讲究。休闲场合则属于非正式场合，服饰应随意、休闲。公务场合应穿着整洁、大方、美观。在社交场合对于服装款式的基本要求是典雅、时尚和个性，适宜的服装有套裙、时装、礼服等。参加社交场合应事先了解活动的内容和参加人员的情况或根据经验设计、挑选合乎场合气氛的服饰。

3. 目的原则　人们的着装体现一定的意愿，即着装留给他人的印象是有一定预期的。着装应适应自己所扮演的社会角色。服装款式在表现服装的目的性方面可发挥一定的作用。穿着款式庄重典雅的服装参加学术会议，显得参会者郑重，认真对待会议。

着装的 TPO 原则在护士的工作、生活、学习中会经常用到。掌握并应用服装的 TPO 原则，既是对他人的一种礼貌，也是一个人良好修养的外在表现。

(二) 整洁原则

整洁原则是指整齐干净的原则，这是服饰打扮的一个最基本的原则。一个穿着整洁的人总能给人以积极向上的感觉，并且也表示出对交往对方的尊重和对社交活动的重视。整洁原则并不意味着时髦和高档，只要保持服饰的干净合体、全身整齐有致即可。

(三) 个性原则

个性原则是指社交场合树立个人形象的要求。不同的人由于年龄、性格、职业、文化素养等各方面的不同,自然就会形成各自不同的气质,在选择服装进行服饰打扮时,不仅要符合个人的气质,还要突显出自己美好气质的一面。穿着打扮事在人为,对于整体效果出众者而言,并非因为有特别的容貌或特别的服装,而常在于服装的选择和搭配上有独到的见解,穿着品味与众不同。所以要善于发现自身的美,在整体和谐的穿着原则下,有选择、有意识地用服饰装扮自己,体现自身的个性美。

(四) 适度原则

要想衣服穿着得体又有品位,首先要了解自己的体型,选择适合的服装色彩、图案,通过恰当的服饰、配件来体现个人的穿衣风格,因此应讲究适度原则。

1. **适度的色彩** 色彩的搭配应和谐,使人视觉上产生舒适感。切忌在工作场合穿着过于暴露、颜色过于鲜艳的服装。一般颜色搭配不应超过3种鲜艳或明亮的颜色。

2. **适当的款式** 在着装的选择上,应考虑穿着适合自己的年龄、身份、地位的衣服,取得与所处环境氛围的和谐,并能展现个性。所以,应根据社交目的、场合及环境,选择与之相适应的款式。

3. **适度的装饰** 装饰的选择要恰如其分,该简则简,该繁则繁,使装饰后的人以自然美的姿态出现。装饰品的作用意在点缀。合适的装饰品,可起到画龙点睛、锦上添花的作用,使人更具风采和魅力。但如果装饰过多,则会显得繁复,给人以画蛇添足的效果,破坏个人的整体形象。因此装饰应适度,首饰的佩戴以少为佳,有时可以不用佩戴首饰。

三、护士服饰礼仪的原则

护士的仪表应给患者带来信任、安慰、温暖和生命的希望。护士着装仪表应遵循"整洁、得体、适度"的原则。护士服装应注重清洁、长短适宜、松紧适体、方便工作;护士帽、鞋、袜都应干净、舒适、规范。

(一) 衣裙

护士服是护士工作时的专业服装,是区别于其他医疗服务人员的重要标志,也是护士职业群体的外在表现形式,代表着护士的形象,是"白衣天使"的象征。护士服的款式有连衣裙式,也有裤式;色彩以白色居多,部分医院将儿科、妇产科的护士服改为淡粉色,急诊、手术室的护士服改为绿色等,以使得不同的色彩对患者的心理产生不同的影响。护士服的着装要求包括以下几点。

1. **仅供护士上班时着装** 护士服为护士的职业装,上班时间着护士服,这是护理工作的基本要求,非上班场合不宜穿护士服,以示严谨。护士身着醒目的护士服,一方面是护理工作的需要,另一方面也可使护士产生职业责任感和自豪感。

2. **宜佩戴工作牌** 护士身着护士服时应同时佩戴标注其姓名、职称、职务的工作牌。这样做一方面可促使护士更积极、主动地为患者服务,认真约束自身的言行;另一方面也便于患者辨认、询问和监督。所以,每一位护士都应自觉地把工作牌端正地佩戴在左胸上方,避免反面佩戴。当工作牌损坏或模糊不清时应及时更换。

3. **应整齐清洁** 护士服应经常换洗,保持平整,忌脏、皱、破、乱等。护士服的清洁和整齐体现护士严谨的工作作风和严肃的工作态度,显示护士职业的特殊品质。

4. **力求简约端庄** 护士服的样式应以简洁、美观、穿着得体和操作活动自如为原则。穿着护士服应大小、长短、型号适宜,腰带平整、松紧适度,衣扣扣齐,不能用胶布、大头针代替衣扣。同时注意与其他服饰的搭配与协调,护士服内不宜穿过于臃肿、宽大的衣服,如大衣、羽绒服和棉衣等;内衣的颜色宜浅,领边与袖边不宜外露于护士服外。夏季,护士多着裙装,如材质通透,可在护士服内穿着衬裙,但颜色宜选用白色或肉色,同时下摆不能超出护士服下摆。护士服有冬、夏之分,当季节更迭应及时更换,不宜冬装夏用或夏装冬用。

(二)护士帽

护士帽有两种,即燕帽和圆帽。在我国,普遍认为护士帽是护士职业的象征,是一种荣誉,更是一份使命与责任,因此要求护士上岗时必须佩戴。戴燕帽时,要注意燕帽洁白、平整、无折痕,系带高低适中,戴正、戴稳,距发际4~5厘米,用白色发卡固定于帽后(图4-3)。头发最好为短发,并做到前不遮眉,侧不掩耳,后不及领;如为长发,要梳理整齐,盘于脑后或用发网挽起,不可披肩散发。发饰应素雅大方,不可过于鲜艳、花哨,更不可显露在帽的正面。戴圆帽时,要求前不遮眉,后不外露,将头发全部包起,不戴头饰;缝封要放在后面,边缘要平整(图4-4)。

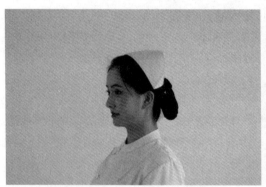
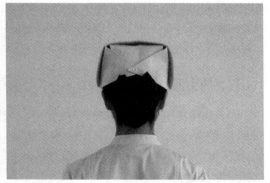

图4-3 燕帽的正确佩戴

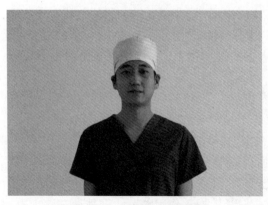

图4-4 圆帽的正确佩戴

(三)鞋袜

根据不同的季节选择穿不同的袜子。夏季,女护士穿着裙式工作装时,要选择肉色连裤长袜;穿着长裤套装时可选择肉色短袜。在北方冬季,可选择肉色或浅色的棉袜,忌选用反差大的黑色或深色的袜子。切记,不论男、女护士均不可光脚穿鞋。

选择护士鞋时要注意整体装束的搭配,同时,还应考虑到季节性,如夏季可选凉爽透气的护士鞋,冬季则应选择保暖轻便的护士鞋,无论选择什么样的护士鞋,都应遵循以下原则:式样简洁大方,以平跟或小坡跟为宜;颜色以白色或乳白色为佳,或与整体护士服颜色相协调；要注意防滑、舒适。

(四) 口罩

口罩的佩戴要求根据护士脸型大小及工作场景选择合适的口罩。戴口罩时，首先应端正口罩，系带系于两耳后，松紧适中，遮住口鼻，注意不可露出鼻孔(图4-5)。纱布制口罩应及时换洗消毒，保持口罩的清洁美观。一次性口罩使用后应及时处理，不可反复使用。护士不应佩戴有污渍或被污染的口罩，不宜将口罩挂于胸前或装入不洁的口袋中。

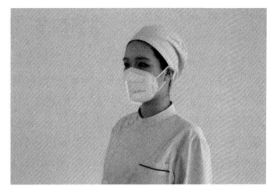

图4-5 口罩的正确佩戴

(五) 饰品

饰品是一种点缀，但护士工作时要求不佩戴各种张扬的饰品，因为：一方面，佩戴饰品不便于工作，不利于操作时保持无菌；另一方面，佩戴了许多花哨的饰品，会使护士在患者心中庄重、纯洁、大方、自然的"天使"形象大打折扣。医院是一个整洁、安静、严肃的场所，过于修饰会使自己与医院这个大环境不和谐，与自己的职业不协调。在工作岗位上，护士佩戴饰品时应以少为佳，甚至可以不戴任何一种、任何一件饰品，对于男护士来讲尤其如此。

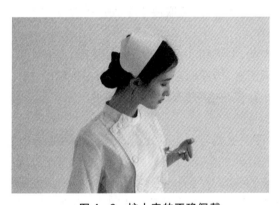

图4-6 护士表的正确佩戴

1. **护士表** 护士表是护士工作中不可缺少的饰品。护士在工作场合一般可佩戴胸表，胸表最好佩戴在左胸前，表上配有短链，用胸针别好。护士表的表盘是倒置的，低头或用手托起表体即可查看、计时(图4-6)。这样既卫生又便于工作，亦可对护士服起到装饰作用，体现护士特有的形象。

2. **发饰** 用于固定护士帽的非装饰性饰品。一般情况下，护士的燕帽需要用发卡来固定，发卡左右对称别在燕帽的后面，一般不外露。护理人员在工作时间头部不宜佩戴一些醒目的饰物。

3. **戒指、手链、脚链等** 护士在工作时不应戴戒指等首饰，因其既会影响护理操作的正常进行，又容易存留细菌，增加污染机会，同时也不利于对首饰的保护。

4. **耳饰** 护士在工作时不应戴耳环、耳坠等。耳钉因较耳环更为小巧含蓄，一般情况下，允许女护士佩戴耳钉。

5. **项链及挂件** 护士在工作场合一般不宜佩戴挂件和项链，即便佩戴，也只能将其戴在工作服内，而不宜显露在外。

第四节 护士举止礼仪

在人与人交往的过程中,不仅要"听其言",而且要"观其行"。举止语言学大师伯德惠斯戴尔的研究成果表明:在人与人的沟通过程中,有 2/3 的信息是通过举止语言来表达的。举止的信息含载量远大于有声语言,并能表达出有声语言所不能表达的情感。护士在工作中不仅要随时保持良好的举止,给患者以良好的视觉感受,更要善于从患者的举止语言中了解到患者真实的思想轨迹,因势利导,切实地做到"因人施护"。

一、举止礼仪的内涵

(一) 举止的概念及意义

举止,又称体态,是指人的身体姿态和风度,是一个人精神面貌的外在体现。姿态是身体所表现的样子,风度则是内在气质的外在表现。人的一举手、一投足、一弯腰,乃至一颦一笑,并非偶然的、随意的,这些行为举止自成体系,像有声语言那样具有一定的规律,并具有传情达意的功能。人们可以通过自己的举止向他人传递个人的学识与修养,并能够以其交流思想、表达感情。正如艺术家达·芬奇所说:"从仪态了解人的内心世界、把握人的本来面目,往往具有相当的准确性和可靠性。"举止的美丑,往往是鉴别一个人是高雅还是粗俗,是严谨还是随性的标准之一,它既是人的内在气质的体现,同时又取决于个人是否接受过规范和严格的举止训练。

护士的举止礼仪是指对护理活动中护士的表情、姿势和动作等的规范和要求,是护理礼仪中的重要组成部分。护士的举止作为一种无声语言,传递一定的信息,成为护理活动中的重要沟通方式之一。正确掌握和运用护士的举止礼仪,在护理工作中非常重要。

(二) 举止体现内在素养

举止与人的风度密切相关,是构成人特有风度的主要方面。举止是一种不说话的语言,是内涵极为丰富的语言。从某种意义上说,它比其他的姿态更引人注目,形象效应更加显著。如果一个人容貌秀美、衣着华贵,但没有相应的姿态行为美,便给人一种虚浮的粗浅感。

举止的高雅得体与否,直接反映出人的内在素养;举止的规范到位与否,直接影响他人的印象和评价。行为举止是心灵的外衣,它不仅反映一个人的外表,也可以反映一个人的品格和精神气质。

二、护士标准形体姿势

护士举止美应该表现出尊重患者、尊重习俗、遵循礼仪、尊重自我。护士的行为举止应该给人文雅、活泼、健康、有朝气、稳重的白衣天使形象。

我国古人用"站如松、坐如钟、行如风"来规定站、坐、行的姿态。对护士而言,良好的举止可增加患者对护士的信任感,唤起患者的美感,使患者能更好地配合治疗和护理,促进患者的早日康复。在日常活动中,常用举止包括站姿、坐姿、行姿、蹲姿等;除一般日常举止外,护士有一些常用的工作举止,如端治疗盘、持病历夹、推治疗车、递接物品等。

（一）站姿

站姿，又称立姿或站相，是指人在站立时所呈现的姿态，是日常生活中一种最基本的举止。人在站立时应注意保持挺拔向上、自然稳重，体现出礼貌又充满自信。由于性别的差异，男女的基本站姿要求有一些不同，对女士的站姿要求是优美，对男士的站姿要求则是稳健。

1. **基本站姿要求** 能体现出人的稳重、端庄、挺拔、礼貌、有教养，显示出一种静态美。它是培养优美举止的基础，也是发展举止美的起点和基础。

(1) 头部：头正颈直，双目平视，下颌内收，面带微笑，呼吸自然。

(2) 躯干：脊柱要尽量与地面保持垂直，收腹挺胸，平肩提臀，身体重心尽量提高。

(3) 上肢：双臂自然垂直于身体两侧，手指稍许弯曲。

(4) 下肢：双腿直立并拢，双足及双膝并拢，足尖分开45°～60°，身体重心落于两腿正中（图4-7）。

2. **女士站姿** 要求轻盈典雅、端庄大方。

(1) 足的变化：足最常见的变化有4种，即"V"形足、半"V"形足、"丁"字形足和平行足。①"V"形足，足跟靠紧，两足分开45°～60°；②半"V"形足，一足足跟紧靠另一足内侧中点，两足所成角度为45°～60°，双足可交替变化，身体重心可在足掌或足后跟；③"丁"字形足，将半"V"形足两足角度改为90°，即为"丁"字形足，双足可交替变化；④平行足，双足平行，足跟足尖全部紧靠。

(2) 手的变化：手的变化可有4种，即基本式、叠握式、相握式、分放式。①基本式，双手自然垂于身体两侧，手指微曲，指尖向下（图4-8A）；②叠握式，双臂基本垂直，双手几乎平展，一手叠于另一手上，并轻握另一手四指指尖，被握之手指尖不超出上侧手的外侧缘（图4-8B）；③分放式，一臂自然放松垂于体侧，手指自然弯曲，另一臂自然放松屈曲置于体侧，手轻握成半拳，置于侧腹，前不过身体正中线，双侧可交替变化（图4-8C）；④相握式，双臂略弯曲，双手四指相勾，轻握，置于中腹部（图4-8D）。

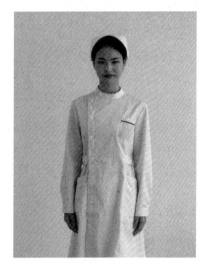

图4-7 基本站姿

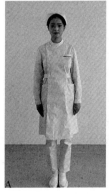 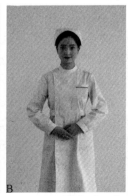 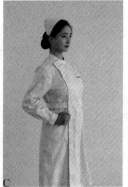 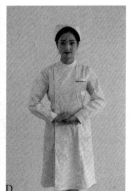

图4-8 女士站姿中手的变化

A. 基本式；B. 叠握式；C. 分放式；D. 相握式。

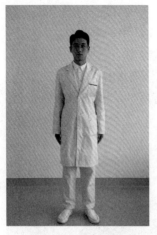

图 4-9 男士站姿

3. **男士站姿** 要求男士在站立时要体现男性阳刚、英武的气质。站立时,一般应两足平行,双足微分开,与肩同宽(间距最好不要超过一足之宽)。全身正直,头部抬起,双眼平视,双肩稍向后展并放松,双臂自然下垂伸直,双手贴放于大腿两侧(图4-9);也可双臂自然下垂,将右手握于左手腕部上方自然贴于腹部,或背于身后贴于臀部。

如果站立太久,可以双腿轮流后退一步,身体的重心轮流在一只足上,但上身仍需挺直。足不可伸得太远,双腿不可叉开过大,变换不可过于频繁,膝部不可出现弯曲。

4. **站姿禁忌**

（1）全身不够端正:站立时东倒西歪,斜肩、弓背、凹胸、撅臀、屈膝或两腿交叉,懒洋洋地依靠在病床、床柜、墙壁等支撑物上,双手插在口袋里,或交叉于胸前,往往给人一种敷衍、轻蔑、傲慢、漫不经心、懒散懈怠的感觉。

（2）手脚随意乱动:站立时,双手下意识地做些小动作,如摆弄衣角或辫梢、玩笔、咬手指、用脚乱点乱画,或双腿叉开等,这些动作不但显得拘谨、不大方,还给人缺乏信心和经验感,而且也有失仪表的庄重。

（3）表现自由散漫:站累时,若条件许可,可坐下休息,但不应全身松散。站立时随意扶、拉、倚、靠、趴、蹬、跨,均显得无精打采,自由散漫。

5. **站姿的训练**

（1）室内靠墙站立训练:根据站姿基本要领,将枕部、肩胛骨、臀部、小腿肚、足跟紧贴墙壁,收紧腹部,目视前方,面带微笑站立20~30分钟,如果配合轻柔舒缓的音乐,可以使心情愉快,每天至少1~2次,养成习惯。

（2）背靠背站立训练:按身高两人一组,背靠背紧贴,以靠墙训练要求进行练习。

（3）强化训练:为了加强和检验训练效果,可在靠墙站立训练时,用硬纸片夹于身体与墙面接触的5个点上(枕部、肩胛骨、臀部、小腿肚、足跟),以纸片不掉落为标准进行练习。

站姿训练要靠日积月累,除了坚持训练外,在日常生活中应处处自觉地要求自己保持正确的站姿,天长日久,养成习惯才能真正做到站姿优美。

(二) **坐姿**

坐姿,即人就座后身体所呈现的姿势。它是一种静态的姿势,相对于站姿而言,是一种放松状态,但也不能过于随便。护士的坐姿要体现出护士的谦逊、稳重、娴静、诚恳的态度。为了使自己的坐姿从入座到离座都表现出一种端庄、舒雅、自然,护士不仅要注意坐姿,还要顾及入座到离座时的姿态,避免出现令人尴尬的局面。坐的时候一般要兼顾角度、深浅、舒展3个方面的问题。角度,即人在取坐位后所形成的躯干与大腿、大腿与小腿、小腿与地面所形成的角度,角度的不同可带来坐姿的千姿百态。深浅,即人在取坐位时臀部与座椅所接触面积的多少。舒展,即人入座前后身体各个部位的舒张、活动程度。舒展与否往往与交往对象有关,舒展的程度可间接反映交往双方关系的性质。

1. **就座要点**

（1）入座时:入座包括走向座位直至坐下的这一过程,它是坐姿的先驱动作,可反映一个人的修养,因此应予以重视。入座时应注意:①入座得法,落座无声。入座时,要走到座椅前方,距身后的椅子约半步距离,一足后移,以腿部确认座椅的位置后,再轻稳坐下。女士着裙装入座时,应先用双手抚平裙摆后再坐下,以显得端庄娴雅;男士落座时应稳健大方,切不可出现提裤腿动作。无论是移动座位还是落座,调整坐姿时都要不慌不忙,悄无声息,以体现自己良好的教养。②注意顺序,礼让尊者。在人多的场合,入座时要注意请尊者先坐;平辈或亲友之间可同时入座。切记,抢先入座是失礼的表现。③讲究方位,"左进左出",无论从哪一方向走向座位,只要条件允许,都应从座椅的左侧入座,离开时也从左侧离开,这样做是一种礼貌,而且也易于就座。

(2) 落座后:正确的坐姿为上身挺直,头部端正,双目平视,下颌微收,双肩平正放松;双手掌心向下,自然放于大腿上或椅子扶手上;双膝靠拢,男士可略分开,但不可超过肩宽;双腿正放、侧放或叠放;躯干与大腿、大腿与小腿之间均成直角。落座后应注意:①适宜的方位,谈话时可根据谈话对象的方位适当调整坐姿,将上体与腿同时转向一侧,面向谈话对象,注视对方;②适宜的深浅,入座后不应坐满座位,一般只坐前2/3座椅,以表示对对方的敬意。

(3) 离座时:离座是指采取坐姿的人要起身离开座位。为了尊重他人,也为了表示自己的礼貌,在准备离座时要注意以下几点:①离座前要先有表示。当有其他人在座时,离开座位前应该用语言或动作向其示意,随后方可起身离座,不要突然起身惊扰他人。②离座要有先后顺序。需要离座时必须注意起身的先后顺序,礼让尊长。在护理工作中,一般患者可先行离座,如果是平辈之间,可允许同时起身离座。③离座时,在条件允许的情况下,应该从左边离开。与左边进入一样,左边离开也是一种礼貌的表现。④站立稳定后再行走,离开座椅时,可将一足向后收半步,恢复基本站姿,站立稳定后,才可离开。避免起身就跑或起身与行走同时进行。⑤起身离座时动作要轻缓,无声无息。避免出现起身离座动作过快、过猛,而发出声音或将物品弄掉落。

2. **坐姿的变化及要求** 坐姿的变化主要体现在手的位置和腿脚的姿势上,一般场合下,可以在礼仪规范内适当调整坐姿。

(1) 手的变化可分为4种:①分放式,双手放松,掌心向下,分别放于两侧大腿上(图4-10A);②相握式,双手四指相勾,轻握置于腿上(图4-10B);③叠握式,双手掌心向下,叠握置于一侧大腿上或两腿之上(图4-10C)。

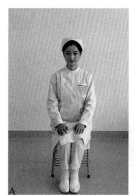 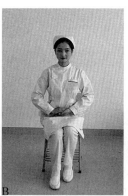 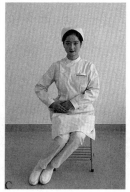 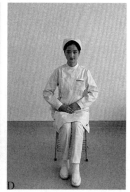

图4-10 女士坐姿手和腿脚的变化
A. 手分放式加足基本式;B. 手相握式加足后点式;C. 手叠握式加足侧点式;D. 手相握式加足前伸式。

(2) 腿脚的变化：①基本式，上身与大腿、大腿与小腿、小腿与地面的角度均成90°，双膝并拢，双足呈"V"形或半"V"形或平行式(见图4-10A)。②后点式，双腿后收半步，两足尖点地，或一足尖点地，一足平放，双膝并拢(见图4-10B)。③侧点式，双腿向左或向右倾斜，与地面成65°～70°，重心放于足掌前部，双膝并拢(见图4-10C)。注意双腿在倾斜时，膝盖朝向患者，如将足朝向他人，被视为不礼貌的姿势。④前伸式，双足前伸至足尖不翘起，双足呈半"V"形或平行式，或双足交叉放置，双膝并拢(见图4-10D)。

男士坐姿在各种坐姿的基础上，应更加强调潇洒大方，双膝双足可适度分开，但不可超过肩宽。

3. **坐姿禁忌** 在护理工作中，可以根据工作内容的需要采取坐姿，如与患者谈话、进行病案讨论、参加业务学习等。为了展示护士文明、端庄的仪态，就座后注意避免以下不雅姿势的出现。

(1) 头部：坐定后，头部不易靠在座位背上，或低头注视地面、左顾右盼、心神不定、摇头晃脑、闭目养神等。

(2) 躯干部：坐定后上体不宜过于前倾、后仰、歪向一侧，或无精打采地趴在桌上。

(3) 腰部：无论是落座、坐姿中，还是离座时，腰部肌肉均应保持紧张状态。

(4) 手部：坐定后，手部小动作不宜过多，如挖鼻孔、掏耳朵、剪指甲、两手抱头或抱膝盖、双手夹在两膝之间等。

(5) 腿部：坐定后，双腿不宜分开过大或高跷"二郎腿"，不宜反复抖动不止，或把腿架在别的凳子上；需要久坐时不能单腿盘坐或双腿盘坐在座位上；不宜勾足尖，使对方看到鞋底或腿部摇动不止。

(6) 足部：坐定后，不宜将足过高抬起，以足尖指向他人；不宜脱鞋子、袜子或两足打击地面发出声音而影响他人。

4. **坐姿的训练** 按坐姿基本要领，着重足、腿、腹、胸、头、手部位的训练，可以配舒缓、优美的音乐以减轻疲劳，每天训练20分钟左右，日常生活中也要时时注意，每天坚持。训练的重点是背部挺直和腿姿健美。

(三) 行姿

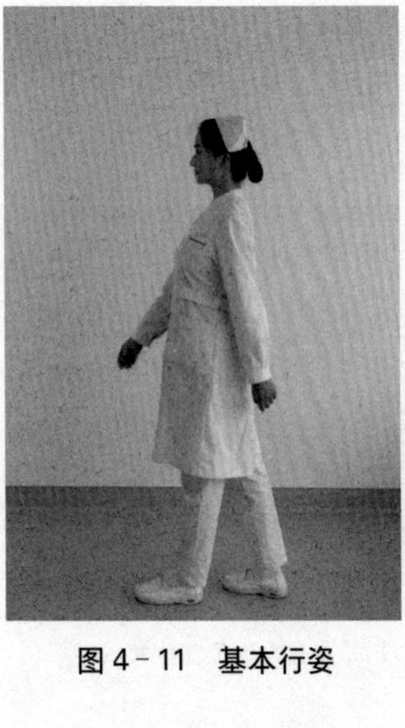

行姿属于动态美，护士的行姿应协调、稳健、轻盈、自然。良好的行姿能给人以美的享受。

1. **基本行姿** 行走之时，应以正确的站姿为基础，并且全面、充分地兼顾以下6个方面(图4-11)。

(1) 步态稳健：行走时，目标要明确，上身保持基本的站姿要求，昂首挺胸、收腹立腰、双肩平稳、双臂自然摆动于体侧，应自然地、一前一后有节奏地摆动。在摆动时，手部要协调配合，掌心向内、自然弯曲。摆动的幅度以30°左右为佳，不能横摆或同向摆动。男士步伐应雄健、有力，展示刚健英武之美；女士则应轻盈、稳重、优雅，显示柔美之姿。

(2) 起步前倾，重心在前：起步行走时，身体应稍向前倾，身体的重心应落在反复交替移动的前足足掌上。如此，身体就会随之向前移动。值得注意的是，当前足落地、后足离地时，膝

图4-11 基本行姿

关节一定要伸直,踏下足时再稍微放松,并即刻使重心前移,这样走动时步态更加优美。

(3) 足尖前伸,步幅适中:在行走时,向前伸出的足要保持足尖向前,不要向内或向外(即外八字或内八字)。同时还应保持步幅大小适中。步幅是行进中一步之间的长度。正常的步幅应为一足之长,即行走时前足足跟与后足足尖间相距为一足长。

(4) 步速均匀:男士步速以每分钟100~110步为宜,女士步速以每分钟110~120步为宜。

(5) 步韵优美:步韵是指行走时的节奏、韵律、精神状态等。行走时,身体重心应随脚步移动,不断由足跟向足掌、足尖过渡,应脚步轻盈,具有节奏,行进无声。

2. **行姿禁忌**

(1) 瞻前顾后:在行走时,不应左顾右盼,尤其是不应反复回过头来注视身后,另外还应避免身体过分摇晃。

(2) 八字步态:在行走时,若两足足尖向内侧伸构成内八字步,或向外侧伸构成外八字步,都很不雅观。

(3) 声响过大:行走时应步态轻稳,如用力过猛、声响过大,不仅会妨碍或惊吓他人,还会给人留下粗鲁、没教养的印象。

(4) 体不正直:在行走时,应当避免颈部前伸、歪头斜肩、甩动手腕、扭腰摆臀、挺腹含胸等。

3. **行姿的训练** 许多人走路都有不良习惯,要使行姿符合规范,必须加强训练。训练可以按以下步骤进行。

(1) 双臂摆动训练:身体直立,双臂以肩关节为轴,按摆动幅度的要求前后自然摆动,这样可以纠正双臂僵硬、左右摆动的毛病,使双臂摆动优美自然。

(2) 练习步位、步幅:在地面画一条直线并以自己足的长度将直线分为若干小格,行走时双足内侧落在直线上(男性足尖可略向外展,以足跟落线)。两足前后距离为一个空格,避免步幅过大或过小。

(3) 行走训练:头顶一本厚书,先缓步行走,待协调后再加快脚步,这样可以克服走路时摇头晃脑、东张西望的毛病,保持行走时头正、颈直、目视前方的姿态。

(4) 行姿综合训练:训练行走时各部位动作应协调一致,行走时配上节奏感较强的音乐,掌握好行走时的节奏,上身平直,双臂摆动对称,步态协调、优雅自然。

(四) 蹲姿

蹲姿也是护理人员常用姿势之一,如拾取地上的物品、为患者整理床头柜等都会用到。

1. **基本蹲姿**

(1) 高低式:下蹲时,双膝一高一低,左足在前,右足稍后;左足完全着地,小腿基本垂直于地面,右足足跟提起;右膝低于左膝,内侧可靠于左小腿内侧,女士应靠紧两腿,男士则可适度分开;臀部向下,重心落于右腿上(图4-12A、B)。

(2) 交叉式:交叉式的优点是造型优美典雅,适用于女性穿短裙时采用。下蹲时,右足在前,左足在后,右小腿垂直于地面,全足着地,左膝由后下方伸向右侧,左足跟提起;右足在上,左足在下,交叉重叠,上身略前倾;臀部朝下,两腿前后靠近,合力支撑身体(图4-12C、D)。

2. **蹲姿禁忌** 包括:①面对他人下蹲,这样会使他人不便;②背对他人下蹲,这样做对他人不够尊重;③下蹲时双足平行叉开,毫无遮掩,是极不雅的举止,女性尤应避免;④下蹲

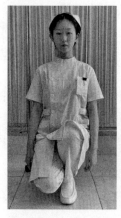 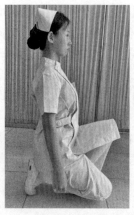 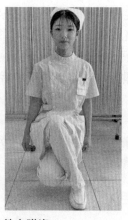 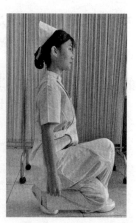

图 4-12 基本蹲姿

A. 高低式正面；B. 高低式侧面；C. 交叉式正面；D. 交叉式侧面。

时低头、弯腰或弯上身、翘臀等都应该避免，特别是女性穿短裙时，此种姿势非常不雅观。

3. 蹲姿的训练　以高低式为主，练习拾物。下蹲时要注意手尽量贴近腰身，视线落于物体上，无论练习哪种蹲姿，切不可双腿叉开、大弯腰或大幅度扭转身体。

（五）端治疗盘

治疗盘是护理工作中最常用的物品之一。护理人员在做一些护理操作时，往往需要端治疗盘前往病房。护士正确的端盘姿势配以轻盈稳健的步伐，穿着得体的护士服和戴着燕帽，会给患者带去一种精神安慰，使其从中体会到安全感。

1. 正确姿势　身体正直，上臂紧靠躯干，与前臂成 90°角；双手端盘（图 4-13A），拇指卡在盘的边缘，其余 4 指托住盘底（图 4-13B）；取放和行进中要注意平稳，治疗盘不触及护士服。

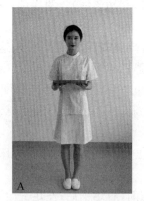 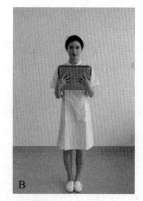

图 4-13 端治疗盘姿势

A. 双手端盘；B. 手指位置。

2. 端治疗盘应注意的问题

（1）纠正不良举止：治疗盘紧靠身体或一手持盘，将盘的另一边置于髂骨处。

（2）坚持礼让患者：当端盘行进过程中迎面遇到患者，应向侧方让开一步，请患者先行。

（3）注意动作轻稳：进、出房门时可用肩部轻轻推开和关闭，不可用臀部、膝部或用足等身体其他部位将门顶开、踢开或关闭。端盘行进中要保持平衡，治疗盘不可倾斜。

(六)持病历夹

病历夹是把记录患者病情的病历本保存完好并便于随时书写的夹子。需为每位入院患者建立病程记录,以便随时查阅、讨论,所以病历夹在临床上的使用率很高,持病历夹的姿势主要有3种。

1. **方式1** 一手持夹,夹下端一角在髂嵴上方,夹平面与身体纵向约成45°,另一手臂自然垂于体侧(图4-14A)。

2. **方式2** 一手臂垂于体侧,另一手握住夹子的中部,放在前臂内侧,垂于体侧,行进时手臂自然摆动(图4-14B)。

3. **方式3** 一手臂自然垂于体侧,另一手握夹,前臂与上臂成90°角,将夹置于侧胸(图4-14C)。

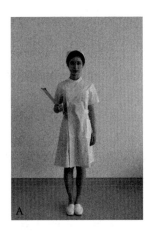 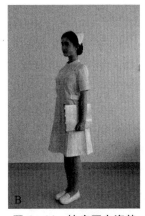 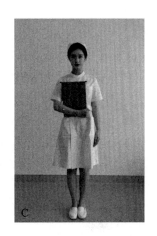

图4-14 持病历夹姿势
A. 方式1;B. 方式2;C. 方式3。

(七)推治疗车

治疗车也是护理工作中最常用的物品之一。治疗车一般三面有护栏,无护栏的一面一般设有2个抽屉,用于存放备用物品。

1. **基本姿势** 无论推治疗车、平车或轮椅,护士推车时均应双手扶车把,身体正直,用力适度,动作协调(图4-15)。

2. **应注意的问题**

(1) 注意动作轻缓:进出房间时,应先将车停稳,再打开房门,将车推入或推出,随后再轻轻将门关上,切不可用车撞门。

(2) 纠正不良举止:身体过度前倾、耸肩;离车太近或太远;一手随意推着或拉着车走。

(3) 坚持礼让患者:如推治疗车在走廊上与对面患者相遇时,应将车推向一侧,请患者先行。

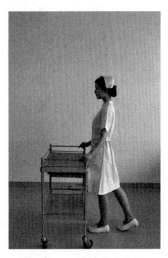

图4-15 推治疗车姿势

(八)递接物品

递物与接物是常用的两种动作,应当双手递物,双手接物,表现出恭敬、尊重的态度。护

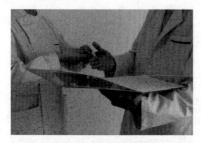

士在工作中常会递接文件或物品,在递接过程中也应注意表现大方,体现素养。在递交文件时,也应双手递交,文件以正面示对方(图 4-16);递交剪刀等锐利物品时,尖锐一端不应朝向对方;接物时也需双手接取,并点头示意。在递交过程中应面带微笑,并配合礼貌用语,不可一言不发。

图 4-16 递接物品

【实践活动】

一、举止礼仪实训

[目标]训练护士的举止礼仪。通过训练有素的走姿、坐姿、站姿等行为规范,表现护理人员的端庄稳重、自然得体、优美大方。

[时间]2 学时,80 分钟。

[材料]每班 40 人左右,排列为 4 个纵队。全体同学护士服饰礼仪准备完毕,衣帽整齐。

[步骤]

1. 集体训练:教师示教并喊口令,纠正错误的动作。

2. 将同学分为若干小组,每组 4~6 人,先分别练习各项姿势,由一名同学负责喊口令,一起练习,互检动作不足之处;再将所有姿势贯穿为一个完整的场景,共同练习。

[实施]

(一)站姿

1. 女士站姿:要求轻盈典雅、端庄大方。

(1) 基本站姿:能体现出人的稳重、端庄、挺拔、礼貌、有教养,显示静态美。这是培养优美举止的基础,也是发展举止美的起点和基础。

1)头部:头正,颈直,双目平视,下颌内收,面带微笑,呼吸自然。

2)躯干:脊柱要尽量与地面保持垂直,收腹挺胸,平肩提臀,身体重心尽量提高。

3)上肢:基本式,双臂自然垂直于身体两侧,手指稍许弯曲。

4)下肢:"V"形足,双腿直立并拢,双腿及双膝紧靠,足尖分开 45°~60°,身体重心落于两腿正中。

(2) 半"V"形足

1)上肢:叠握式,双臂基本垂直,双手几乎平展,一手叠于另一手上,并轻握另一手 4 指指尖,被握之手指尖不超出上侧手的外侧缘。

2)下肢:一足足跟紧靠另一足内侧中点,两足所成角度为 45°~60°,双足可交替变化,身体重心可在前足或后足。其他同基本站姿。

(3) "丁"字形足

1)上肢:分放式,一臂自然放松垂于体侧,手指自然弯曲;另一臂自然放松,屈曲置于体侧,手轻握成半拳,置于侧腹。前不过身体正中线。双侧可交替变化。

2) 下肢:将半"V"形足的两足角度改为90°,即为"丁"字形足,双足可交替变化。其他同基本站姿。

(4) 平行足

1) 上肢:相握式,双臂略弯曲,双手4指相匀,轻握,置于中腹部。

2) 下肢:双足平行,足跟和足尖全部紧靠。

2. 男士站姿:要求体现阳刚、英武的气质。

(1) 基本站姿同女士。

(2) 站立时,两腿平行,双足微分开,与肩同宽(间距最好不要超过一足之宽)。双臂自然下垂,将右手握于左手腕部上方自然贴于腹部,或背于身后贴于臀部。

(二) 坐姿

16步落座法:从开始落座至离座。

1. 喊口令"准备",受训者在座椅靠背后方站定。

2. 喊口令"1、2、3、4、5",受训者左足先行,按口令走5步,从座椅左侧行至椅前站定,身体距座位10～15厘米。

3. 喊口令"6"时,受训者右足向后移动,直至触及座椅边缘,不允许低头或斜视找椅子。

4. 喊口令"7"时,受训者以双手抚平裙摆轻稳落座,取基本坐姿或其他坐姿。

5. 喊口令"8",受训者从原来坐姿恢复到基本坐姿。

6. 喊口令"9",受训者将腿向后移半步,小腿轻触座椅边缘。

7. 喊口令"10",受训者轻稳起身,注意保持身体平衡。

8. 喊口令"11",受训者转身从左侧离开。

9. 喊口令"12、13、14、15、16",受训者左足先行,按口令走5步,从座椅左侧行至座椅靠背后方站定。

(三) 行姿

男士步伐应雄健、有力,展示刚健英武之美;女士步伐应轻盈、稳重、优雅,显示柔美之姿。

行走时,应伸直膝盖,尤其是前足着地和后足离地时,膝盖不能弯曲,步幅以一足距离为宜。步速均匀,男士步速以每分钟100～110步为宜,女士步速以每分钟110～120步为佳。

双臂自然摆动,肩部、肘部、手腕相互协调。摆动时,双臂带动双肩、肘、腕自然随之,以身为轴前后摆动幅度为30°左右,步伐自然,手足配合,保持整个身体的协调统一。

(四) 蹲姿

在走姿训练中加入下蹲拾物的姿势。

1. 高低式:下蹲时,双膝一高一低,左足在前,右足稍后;左足完全着地,小腿基本垂直于地面,右足足跟提起;右膝低于左膝,内侧可靠于左小腿内侧,女士应靠紧两腿,男士则可适度分开;臀部向下,重心落于右腿上。

2. 交叉式:下蹲时,右足在前,左足在后;右小腿垂直于地面,全足着地,左膝由后下方伸向右侧,左足跟提起;右足在上,左足在下,交叉重叠,上身略前倾;臀部朝下,两腿前后靠近,合力支撑身体。

（五）端治疗盘

在走姿中加入端治疗盘姿势。

端盘正确姿势：身体正直，上臂紧靠躯干，与前臂成90°角；双手端盘，拇指卡在盘的边缘，其余4指托住盘底；取放和行进中要注意平稳，治疗盘不触及护士服。

（六）持病历夹

1. 方式一：一手持夹，夹下端一角在髂嵴上方，夹平面与身体纵向约成45°角，另一手臂自然垂于体侧。

2. 方式二：一手臂垂于体侧，另一手握住夹子的中下部，放在前臂内侧，身体与夹约成45°角，置于侧下腹。

3. 方式三：一手臂自然垂于体侧，另一手握夹，前臂与上臂成90°角，将夹置于侧胸。

（七）推治疗车

无论推治疗车、平车或轮椅，护士推车时均应双手扶车把，身体正直，用力适度，动作协调。

（八）递接物品

2人为一组（在此处用护士A和护士B来表示）。

1. 护士A持病历夹行至护士B面前站定，护士A双手递交病历夹，文件以正面示对方，护士B接物时也需双手接取，并点头示意。

2. 护士A向护士B递交签字笔，双手奉上，尖锐一端朝向自己，在递交过程中应面带微笑，并配合礼貌用语。

二、举止礼仪考核

[目标]能严格按护理礼仪规范行、走、站、坐、蹲、端治疗盘、持病历夹、推治疗车。

[时间]2学时，80分钟。

[实施]每组3~5人，5分钟内完成8项礼仪规范（可以自编情景剧、配音乐、配旁白），教师按统一评分标准考核。

[考核表]表4-1。

表4-1　护士形体考核表

项目		要求	应得分	实得分
形体考核	站立	头微抬，目光平和、自信	5	
		肩水平，上身挺直收腹	5	
		双手呈基本、叠放、交握、分放式	5	
		双足呈"V"、半"V""丁"字形或平行	5	
	端坐	头、肩、上身要求同站立项目	2	
		右足稍向后，单手或双手展平工作服	2	
		臀部坐于椅子的2/3或1/2处	2	
		双手叠握式、分放式或相握式于腹前	2	
		双足轻轻靠拢平行或采用前伸式、后点式、侧点式	2	

续表

项目	要求	应得分	实得分
行走	头、肩、上身要求同站立项目	5	
	双手前后自然摆动约30°	2	
	两腿略靠拢,沿一直线两侧小步行走	3	
端治疗盘	头、肩、上身、两腿要求同行走项目	5	
	双手持盘1/3或1/2处	3	
	肘关节成90°,双臂内收	3	
	治疗盘距胸骨柄前方约5厘米	4	
持病历夹	头、肩、上身、两腿要求同行走项目	3	
	左手持病历夹前1/3或1/2处	4	
	右手轻托病历夹右下角	4	
	行走时病历前缘略上翘,右手自然摆动	4	
蹲姿拾物	两肩、上身、两腿要求同站立项目	3	
	右腿后退半步下蹲	4	
	双腿一高一低,拾物	4	
	直立,右腿迈步行走	4	
推治疗车	护士位于车后,距车30厘米,双手扶把	5	
	手臂自然弯曲,双臂均匀用力,重心集中于前臂	5	
	行进、停放时无噪声	5	
总分		100	

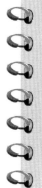

知识拓展　英国医院要求护士必须微笑服务

在英国医院里,护士板着面孔工作的情况将被坚决杜绝。英国卫生大臣约翰逊宣布,将对英国所有护士的工作态度打分,要求护士必须以笑容面对患者,目的是"全面提高国民医疗服务体系的整体水平"。

据了解,在英国进行的"全国患者意见大调查"共包含62个问题,如"护士们是否当着患者的面聊天""医护人员是否在回答患者问题时能保持和蔼的态度"等。共有7万余名患者参与调查,80%以上的患者强烈呼吁改进护理服务质量,60%的受询者表示无法向医护人员倾诉自己的忧虑,护士总是板着面孔对待患者。因此,英国最大的两个护理人员组织——"英国护理质量委员会"和"公共服务人员协会"都强烈支持实行新的护士评价方法。

在英国卫生部的新规定中,将对英国所有护士的护理绩效水平进行客观评价,评价内容包括:患者打出的关怀分数、护士态度、营养护理标准、洗手等个人卫生、帮助患者减轻痛苦的行为等。这些行为将在官方网站上公布,以给患者知情权,方便他们择院就医。约翰逊说,虽然评估结果目前不会与薪酬挂钩,但他希望在不同的护士班组间展开友好竞争,掀起创优活动,优秀班组的评比由当地卫生局负责。

来源:节选自《生命时报》

(张 默)

思考与练习

一、单项选择题

1. 在正式场合,女士应略施淡妆以示尊重,在脱妆后适当补妆,以下场所不宜进行补妆的是(　　)
　　A. 休息室　　B. 洗手间　　C. 会议室　　D. 更衣室　　E. 卧室

2. 下列不属于护士的微笑之美的是(　　)
　　A. 护士的微笑应发自内心,使患者感受到温暖和关爱
　　B. 护士的微笑应人人平等,传递给每一位患者
　　C. 护士的微笑应结合患者的情绪变化及时做出调整
　　D. 要求护士微笑上岗只是一句口号,可以随便应付
　　E. 要求护士微笑温和淡雅,让人如沐春风

3. 女护士行姿步速为每分钟(　　)
　　A. 110~120 步　　　　B. 120~130 步　　　　C. 100~110 步
　　D. 90~100 步　　　　E. 70~80 步

4. 以下护士可以佩戴的饰品为(　　)
　　A. 戒指　　B. 胸花　　C. 手链　　D. 手表　　E. 手镯

5. 下列关于护士化妆的基本要求中错误的是(　　)
　　A. 浓艳　　B. 得体　　C. 协调　　D. 美观　　E. 大方

6. 下列哪种是护理人员在工作中不允许出现的仪态表现(　　)
　　A. 烦躁　　B. 尊重　　C. 友好　　D. 关爱　　E. 和蔼

7. 在正式交往场合,正确的仪表、仪容应当(　　)
　　A. 随意、整齐　　　　　　B. 美观、时髦
　　C. 端庄、大方　　　　　　D. 新潮、时尚
　　E. 流行、优雅

8. 护士仪容、仪表要求是上班时应当(　　)
　　A. 浓妆艳抹　　B. 淡妆上岗　　C. 穿着随意　　D. 不修边幅　　E. 蓬头垢面

9. 护士在与患者交流时眼睛注视对方,下列不符合规范的是(　　)
　　A. 倾听患者心声时直视患者,认真聆听

B. 与比自身身高略低的患者进行语言交谈时,稍稍弯腰,目光平视

C. 与多名患者交流时,有节奏地注视身边不同方向、不同角度的人员或事物

D. 处于入座状态时,仰视迎接患者

E. 与患者交流时,目光柔和

10. 护士的微笑应让患者感受到(　　)
    A. 真诚　　　B. 焦虑　　　C. 无所谓　　　D. 嘲讽　　　E. 敷衍

11. 女士站姿半"V"形足两足所成角度为(　　)
    A. 45°～60°　　　　　　B. 40°～60°　　　　　　C. 40°～50°
    D. 30°～40°　　　　　　E. 30°～50°

12. 坐姿变化基本式中,上身与大腿、大腿与小腿、小腿与地面之间的角度均成(　　)
    A. 70°　　　B. 90°　　　C. 80°　　　D. 85°　　　E. 75°

二、简答题

1. 简述护士着装的基本原则。
2. 简述护士化妆的原则。

三、案例分析

1. 护士小张,护理技术操作熟练,口头表达能力不错,人也朴实勤劳,可每月患者反馈统计中,小张的得分却并不高,问题出在哪呢?护士长经过一段时间的观察,终于发现了缘由,原来,小张是个不太注重仪表的人,上班时头发经常会不经意地垂下一两撮;指甲长度虽然在规定范围内,但里面却经常藏着很多"东西";工作服上常有一些污渍;有时候没拿病历或纸条,就在手上记录各种观察值;喜欢吃葱和大蒜,吃完后不及时去除异味,经常让人感到"口气大";说话太快,健康宣教时经常没等患者听懂就已经结束;做事风风火火,好像总是忙碌,没有与患者交流的时间。

问题与思考:在这一案例中,小张的问题出在哪里?在护理工作中应该怎样去做呢?

参考答案

一、单项选择题

1. C　2. D　3. A　4. D　5. A　6. A　7. C　8. B　9. D　10. A　11. A　12. B

二、简答题

1. 护士着装的基本原则:
(1) TPO原则:①时间原则,符合时代的要求、符合季节的更迭、符合时间的不同;②地点、场合原则,与地点、场合相适应;③目的原则。
(2) 整洁原则。
(3) 个性原则。
(4) 适度原则:①适度的色彩;②适当的款式;③适度的装饰。

2. 护士化妆的原则:
(1) 美观原则:化妆的主要目的是使容貌变得更加美丽,在化妆时要结合自己面部各器官特点和肤质进行适当修饰,巧妙地利用化妆技巧做到避短藏拙,突出自己的优点,不过度、

盲目追求时髦,不在脸上肆意发挥。

(2) 自然原则:化妆的最高境界是"妆成有却无",做到有妆似无妆的自然美,要求美观、生动、真实又天然,避免过分矫饰。

(3) 得体原则:根据时间、职业、个性、场合选择合适的妆容。职业场所适宜淡妆,讲究清新素雅、简单大方的妆容;社交场所妆容可稍稍浓些。

(4) 协调原则:化妆时要强调的是整体效果,应该与发型、妆面、服装、身份、身处的场合相协调,塑造完美的整体形象。

三、案例分析

(略)

(张 默)

第五章　护理工作中的礼仪与沟通

学习目标

- 课程思政与素质目标
  - 培养临床护理工作中的礼仪规范意识。
  - 提高护患沟通、医护沟通能力。
- 知识与能力目标
  - 能熟练说出护理工作礼仪的基本要求和规范。
  - 领会门诊、急诊、病房及护理操作中的礼仪与沟通要求。
  - 通过学习,在门诊沟通中能够运用 AIDET 沟通模式。

案例导入

在急诊输液室,一位老年患者在输液时,护士小刘看到患者补液共有 8 袋,还有 1 袋中成药,在静脉穿刺时就使用了精密输液器和留置针。当患者看到自己的输液器具与其他患者不同,查询后发现费用比其他患者高了许多,随即就找护士小刘争吵了起来。

思考:上述情节中,护士小刘在与这位老年患者沟通过程中出现了什么问题?应该怎么改进?

第一节　护理工作礼仪概述

护士工作礼仪是体现护士全面素质的一个重要方面,医护人员的素质、服务态度和服务质量是医院之间除医疗技术之外竞争的关键点。

一、护理工作礼仪概念

护理工作礼仪是指护理工作者在进行医疗护理和健康服务过程中,表现出被社会期待的职业形象,形成的被大家公认的和自觉遵守的行为规范和准则,是护士职业形象的重要组成部分,是护士素质、修养、气质的综合反映等。护理工作礼仪主要包括护士仪容仪表礼仪、护士服饰礼仪、护士言谈礼仪和护士交往礼仪等。

二、护理工作礼仪基本要求

1. **尊重患者** 护士要尊重患者的人格,无论患者贫富贵贱,要公平公正地对待每位患者。根据患者年龄、身份等找个合适的"称谓"。尊重患者权利,尤其是保护隐私的权利,与治疗、护理无关的个人隐私一律不得触及和泄露,和患者交谈涉及诊断时要注意地点,不允许在护士工作站、电梯等公共场所谈论患者的病情等。床边交班查看患者皮肤或伤口等情况要注意保护患者隐私。进入患者的房间要经过患者的同意。不随意翻阅患者的私人物品,不得嘲笑和议论患者。

2. **诚实守信** 护士应保持言行一致、表里如一;充满自信而不自负;诚实,不使用欺骗手段。比如开展护理研究需要发放调查问卷,要向患者如实告知要开展什么研究,要收集哪些资料,发放知情同意书,并让患者签名。

3. **举止文雅** 患者入院时就要给患者建立良好的第一印象,仪表端庄、言谈礼貌。

4. **雷厉风行** 扎实的专业知识、娴熟的护理技能、丰富的临床经验是前提。要具备镇静果断、机智敏捷的工作作风。

三、护理工作礼仪规范

1. **仪表得体** 患者入院后首先注意的是护士的仪表,朝气蓬勃的精神面貌,端庄、整齐的仪表是建立良好护患关系的基础。得体的仪表不仅是对患者的尊重,还可以赢得患者的信任。

2. **形体语言规范** 与患者接触,护士的一举一动都可能对患者产生影响,形体语言是与患者沟通交流的一个重要部分。护士通过得当的形体语言,可使患者消除顾虑,减少紧张情绪,增加信任感,避免信息传达错误。当患者焦虑时,护士面带微笑地与其交流,可解除患者焦虑情绪;当患者恐惧不安时,护士镇静、从容的笑脸可使受疾病折磨的患者有平静、安全之感。护士应对患者进行启发、开导、劝说,鼓励患者正确对待生活和疾病,并早日与患者建立信任关系。

3. **护理语言规范** 古希腊医学家希波克拉底说:"医生用药物和语言治病,美好的语言可使患者感到温暖,增加战胜疾病的信心和力量。"在接待患者或进行各项护理操作时,护士应根据患者的年龄、性别、职业、文化程度、地位等给患者合适的称谓,同时语气要柔和,使患者感到亲切,还要记得向患者问好。当患者急切地提问时,护士应耐心倾听,真实而巧妙地回答患者询问,避免造成患者的误解,引起情绪波动,影响治疗。

4. **专业技能熟练** 护士在进行各项护理操作时要为患者着想,操作时动作要轻柔、娴熟,以减轻患者的痛苦和思想负担,给患者以安全感;平时要加强培训练习,不断提高自身的技能水平,以减轻患者的痛苦。护理人员不仅要掌握娴熟、高超的护理技术、相应的医疗护理知识,而且还应有渊博的人文知识、很好的涵养和良好的行为规范。良好的护理礼仪服务对患者心理需求非常重要。

5. **共情帮助** 共情是一种换位思考的能力,能站在别人的立场设身处地地认同和理解别人的处境和感情,并做出适当的反应。医疗领域中的共情指医护人员在临床实践中,能站在患者角度,正确地感知患者的情绪,准确地识别和评价患者的情感状况,并形成有效的诊疗护理干预措施,以满足患者的躯体需要和减轻患者心理痛苦。

四、护理工作礼仪在临床工作中的应用

1. **提升自身美好形象** 护士是真善美的化身,代表着世间美好的事物,这是众人对护士的期望,也是社会对护士角色的定位。这就要求护士在工作时,一定要注意自身形象,注重护理礼仪,不把个人情绪带到工作中,工作时注意微笑服务,营造和谐、文明的良好氛围,树立护士美好形象。

2. **规范护理礼仪可为医院树立良好形象** 护士是医院重要的组成部分,同时护理服务是对外展示医院形象的重要窗口,护士形象的好坏直接影响着医院的形象。另外,随着社会的发展,优质的护理服务已经成为各大医院打造品牌、提高竞争力不可或缺的一部分。因此,在临床工作中,应注重规范护理礼仪,提升护士形象,从而树立医院的良好形象。

3. **规范护理礼仪可营造和谐的护患关系** 当患者刚入院时,护士一定要给患者一个良好的第一印象。接待患者时,护士仪表端庄、语言得体、服装整洁、举止落落大方,都会给患者留下深刻的印象。当患者来到医院这个陌生的环境时,护士要热情地给患者介绍住院环境,消除患者的紧张感,让护患关系更进一步;在治疗期间,多与患者沟通、交流,让患者充分感到被重视、被尊重,也让患者充分感到医护人员真诚的关心和问候,让护患关系更加和谐。

4. **良好的语言礼仪可减少护患纠纷** 目前临床上护患纠纷时有发生,部分纠纷是由护士言行不当引起,当患者不满情绪积累到一定程度时,就会导致护患矛盾激化,严重影响护患关系。反之,护士规范、温暖的言行可使患者感到温暖,解除思想顾虑和心理负担,使其感到尊重和同情,增强战胜疾病的信心和力量,对建立起良好的护患关系起到促进作用,同时使患者积极配合治疗,有利于康复。良好的护患关系可减少护患纠纷的发生。

5. **重视护理礼仪可提升护理质量** 在护理工作中,礼仪被融于护理操作的每个环节,这能使护士在实践中充满自信心、责任心,并在独立工作时也能够用"慎独"精神来约束自己,从而减少差错、事故发生,提高工作质量。

6. **树立患者战胜疾病的信心** 患者入院后,护士在工作中合理运用护理礼仪,会使患者心理上感到很舒适,感到自己被重视,没有被社会和他人抛弃,心理负担会减轻很多,也会积极配合治疗,树立战胜疾病的信心。

(顾 芬)

第二节 护理工作中的语言沟通与非语言沟通

一、语言沟通概述

人际沟通是指人们在共同活动中运用语言或非语言形式进行信息传递、思想沟通和情感交流的过程;通常是人们为了达到某种目的或满足某种需要所展开的,是一种有意义并且目的明确的交流过程。良好的人际沟通能促进人与人之间的相互了解,协调和改善人际关系。人际沟通的类型根据信息的载体不同分为语言沟通和非语言沟通。

(一)语言沟通的概念和意义

1. 语言沟通的概念　语言沟通(verbal communication)指以语言(文字)符号为载体进行的人际沟通,是沟通者出于某种需要,运用口头语言或书面语言传递信息的社会活动。人们用语言进行思想交流,以便在认识和改造世界的过程中协调相互之间的行为,取得最佳的效果。

语言沟通主要包括口头语言沟通和书面语言沟通两种形式。口头语言沟通是运用口头语言的形式实现的交流,是日常生活中最常用的沟通形式,包括交谈、演讲、讨论、会议、口头汇报等。其优点是亲切、反馈快、双向性、富有弹性、可随机应变等,但信息在传送过程中存在失真的可能,并且信息是即时性的,不易保留。书面语言沟通是以文字为载体的信息传递,主要包括医疗护理文件、阅读、写作、信函、传真等。其优点是信息易于长期保存、复制、传播,比口头表达更严谨周密,但书面沟通的效率低,耗费时间长。

2. 语言沟通的意义

(1) 交流信息:通过语言沟通,可以更直接、更迅速、更广泛地获得、传递和交换信息,是语言沟通的主要作用。如在护理实践中,收集患者的病史资料、了解患者的护理要求以及为患者进行健康宣教等,都可以通过语言沟通来实现。

(2) 改善人际关系:通过语言沟通的方式,可使沟通双方增进彼此了解,协调和改善人际关系。

(3) 实现目标:语言沟通对于沟通的主体来说,在大多数情况下是为了实现某种目标而进行的。在护理工作中,应用合适的语言进行沟通,不仅有利于护理工作的执行,还能与护理团队建立和谐的关系,更有利于人们健康水平的提升。

(4) 服务社会:通过人与人之间的语言沟通,可以把分散的个体联合起来,组成不同的社会群体,形成不同的社会关系,起到服务社会的功能。

(5) 舒缓心情:通过语言沟通,人们可以表达内心情感,缓解紧张情绪,同时可以得到他人共鸣和同情,从而获得精神上的安慰,表现出良好的心理状态。

3. 语言沟通的原则　在护理工作中语言沟通一定会涉及广泛,护理人员应遵循相应的沟通原则。

(1) 尊重性原则:是指护理人员尊重患者的人格,用平等的态度和方式与患者进行沟通。具体而言,尊重的要求是承认患者作为个体的独特性、自主性,并接纳其不同于自己的价值观、人生态度、生活习惯、行为模式等,尤其患者对疾病的认知、对疾病治疗和预后的恐惧、焦虑等常见的行为与负面情绪。患者的行为和负面情绪常表现在护患交往过程中,可能会给护理人员带来压力或不适应,这时护士应该理解患者的感受和尊重患者的人格,积极消除其不良的负面情绪和行为,而不是为了消除护士自己的心理不适感而贬低患者,表现出不尊重的态度。

(2) 真诚性原则:是人际交往的基本原则,且在护患交往过程中尤其重要。真诚性原则的含义是开诚布公地交流,沟通交流时不讲假话、不扮演角色,不例行公事,而是表里一致、真实可信地与患者沟通。比如,护士不要企图在患者面前扮演一个无所不知、无所不能的拯救者角色,而是按照真诚以待的方式行事。在对待职业活动时,护理人员要清楚地认识到医学的极限所在。在对待患者时,及时向患者与家属说明情况,提出恰当的要求、建议,解答有关疑惑,并给予适当的心理关怀与支持。

(3) 委婉性原则：是指人们为了使对方更容易接受自己的意见，通过婉转地表达来传递其语义信息。护理人员对患者不是任何情况下都应该实话实说的，在告知患者诊断结果、治疗方案和疾病预后等问题时，更要注意谨慎、委婉。如果谈及患者可能的死亡，护理人员应尽量避免使用患者或患者家属忌讳的语言，需要考虑选择什么语气，采用哪种句式，运用什么言辞以及修辞方法等，以减轻患者的心理负担，减少和防止护患纠纷的发生。

(4) 通俗性原则：护理人员与患者交谈时应坚持通俗性原则，忌用医学专业术语或医院内常用的省略语。具体应根据患者的认知水平和接受能力，用形象生动的语言，浅显贴切的比喻，循序渐进地向患者传授健康知识。如为癌症患者实施心理健康咨询时，可以把免疫学说中对癌细胞的抵御作用形象地比喻为"总司令（大脑）亲自调遣和指挥着军队（免疫系统），抗击外来敌人（癌细胞）的侵犯"等。

(5) 科学性原则：在护理工作中科学性主要体现在，护理人员在交谈中引用的例证或资料都应有可靠的科学依据，切不要把民间传闻或效果不确定的内容纳入健康指导。如在交谈中歪曲事实，夸大治疗效果，或为了引起患者的高度重视而夸大其词。

(6) 严肃性原则：是指护理人员语言的情感表达应具有一定的严肃性，体现出"工作式"的交谈。如果说话声调过于抑扬顿挫或者很随意，或肢体语言过多且矫揉造作，都会给人以不严肃的感觉，致使患者产生不信任感。此外，护理人员在工作期间不应与患者漫无目的地闲聊。

（二）语言沟通的类型

语言作为人际沟通的一种手段，是人类社会的产物，为了生存和协调人与人之间的生产行为开始了口头语言沟通。随着社会的发展和不断进步，出现了书面语言沟通，为人与人之间的沟通开辟了一条新的途径。因此语言沟通可分为口头语言（交谈）沟通和书面语言（文字、图像、数据等）沟通两种形式。

1. 口头语言沟通

(1) 口头语言沟通特点：口头语言沟通（oral language communication）也可称为交谈，是使用频率最高、范围最广、历史最久的交际形式，是书面语言产生和发展的基础。口头语言沟通是应用有声的自然语言符号系统，通过口述和听觉来实现的。

1) 口头语言沟通的优点：①传递范围广。口头语言沟通可以在少则两人，多则数百乃至上千人之间进行，如访谈、演讲、报告等。②传递速度快。口头语言沟通可将信息直接传递给对方，因此较书面语言的传递具有速度快的特点。③传递效果好。口头语言沟通多为面对面的沟通，沟通主体在应用口头言语进行表达信息内容的同时，还可以借助于各种非言语沟通方式，如手势、表情、目光、姿态等生动形象的肢体语言，强化传递信息的内容，提高信息交流的效果。④信息反馈快。口头语言沟通是一种直接的沟通方式，信息接收者可直接对信息发出者发出的信息表示赞同或反对，也即信息发出者能够及时得到信息反馈。

2) 口头语言沟通的局限性：①信息易被曲解。口头语言沟通的信息是依靠声音输出，常为单次性的，信息接收者可能会因为漏听、误听而使信息接收不完整、不准确。如在护理工作中，护士健康宣教时告知不到位，或者告知内容过多时，患者可能会产生漏听或者错听的情况，这样就会产生误解，从而不利于患者医疗护理的开展。②保留时间短。口头语言沟通若不录音，其传递的信息事后难以再现，只能依靠记忆来保留信息，一旦有争议，难以核查。因此，在护理工作中，护士为患者做好健康知识的告知后，通常会给患者一张健康宣教单,以帮助患者保留相关信息。③沟通易受干扰。口头语言传递信息易受外界环境的干扰,由于语言传递的距离有限,若周围环境嘈杂、空间过大、人数过多、缺乏扩音设备等,都会使沟通受到干扰。④表达易偏移。口头语言沟通时,沟通主体的现场意识感较强,无法对传递的信息做出周密严谨的推敲,主要是根据对方的信息反馈随时变换表达方式,调整发问与应答的内容,因此信息传递易出现偏移。

(2) 口头语言沟通形式

1) 交谈:交谈是护理工作中最主要的语言沟通形式。

A. 交谈的含义:交谈(conversation)是指以口头语言为载体进行信息交流,是人们借助一定的规则交流情感,互通信息的双边或多边活动。通常以交换信息或满足个体需要为目的,至少由两人采用谈话的形式来进行。例如,护士向患者询问病史、提供健康宣教,护士长安排工作,科主任向护士了解患者的情况等。良好的交谈能帮助人们获取信息、解决问题和达到目标,所以交谈对于立足于现代护理岗位,建立有效的护患沟通,正确处理护患关系非常重要。交谈方式很多样,如面对面交谈、电话交谈、网络交谈等。

B. 交谈的基本类型

根据交谈规模分类:①个别交谈(individual conversation)。仅限于两人之间,在特定环境下进行的信息交流。个人交谈的形式多样,随处可见,随时可谈。交谈时常有一个主题,是双方感兴趣的话题,需要交谈双方互相配合,方能获得成功。现实生活中的护患交谈、医患交谈、医护交谈、师生交谈等均属这种类型。②小组交谈(small-group conversation)。一般是多人进行的交谈,如3人或者3人以上。小组交谈一般控制在3~7人,最多不超过20人。参与交谈的小组可以是有意形成的小组,这种小组交谈有明确的主题,较强的目的,如护士组织同一病种的患者进行健康宣教、科室内的病例讨论等。小组交谈能否成功,取决于交谈者的态度是否真诚、坦率,是否给对方发言的机会。如果参与人员过多,可能无法在有限的时间里达到充分交流和沟通的目的,无法表达清楚个人的思想和意见,也就无法达到小组交谈的目的。

根据交谈的目的分类:①评估性交谈。获取或收集患者信息是护理人员进行评估性交谈的主要目的,包括对患者病史的采集等。这些信息为确定护理诊断、制订护理计划提供了依据。护理人员在这种交谈中也可以向患者提供信息,如自我介绍、医院环境、规章制度介绍等。这种情况下,护患双方所关注的是信息的内容,较少强调个人情感。②治疗性交谈。为患者解决健康问题是护理人员进行治疗性交谈的主要目的。护理人员侧重于帮助患者了解自身存在的健康问题,克服其心理障碍,从而达到解决健康问题、促进康复、减轻痛苦、治疗及预防疾病的目的。治疗性交谈根据治疗目的可分为指导性的交谈和非指导性的交谈。指导性交谈是以护理人员为主导,由患者配合实施的交谈方式。护理人员为患者提出其现存或潜在的健康问题,并阐述引起这些问题的原因,然后针对这些问题提出解决方法,指导患者实施。非指导性交谈是护患处于较平等的地位进行商谈的一种交谈方式。护理人员鼓励患者参与到治疗和护理过程中来,认为患者有认识和解决自身健康问题的潜能,主动帮助患者改变对其健康不利的行为方式。

根据交谈的接触情况分类:①面对面交谈。护理人员多采用面对面交谈的方式与患者沟通。由于交谈的双方处于同一个空间,也在彼此的视觉范围内,所以可借用表情、手势等非语言沟通方式辅助表达观点和意见,使双方能更准确地表达和接收信息。②非面对面交谈。随着科学技术的不断发展,人与人之间的交往不只采用面对面交谈的方式,也采用电话、互联网等非面对面的方式。护理人员为患者提供心理咨询和健康指导时,也可采用电话、互联网等方式。在非面对面的交谈时,不受空间和地域的限制,双方可以在更大的空间范围内交谈,可使交谈双方更放松、更自由地进行交流信息。

2) 说话:说话是最直接、最有效的沟通方式之一。在工作和生活中,敢于说话又善于说话的人往往能获得更多机会。语言表达能力不仅与一个人的文化层次、自身修养、知识积累及人生阅历有关,同时还取决于能否恰当运用说话技巧。通过有意识地学习、研究说话的技巧和方式来提高自己说话的能力和水平,对于加强沟通和促进交往是非常重要的。

A. 勇于表达:当今社会,拥有知识、能力与经验的人越来越多,若想脱颖而出,必须敢于表达,来展现自己的长处,这样才有可能成功。一定要努力克服羞怯、自卑心理,战胜恐惧感。提高说话水平有一条准则:少担心、多尝试。养成遇事说话的习惯,不要在意对方的反应,甚至是嘲笑,只管把自己想说的表达清楚。培养敢于说话的勇气,使自己无论面对一个人还是一群人都能镇定自若,从而有效克服说话紧张的问题,赢得别人的信任与尊重。

B. 想好再说:说话的过程是思维活动转化为语言表达的过程。"想"是"说"的前提,只有先想后说,思维活动在前,语言表达在后,才能说得条理清楚。说话之前,先想想说话的目的与要点,这样有助于提高说话的条理性。因此,在重要场合说话,要提前把思路整理下,写出说话提纲;同他人说话,要养成认真倾听、边听边想和先想后说的习惯。掌握一秒钟原则,即听完别人的话,在回答之前,先停顿一秒钟,既代表你刚才在仔细倾听,也能理清自己说话的思路。

C. 表达清晰:说话准确、条理清晰,是衡量一个人思维能力和知识水平的基本标准。语言表达一定要做到:通俗易懂、表达准确、主题突出。

D. 善用批评:批评是为了帮助他人而指出其缺点和不足,从而使之不断完善。诚恳善意的批评是友好和信任的表现。但如果不注意方式、方法,即使你是好意,对方也未必领情,甚至产生误会。因此,批评应掌握以下方法:①注意场合。尽量不要在外人面前批评别人,大众面前要表扬,私底下再当面批评指正。如果可以在小范围内批评,就不要在大范围内批评。②讲究分寸。帮助人有许多方法,当可以选择别的方法时,尽量不要选择批评。要有一定的感情或信任做基础,否则不要随意提出批评。关系融洽的人之间,才可以直截了当地表达自己的批评意见,显示相互信任的关系。提出批评时,多用商量、建议性语言,少用评判、命令式口气,不说过头话。③易于接受。学会运用批评技巧,忠言未必逆耳,批评也可以很悦耳。可以做到不直接指出对方的缺点和问题,尝试先肯定其优点、成绩,再指出问题,最后以赞美或希望结束对话。这样做能够平衡对方的心态,比较容易让人接受。④提出建议。批评之外,还应该站在对方的角度来分析利害关系,有针对性地提供正面的改进建议,使对方充分认识批评者的诚意,让批评更有说服力。

E. 学会赞美:每个人都希望得到别人的关注,都渴望被承认、被赞美。赞美就像是带着魔法的语言,能让说者赢得别人的好感,让听者感到关怀、受到鼓励。每个人都有自身的亮点,要学会发现、学会欣赏、学会赞美。在社会交往中,如果善于发现对方的优点,适时地表示你的赞美,谈论对方感兴趣的话题,便能赢得对方的好感,从而形成温馨和谐的沟通气氛。

3) 演讲:演讲也称讲演、演说,是指人们借助于有声语言和态势语,就某个问题,面对听众发表见解,说明事理,抒发某种强烈的情感,从而感召听众的一种口语表达活动。演讲的特点包括：①普遍性。演讲作为社会公众交往活动，普遍适用于政治、经济、学术、理论、道德等领域。可以在短时间内向许多人传递不同的信息，是有效的沟通手段。无论男女老幼，均可成为演讲的听众主体。②激励性。有人说没有激励性的演讲就不是一个好演讲。演讲要以理服人，就必须以情带动人，必须具有较强的鼓舞性和激励性。无论是从形式上、内容上、效果上，演讲都是一个情感交融、互相渗透、引人深思、发人深省、鼓动人心的过程。即使是一般教育性的演讲，也应该点燃听众热爱生活的激情，达到宣讲道理、统一思想、赢得支持的目的。③针对性。演讲是演讲者与听众共同完成的活动。因此，演讲者的主题必须与现实生活紧密结合，针对听众关心的问题或感兴趣的问题进行演讲。此外，演讲的内容也要因人因时而异，不要对不同的听众讲同一个话题。④艺术性。演讲具有语言美感、形象美感和音乐美感等艺术性。演讲的艺术性主要是通过丰富的演讲语言词汇、形式多样的句式表达和富有文采的情感宣泄等方面来表现，也可以通过仪表、表情、手势等非语言方式进行表达。

2. 书面语言沟通

（1）书面语言沟通特点：书面语言沟通（written language communication）是应用书面语言进行的信息交流，是将有声语言从"可听性"向"可视性"的延伸和扩展，是以文字形式标注的有声语言。书面语是在口语基础上产生的，是口语的发展和提高。书面语言沟通是人际沟通中较为正式的形式，可以在很大程度上弥补口头语言沟通的不足。

1) 书面沟通的优点：①沟通范围扩大。书面语言沟通不受人类交际活动的时间和空间限制，不会因为直接接触的终止而中断和消失，远隔万里的人们可以通过书面语言沟通而扩大信息的交流范围。②信息较为准确。书面语言沟通时，人们可在充足的时间内通过深思熟虑进行言语的推敲和组织，因此能够保证信息的准确性和严谨性。③信息长期保存。书面语言传递的信息能够作为资料和档案长期保存。

2) 书面语言沟通的局限性：书面语言沟通的发出者是写作人，接收者是阅读人。使用书面语言沟通，对写作人和阅读人的语言文字水平都提出了一定的要求，沟通效果的好坏往往受制于交际主体的文字修养水平。与口头语言沟通相比，书面语言沟通的局限性在于其传递信息不够及时、简便，阅读人对信息的接收和反馈也较慢。

（2）书面语言沟通的原则：护理人员在进行书面语言沟通时应遵循一定的原则。护理工作中的书面语言既具有一般写作的方法和规律，又具有护理学科的专业特点。

1) 客观真实：护士在进行书面语言沟通时，要坚持实事求是的工作态度，客观真实；及时准确地反映患者的病情变化、治疗效果及护理措施等。不要主观臆断和无端猜测与推理，尽量不要追记或补记；用数字或数据表示时应反复核对。

2) 正确、规范：护理文件的内容必须准确可靠。客观、真实地描述患者的主诉和行为，以保证信息传递的准确性。为保证书面语言表达的正确性，应注意以下方面：①语义确切。医学术语基本上是单一性的，严格的单一性是护理书面语言用词时最重要的原则。词语的单一性主要是指在某个特定的科学范畴的语言系统中，词语所代表的概念被严格限定，表意专一而稳定。如对患者病情的观察记录，文字使用应准确，不能通过凭想象、随意揣摩去书写。因为护理文件写作中的错漏，轻者可能引起患者不必要的痛苦，重者可能致伤致残，甚至危及生命。护理病历的书写不使用带感情色彩的词语，只需真实记录患者的身体状况。②书写规范。目前护理文件书写的基本格式趋向于标准化和简约化。如体温单、医嘱单、病史交班报告、护理记录单等，有关表格的式样、医学术语、缩写、符号、计量单位等，都有规范化、标准化规定。

（3）书面语言沟通的运用：在护理工作中，书面语言可用于护患交流和医护交流。护理书面语言可为护理工作提供依据，为医生诊断疾病提供信息，为患者复诊提供参考，为医疗纠纷提供依据，为教学科研积累资料。护理文件写作原则如下。

1）认真观察，资料准确。一切观察记录的内容都应来自客观现实，这是医疗护理工作者应遵循的准则。这里强调观察记录的内容不能由护士自己想当然或凭空臆造，必须是护士亲自在临床观察、询问、检测得来的资料，并经过护士的分析判断而做出的准确记录。如果护士能对患者进行周密细致地观察，并经过分析判断就能写出科学具体的记录，就不会出现记录病情欠准确，内容不具体或空洞无物等缺陷。

2）重点突出，详略得当。要求交班报告对本病区重点观察对象的病情变化、护理工作重点做详细、清楚的交代，次要的内容则省略书写，使记录的篇幅不长，重点突出，各项问题无遗漏。

3）前后衔接，发展连贯：护理记录和交班报告都是重要的临床医学资料，也是处理医疗纠纷的法律凭据，因此，要求写作时能将情况有始有终交代清楚。比如，在记录患者病情发生发展的过程时，应将发生变化的时间、症状体征及如何演变、采取哪些治疗和护理措施、效果如何等连续完整地记录下来，否则将流于形式，使记录失去了真正的作用和价值。目前各医院的特护记录单和交班报告，是由值班护士或责任护士轮流书写的，而非固定一位护士连续书写记录，因此容易出现前后脱节不连贯，甚至前后矛盾等现象。但是，只要护士认识到这一问题的重要性，就可以克服上述弊端。

4）精准运用医学名词：护理文件的写作着眼于客观而科学地反映客观事物真相。务求语句通顺、语义准确、语法规范，这样才能正确地传递信息。

5）注意对整体状况的记录：新的医学模式要求护理记录应连续、全面、动态地观察和记录患者在住院期间的整个身心状态，护士应改变过去只注重记录躯体疾病变化而忽视心理、社会因素对人产生的影响。新护理观要求护理记录应注意患者的心理活动、思想动态、对疾病的认识、亲朋好友对患者的影响以及患者的文化素养、生活习惯等。

二、非语言沟通概述

非语言沟通包括倾听、面部表情、仪表、举止、触摸和人际距离等。美国心理学家艾伯特·梅拉比安曾经提出过一个公式：信息的全部表达是7%的语言+38%的音调+55%的表情，其中高达93%的沟通是非语言的。有些非语言符号来自沟通者的面部表情和身体姿势，有些来自空间距离和环境，还有些来自相互接触、抚摸等。本节主要介绍非语言沟通的表现形式，包括倾听、身体姿态、触摸、辅助语言与类语言等。

（一）倾听

人际沟通的总原则是既要有效地表现自我，又要充分重视他人。了解别人的有效方式就是倾听，增进友谊的最好方法也是倾听。那些真正善于交往、拥有许多朋友的人，往往就是因为他们乐于并且善于做一个倾听者。因此，善于倾听和能说会道同样重要，学会倾听是提高沟通能力的第一步，是增进人际关系的一门必修课。

1. **倾听的含义** 倾听是指在交谈过程中，一方接收对方发出的语言和非语言信息，确定含义并做出积极反应的过程。研究表明，人们用在听、说、读、写等沟通技术上的时间百分比分别是,说占16%,读占17%,写占14%,而听占53%。说明在人际沟通过程中,大部分时间是在听。

2. **倾听的意义** 倾听是一种态度,是一种修养,一种心智。生活中每个人都需要有听众,用心倾听最大的好处就是深得人心。善于倾听是护理人员与患者建立良好沟通渠道的必要前提,在护理语言沟通中,必须重视倾听的积极作用。

(1) 倾听有助于获得更多的诊疗信息:在护理语言沟通中。在护理交谈语境中,护理人员如果能专心地倾听患者的诉说,会极大地调动交流的积极性和主动性,给患者充分表达自我的机会,他们会更加积极、全面、如实地提供一切与疾病有关的信息。

(2) 倾听有助于建立良好的护患关系:倾听是了解的前提,倾听也是缓解紧张气氛的润滑剂。当受到患者投诉时,护理人员通过耐心地倾听意见,可以缓解紧张气氛,帮助患者放松自己,消除误解和抵触情绪。一位具有良好倾听技巧的护理人员会通过专注、用心地倾听向患者传达一种强烈的信息——受重视、被尊重,使患者在与护理人员建立沟通联系之初就建立好感,产生信任。

(3) 倾听有助于更好地完善心理护理:倾听患者诉说可以从心理上有助于患者早日康复。由于诉说是一种良好的发泄方式,护理人员从患者的康复着想,可以提供机会让患者讲出自己的疑惑,倾诉自己的担忧,鼓励患者宣泄出不良情绪,可以起到心理治疗、护理的作用。

3. **倾听的技巧** 卡耐基说:"如果你想成为一个谈话高手,必须先做一个能专心倾听的人。"了解别人内心世界的第一步就是认真倾听,不仅要听其语言表达的内容,还要注意观察他(她)的表情、语调、手势等非语言行为。只有掌握一定的倾听技巧,才能成为一个有效的倾听者,正确理解信息,听出"言外之意、话外之音",真正理解对方说话的意图。

(1) 领悟深意:倾听是一个需要仔细观察和认真思考的过程,要全面观察对方,及时掌握非语言信息,善于理解对方的真实想法。

1) 重视非语言暗示:在沟通过程中,当有词不达意的感觉时,谈话者就会同时使用非语言行为来进行辅助或弥补语言的局限,使自己的意图得到更充分、更真实地表达。这样,眼神、表情、语调以及距离等非语言行为就成为信息传递的一个重要组成部分。因此,要重视对方的非语言行为,可以了解对方的真实想法。

2) 领悟话外之音:俗话说"听话听音,锣鼓听声。"沟通时联系语境,运用自己的经验,揣摩对方的心理,仔细体会"话中有话",听出"弦外之音"非常重要。这就要求在倾听时,不但要经过耳朵,也要经过大脑分析。

(2) 体态配合:在倾听过程中,如果能借助得体的体态语言,主动而及时地做出反应,表达肯定和赞许,会使双方都心情愉快。

1) 姿态投入:倾听时面向对方,采取与对方相对应的姿势,保持适当的距离。如果想进行更明确、更深层的交谈,可以把椅子移近些,缩短一点空间距离,或将身体向对方前倾。

2) 鼓励引导:如果对方说得很正确,可以用点头、亲切的微笑和简洁的语句表示鼓励和赞同,以鼓励对方尽情表达,引导谈话深入进行。

(3) 适时核实:一位语言心理学家曾说过"交流是双行道""没有回应的谈话是无效的"。核实是一种反馈机制,是指在倾听过程中,为了核查自己的理解是否准确所采用的技巧,通过核实,可以使对方产生被尊重的感觉。

(4) 保持耐性
1) 不要过早地做出判断或得出结论：如果你心中一开始就对某事已做出了判断，那些成见会成为你有效倾听的最大障碍，干扰你对信息的接收和理解。忘记自己的成见，全心投入谈话当中，你会有更大的收获。

2) 尽量避免争论，学会放松心情，控制情绪：注意你们只是在交流信息，而不是参加辩论赛，争论只会引起不必要的冲突，尽量控制自己争论的冲动。

3) 不要打断对方：即使你已经感到不耐烦，也不要急于插话、否定或打断对方的谈话，应等对方告一段落时，再不失礼貌地表明自己的看法。

（二）身体姿态

身体姿态也称为体态语言，是以身体动作表示实际意义的沟通形式。人们见面相互点头、握手或拥抱，就是用体态语言向对方致以问候和欢迎。人们在交谈时身体略向前倾，不时点头，神情随着谈话的内容变化而变化，这些体态特征表示出对说话者的尊敬和礼貌。所以，体态语言与人际沟通成功与否关系很大。

身体姿态主要包括头语、手势和身姿3种，它们既可以修饰语言，表达口头语言难以表达的情感，包括肯定、默许、赞扬、鼓励、否定、批评等意图，还可以收到良好的沟通效果。

1. 头语 头部语言（简称头语）是指一种靠头部的活动来表达信息的体态语言，是人们经常使用的一个动作姿势，能简洁明快地表达人们的意图。头语包括点头、摇头、仰头、低头等。使用时，应该把握时机、力度和幅度，让对方能看懂、看明白。

(1) 点头：可以表示肯定、认同、承认、赞成，也有理解、事先约定的特定含义等。护士在做指导时，看到患者点头，表示他（她）已明白你表达的意思，接受你的建议和指导。

(2) 摇头：一般表示拒绝和否定的意思，也可表示不行、不可以、沉思。在护理工作中，多使用于特定的背景和条件。如患者术后精神不佳，护士在询问病情时，患者往往会用摇头来表示自己的感受。

(3) 仰头：有思考和犹豫的意思。如门诊患者需要住院，护士征询其意见时，患者往往会仰起头，思考后才会给出答案。

(4) 低头：表示沉思、羞愧、认错，当被指责、被批评时也常会不由自主地低头。在采集患者病情信息时，如涉及隐私，患者会低头沉思，考虑是否要说出实话。这时护士应加以引导，鼓励其实话实说，这样才能收集到完整的病情资料。

2. 手势 手势又称手姿，是指人的两手及手臂所做的动作，包括握手、招手、摇手和手指的动作等。手势可用来强调和澄清语言的信息，具有内容丰富、表现力强的特点。人际沟通中手势使用频率很高，变化形式多，没有固定模式，在沟通中一般因人、因事、因情况灵活应用。根据沟通的意境不同，手势分为情意手势、象征手势、指示手势和象形手势。

(1) 情意手势：情意手势是用来表达感情的一种手的动作，它使抽象的感情更加形象化、具体化。如拍手鼓掌表示热烈欢迎和衷心感谢；摇手表示拒绝或否定；挥拳表示愤怒、抗议；搓手则表示焦虑、恐惧。对于绝望痛苦的患者，护士可以轻轻地握住他（她）的手，给予心理上的安慰和精神上的支持。

(2) 象征手势：象征手势主要表达较为复杂的情感和抽象的概念，有特定的所指，也具有普遍性。常用的象征手势包括"O"形手势（也称"OK"手势）、"V"形手势、拇指手势和小指手势。

(3) 指示手势：指示手势是指用以引导来宾、指示方向或物品位置时的手势。常用的指示手势包括方位手势、位置手势、致意手势和介绍手势。

（4）象形手势：用手势来比划事物的形状，引起听众注意，使对方对自己所描述的事物有一个具体而明确的印象。如用手比划物品的大小、形状；用手臂伸展比划长短、高低等。

3. 身姿　身姿是人们经常使用的姿势动作。例如，老师教育学生要从小养成好习惯，要站如松、坐如钟、行如风，并伴以简洁的身姿作为示范。我国医护人员人文礼仪要求向患者行鞠躬礼15°～30°，以表示对患者的尊重，给人真诚相助的感觉。人们协调各种动作姿势，并结合其他无声语言动作，如眼神、面部表情等紧密配合，使各种表现手段协调一致，才能达到良好的沟通效果。

（三）触摸

触摸是非语言沟通的特殊形式，是人与人之间通过接触抚摸的动作，如抚摸、握手、依偎、搀扶、拥抱等，来表达情感和传递信息。

1. 触摸的作用

（1）有利于个体生长发育：科学研究表明，触摸在人类的成长和发展中起了重要的作用。如在母亲怀抱中的婴幼儿能意识到母亲的关怀，因而啼哭少、睡眠好、体重增加快、抵抗力较强，说话、学步、智力也发育较好。

（2）有利于传递信息：如恋人之间亲密接触时，传递的是爱的信息；多年未见的好友再次相遇时紧紧拥抱，表示两人关系密切；母亲抚摸小宝宝、贴脸等表明一种亲肤需要，同时也体现了浓浓的母爱。医生护士为患者体检时的触摸，属于职业需要，也是一种关怀。比如，护士搀扶患者步行时的触摸，表示对患者的关心和对工作的认真负责。

（3）有利于改善人际关系：科学研究表明，人类对于友善的触摸不仅可以产生愉快的感觉，而且还会对触摸对象产生依赖感。在人际沟通过程中，双方在身体上相互接受的程度，是情感上相互接纳水平最有力的证明。因此，触摸是用以补充语言沟通及向他人表示关心的一种重要方式。

2. 触摸的性质　尽管触摸有其积极的作用，但在有些情况下，触摸也可以有负面作用。它受到性别、社会文化背景、触摸的形式、双方的关系及东西方的礼节规范等方面的影响。不同的人对触摸有不同的反应，有时触摸者（如医生、护士）与接受触摸者（如患者）对触摸的理解并不一致，因此，医护人员在如何运用触摸的问题上应保持敏感与谨慎。

（1）根据情景不同采取不同的触摸形式：只有采取与环境场合相一致的触摸，才有可能得到积极的效果。如母亲刚被告知其儿子在车祸中受重伤正在抢救，此时护士紧握她的双手，或将手放在她的手臂上，可以产生较好的安慰作用。

（2）根据患者特点采取其易于接受的触摸形式：从中国的传统习惯来看，女性与女性之间的抚摸比较容易取得好感。因此，女护士与女患者之间沟通时伴随轻轻抚摸可以表示关切和亲密，效果较好。抚摸幼小患儿头面部，可以起到消除紧张、使患者安心的效果；如果抚摸年龄较大男孩子的头面部，可能会引起其反感。

（3）根据沟通者的关系亲密程度选择合适的触摸方式：例如，礼节性地握一下手，可以用于一般的社交场合，说明双方关系很浅。如同时轻轻拍一下对方的手背或肩膀，则关系就显得亲密些。握手时的松紧程度也可表示双方关系的亲密程度。如果双手紧握，甚至拥抱，其亲密程度更深，往往表示强烈的情感。另外，触摸时间的长短，也可以传递不同信息。

3. 触摸在护理工作中的应用　在医疗护理工作中,触摸是评估和诊断健康问题的重要手段。护士的双手时常要与患者的身体接触,触摸与护理沟通关系密切。比如,责任护士要完成对患者的护理评估时,除了用语言沟通外,患者的体征方面的客观资料信息必须通过触摸脏器体表的肌肤来获取。例如,测量血压、脉搏,安装监护电极,胸腹部听诊、触诊、叩诊等;护士在完成基础护理和治疗护理(如给患者翻身、拍背、灌肠、导尿和做皮肤护理、各种穿刺等)时;在协助患者康复锻炼(如给瘫痪肢体针灸、推拿、按摩、被动运动,以及搀扶患者步行锻炼等)时,都必须触摸患者身体肌肤。此时,护士触摸手势的轻、重、柔、强等,都可以向患者传递其是否被关爱及真诚对待等信息。

触摸是用来补充和验证语言信息的重要方式。如护士搀扶重病患者和年老体弱的患者步入病房,表示护士的热情和关怀。当患者需要安抚时触摸是一种重要的情感信息。触摸可以减轻患者的孤独感,使不安的人平静下来。对听力或视力有障碍的患者,触摸可以引起对方的注意,起到加强沟通的作用。抚摸老年患者,可以帮助他们感受温暖,面对现实。在重症病房,触摸可以使失去与家属联系的患者感到抚慰和安全。在儿科病房,必要的触摸和拥抱可以使烦躁、啼哭的婴幼儿安静下来,并能促进婴幼儿身心得到较好的发展。

近年来,一些国家已开始采用触摸疗法作为辅助治疗手段。专家认为,触摸能激发人体内的免疫系统,兴奋人的神经,减轻人因焦虑和紧张而引起的疼痛;有时还能缓和心动过速和心律不齐等症状,起到一定的保健和治疗作用。

(四) 辅助语言与类语言

1. **辅助语言**　辅助语言(paralanguage),也称副语言,是由伴随口头语言的有声暗示,包括语速、语调、语气、音质、音量、音幅、音域及音调的控制等。一个人的嗓音具有许多特点,如音量大小、音质柔软度、音高及其变化,以及发音、共鸣、音调、呼吸频率、鼻音、喉音等。在社交活动中,这些特点的单个或结合运用可以表达语言的特定意思,或友好,或嘲讽,或兴奋,或悲哀,甚至自觉或不自觉地显示情绪状态,展示一个人的身份和性格。说话结结巴巴、语无伦次的人会被认为缺乏自信,或言不由衷;而用鼻音哼声又往往会表现出傲慢、冷漠和鄙视。

2. **类语言**　类语言是一种伴随性语言,指有声而无固定意义的语言外符号系统,包括咳嗽、呻吟、叹息、笑声、哭泣等。在人际交往中,熟悉和掌握类语言的成分,将有助于通过声音来判断对方的情绪,了解人们的需求以便能及时做出反应,实施有效的沟通。

患者的类语言可以传递病情变化的信息,提醒医护人员正确进行医疗和护理活动。如患者呻吟表明身体不适,哭泣说明伤心或遇到难题。同样医护人员的类语言也可以为患者提供信号,如护士为患者介绍病情时,不自觉地发出叹息声"唉……",患者会认为自己的病情很重,从而增加心理负担。

(五) 非语言沟通在护理工作中的重要意义

非语言沟通在医疗护理工作中有着特殊的重要意义,特别是在护患双方恰当地识别和理解对方的非语言行为时显得极为重要。对于护士而言,非语言沟通不仅能建立良好的护患关系,更能准确地把握患者的生理、心理变化,提供合理、正确的护理;对于患者来说,主要意义在于获得更准确的医疗信息,得到更好地理解和帮助。比如护患交往时,一次眼神的交互、一个会心的微笑、一个不经意的手势,甚至几秒钟语言的停顿,都可能蕴含着十分重要的含义。护士适当使用非语言沟通技巧,可以促进护患关系的和谐以及护患沟通的顺利进行。

1. 护士对非语言沟通的关注 护士的非语言沟通能力体现当代护士的综合素质。在临床护理工作中,护士可以通过观察患者的非语言行为,从而了解患者的病情和心理状态,增进与患者的有效沟通。对幼儿、精神病患者、语言表述不清或意识障碍等有沟通障碍的患者,此时非语言沟通更胜一筹,护士必须通过加强观察这些患者的非语言行为来了解病情变化。如患者表情痛苦、皱眉时,可能有身体某一部位的疼痛。在某些情况下,非语言交流是护士获得患者信息的唯一方法,如重症患者,他们的病情往往很严重,语言和运动能力受阻,只能通过肢体语言、面部表情、眼神等进行交流。在护理工作中,护理人员之间及医护之间也常使用非语言信号传递信息,尤其是工作繁忙或紧急抢救时,医护人员的一个眼神、一个动作都可以传递重要信息。

2. 患者对非语言沟通的关注 护士与患者开始建立联系,或者说护患双方的第一次见面,就会给彼此留下"第一印象"。此时,护士的仪态、服饰、表情、体态等会起到重要作用,而相互间建立的信任关系会对此后的医疗护理工作效果起关键作用。护理实践中的非语言沟通无处不在。医院对患者来说是个陌生的环境,在这种情况下,患者常会非常关注护士的非语言行为,并通过护士的非语言行为来推测自己检查治疗的结果和疾病的预后,以弥补语言信息的不足。他们希望通过观察护士的非语言沟通行为,如声音、身体姿态、面部表情等来消除心中的疑虑并获得医疗护理的相关信息。因此,护士应高度注意自己的非语言沟通行为,避免对患者产生负面影响。

3. 非语言沟通在一些特殊科室的应用

(1) 手术室的非语言沟通:手术作为一种创伤性的治疗手段,会使患者在术前产生紧张和焦虑,严重者可干扰麻醉和手术的正常进行,而有效的护患沟通可改善患者术前的心理障碍,提高手术耐受力。在手术室,非语言沟通具有较强的表现力和吸引力,因为手术室作为医院的特殊科室,无菌操作以及紧张的手术过程限制了过多的语言交流,此时非语言沟通比语言沟通显得更加重要。患者进入手术室,护士温和的仪表能在短时间内获得患者的信任,这是建立良好的护患关系的开端。护士在手术室和手术台周围忙碌地穿梭来往,神色的镇定、技术的娴熟可以给患者带来战胜疾病、增强手术成功的信念。患者在躺到手术台上的一刹那,心里是极其恐惧和不安的,这时护士对患者头部以及肢体的轻轻触摸,尤其在操作和摆体位时注意体贴患者,会对患者产生积极的心理影响。由于手术室里医护人员面部都戴着口罩,露在外面的只有眼睛,许多情感信息都用眼睛传递,所以此时尤显眼神的重要。无论手术台上发现了多少疑难和复杂问题,护士面对患者的目光都不能惊慌,而要显示出平静、坚毅,表示一切困难都会过去,通过目光接触,稳定患者情绪。总之,手术室护士在手术配合过程中若能将非语言交流和语言交流巧妙、紧密地结合,能最大限度地对患者起到安抚的作用,从而提高患者对手术的认知及心理承受能力,使患者的心理、生理在手术前受到的不良刺激降至最低,引导患者以良好的心理状态积极主动地配合手术,保证麻醉与手术的顺利进行。

(2) 传染病科的非语言沟通:近年来,我国发生过几次急性传染病疫情,如 2003 年的非典型性肺炎(简称"非典",SARS)、2020 年的新型冠状病毒肺炎(简称新冠肺炎)。这些传染病在我国流行期间震动较大,对患者的心理影响也较大。因为在隔离期间,在病房医护人员都是"全副武装",从头"武装"到脚,只露出一双眼睛,此时除药物治疗外,心理护理就占了重要位置。在心理干预、心理沟通方面总结出了最能对患者产生鼓舞作用的4种表达方式：轻轻拍背、扶肩说话、向患者伸大拇指和向患者打"V"字形手势。前两个动作可以拉近和患者的距离，表明医护人员并不害怕他们，而是把他们当作亲人、朋友。向患者伸大拇指，表示患者情况良好，这有利于稳定患者情绪，增强患者战胜疾病的信心。医护人员要离开病房时，可以向患者打一个发"V"字形手势，等患者有回应时再转身。这时，医护人员的非语言沟通像一股暖流温暖了患者的心。在隔着厚厚的防护衣和口罩，患者看不见医护人员表情的情况下，非语言沟通就成了更有效地表达手段。

(3) 精神心理科的非语言沟通：精神心理科的患者心理特别敏感，非语言沟通就更为重要。精神心理科护士常会遇到烦躁言辞或行为过激的患者，此刻要耐心倾听患者的诉说，尽量让患者表达和发泄焦虑或不满，并适时给予反馈。对待抑郁患者要做到多接触，了解患者的心理动态，倾听患者的烦恼。在此过程中要尊重患者，不可中途打断患者的话语，不可对患者的偏激行为强行制止，护理人员以眼神、面部表情予以温和的鼓励。与患者交谈时，语速要缓慢平和，使患者的情绪得到放松。运用倾听、鼓励、沉默等技巧，理解、支持和关怀患者，多陪伴患者，使其尽快度过悲伤期，自觉接受治疗。

护患沟通无论是语言沟通或非语言沟通在医院各科护理过程中都是重要的，当患者走进医院大门，在挂号、看病、检查或住院时，感受到的都是医护人员的微笑和关怀的目光、亲切的问候和耐心的引导等，这对他们的治疗会产生重要的心理影响。

(黄玉婷　姚　淳)

【实践活动】

一、护理工作中的沟通实训

[目标]强化学生发散性思维能力，培养理论知识的应用能力和人文关怀精神，学习如何有效地与患者、患者家属进行沟通，掌握护士职业礼仪、人际沟通、护患冲突等处理方式，以及如何对常见的健康问题进行评估和制订初步的护理措施，为患者提供专业护理指导，建立良好的护患关系。

[时间]2课时，80分钟。

[材料]

1. 62岁的王女士，1年前失去了丈夫。近1个月来，头痛越来越严重，为此王女士来院就诊，1周前门诊以"高血压病"收治入院。王女士面对突如其来的住院以及对高血压不了解，心情十分紧张。加上来该病房探望其他患者的家属络绎不绝，想到自己膝下无子女，更加焦躁和不安，有天因为情绪紧张与其他患者产生了口角冲突。此时护士小张该如何应对处理呢？

2. 48岁的郑先生是个生意人，经常外出应酬，爱喝酒吃肉，对零食和甜食也很喜爱，饮食从不忌口，172厘米的身高，体重却足足有100千克，最近因为视力下降来院检查，以"糖尿病"入院治疗。听隔壁的张大爷说糖尿病后期会导致双目失明、下肢溃烂，甚至可能截肢后，郑先生心情抑郁。倘若你是护士，请问你要如何跟郑先生和张大爷沟通，并取得两人的配合？

3. 刘女士，23岁，新手妈妈。由于初为人母，不知道对孩子如何进行母乳喂养，每次哺乳时都手忙脚乱,在一旁的丈夫只能干瞪眼,甚至会抱怨她不会带孩子,这让本有轻微产后抑郁的刘女士更加难过,经常背着丈夫流眼泪。请问护士小李应该怎么做?

4. 实习护士小胡刚到某科室实习,因为其实习生的身份,患者总觉得小胡技术不过关,就连平日的基础护理操作都对小胡吹毛求疵,更别说让她上手打针换药了,小胡在病房得不到具体操作的机会,心情十分郁闷。如果你是小胡,你会怎么办?作为带教老师和护士长,应该如何妥当地处理这件事?

5. 薛女士以胆囊炎收治入院。入院部给病房打来电话,护士小张在接到电话后得知薛女士即将入住该病房。请问小张需要做哪些具体工作来迎接新患者?

[步骤]

1. 教师提前2~3周布置作业,简单进行案例介绍。

2. 将班级学生分成若干组,每组4~6人,编排好小组顺序,每组自行推举一名组长负责,由组长抽签决定小组表演的主题。

3. 小组成员根据情景设计自由进行角色人物分配,包括护士、患者、患者家属等。每位小组成员均需参与角色表演。

4. 每组自行设计具体情景和角色信息,扮演的角色要有明确的特征。每位学生根据所学知识和查找资料,展现各个角色的人物性格,并具有现场应变能力,角色表演饱满、富有张力,沟通时注意语言沟通与非语言沟通的结合;运用沟通技巧,提升口头表达能力,体现护士具体的指导教育方式。情景内容丰富,充分涵盖护理礼仪与美学内容以及护理专业知识,表演和剧本发展要符合情景设计,并编写纸质版剧本。

5. 每个小组自行组织课后的排练,做到脱稿表演。

[实施]

1. 每组随机抽取一名同学与教师共同组成评分小组,根据剧本故事的完整度、设计的情节、交流的内容、语言表达与沟通表现、肢体表达能力、仪容仪态的应用等方面,进行综合考评,成绩取平均分。

2. 每组组长提前将小组的纸质版剧本交给任课教师。

3. 按照小组顺序进行情景角色表演。

4. 每组的表演时间不得少于10分钟。

5. 表演结束后请成员说说自己对角色的理解和对剧本的总结。

6. 随机选2名观众点评该组表演。

二、护理工作中的沟通实训考核

[目标]每位同学参与角色扮演后,语言沟通与非语言沟通的能力与技巧有所提升,并能理解良好护患沟通的意义。

[时间]2学时,80分钟。

[实施]每组3~5人,5分钟内完成角色扮演,过程中体现护理工作中的语言沟通与非语言沟通(可自编情景剧、配旁白等),教师按统一评分标准考核。

[考核表]表5-1。

表 5-1 护理工作中的沟通实训考核表

项目	要求	应得分	实得分
仪容、仪表	衣冠整洁得体,仪表落落大方;表情自然,举止文雅,符合角色与情景要求	5 5	
语言表达	语言流畅,吐字清晰,表达流利,具有良好的沟通技巧,富有感染力	10 10	
肢体语言表达能力	表演自然、不生硬,体态大方,台风端庄	5 5	
情景编排设计	剧本内容新颖,为原创设计;主题鲜明,各人物形象塑造完整;情节丰富,故事有起伏,演员情绪饱满,富有张力	10 10 10	
临床护理思维	结合临床实际情况,合理充分利用理论知识掌握患者病情,有计划性地处理问题,为患者进行具体的病情健康指导	5 5 10	
人文关怀素养	护士态度亲和,尊重并关爱患者,剧本体现人文关怀	3	
整体配合	角色分配合理,配合默契,动作连贯	2 3	
时间	控制在 5~8 分钟	2	
总分		100	

(张 默)

第三节 护理工作中的关系沟通

护理工作集科学、艺术、爱心、技术于一体,护理人员除了应具备丰富、扎实的护理专业知识、精湛的护理操作技能外,具备高尚的职业道德、良好的人文素养也很重要。每一位护理人员在工作中均应以最佳的"知书识礼"状态护理每一位患者,才能营造一个温馨、健康的护患氛围,起到非医药所不能及的效果。

在护理工作中,护士需要与患者及其他相关人员进行有效沟通,以建立各种沟通关系,获得患者全面而准确的健康信息,并以此为依据,为患者制订个体化的护理计划,使患者尽早获得最佳的健康状态。护理工作中人际关系是多层次的,主要包括护士与患者之间的关系、护士与患者家属之间的关系、护士相互之间的关系、护士与医生之间的关系以及护士与其他医务人员之间的关系。

一、护士与患者的关系沟通

护士与患者的关系沟通简称护患沟通(nurse-patient communication),是指护士与患者之间的信息交流及相互作用的过程。交流内容均与患者的治疗、护理及康复直接或间接相关,同时也包括双方的思想、感情、期望及要求等。

(一)护患关系

护理服务过程中涉及多方面的人际关系,但其本质是以患者为中心延伸开来的,即护患关系。护患关系是护理人际关系的核心,也是影响护理人际关系平衡的最重要因素。

1. **护患关系的概念** 护患关系是护理工作过程中护士与患者形成和发展的一种工作性、专业性和帮助性的人际关系,有广义和狭义之分。广义的护患关系是指围绕患者的治疗和护理形成的所有人际关系,包括护士与患者、患者家属、医生及其他成员之间的关系。狭义的护患关系仅指护士与患者之间在特定环境及时间内互动所形成的一种特殊关系。

2. **护患关系的基本模式** 护患关系的建立与发展受到医学模式和文化背景的影响,根据护患双方在共同建立及发展护患关系过程中所发挥的主导作用的不同,将护患关系分为3种基本模式(表5-2)。

表5-2 护患关系的3种基本模式

模式名称	模式特点	护士的角色	患者的角色	适用范围	模式原型
主动-被动型	护士为患者做治疗	"保护者"	服从护士处置和安排的被动地位	婴幼儿及意识丧失、病情危重、休克、全身麻醉等患者	父母-婴儿
指导-合作型	护士告诉患者应该做什么和怎么做	"指导者"	满足护士需要的被动配合地位	神志清醒、急性病情较为严重的患者	父母-儿童
共同参与型	护士积极协助患者进行自我护理	"同盟者"	主动参与决策与实施护理活动	慢性病、轻微疾病或处于恢复期的患者	成人-成人

(1) 主动-被动型模式:又称为支配服从型或纯护理型模式,是一种传统的护患关系模式。此模式受到传统生物医学模式的影响,以疾病护理为中心,将患者视为简单的生物体,忽视了人的心理及社会属性。

主动-被动型模式的特点是护士为患者做治疗,以父母与婴儿的关系为原型。护士以"保护者"的形象出现,处于专业知识的优势地位和治疗护理的主动地位,患者则处在服从护士处置和安排的被动地位。这一模式过分强调了护士的权威性和中心地位,忽略了患者的主动性,不能取得患者的主动配合。

在临床护理工作中,此模式主要适用于不能表达主观意愿、不能与护士进行沟通交流的患者,如神志不清、休克、危重症患者,以及某些精神疾病患者。

(2) 指导-合作型模式:又称为指引型模式,是一种护士指导、患者有限度合作的护理模式。该模式是近年来在护理实践中逐步形成和发展起来的,将患者视为具有生物、心理、社会属性的有机整体,也是目前护患关系的主要模式。

指导-合作型模式的特点是护士告诉患者应该做什么和怎么做,以父母与儿童的关系为原型。在此模式中,护士常以"指导者"的形象出现,根据患者的病情决定护理方案和措施,对患者进行健康教育和指导;患者处于"满足护士需要"的被动配合地位。这种模式中护士的权威性仍旧是决定性的,患者的主动配合以护士的要求为前提。

在临床护理工作中,此模式主要适用于神志清醒患者、急性疾病患者和外科手术后早期恢复状态的患者。

(3) 共同参与型模式:又称为自护型模式,是一种以平等合作为基础的护患关系模式。以护患间平等合作为基础,强调护患双方具有平等权利,共同参与决策和治疗护理过程。

共同参与型模式的特点是护士积极协助患者进行自我护理,以成人之间的关系为原型。在此模式中,护士常以"同盟者"的形象出现,为患者提供合理的建议和方案;患者不仅积极配合,还主动参与到医疗护理决策,向护士反映自己的医疗护理情况,讨论某些护理措施的取舍,以及自己独立完成一些力所能及的护理措施。

在临床护理工作中,此模式主要适用于具有一定文化知识和护理常识的慢性病患者。

在临床实践中,每种类型都有其特定的适用范围,选择哪种关系模式不仅取决于患者的疾病性质,而且需考虑到患者的心理状态、文化水平、具备的医药知识差异等。此外,每种类型也不是固定不变的,而是随着患者病情的变化,可以由一种模式转向另一种模式。

3. **护患关系的发展过程** 护患关系的建立既遵循一般的人际关系建立的规律,又区别于一般的人际关系的建立与发展过程。护士与患者之间,从患者入院开始建立护患关系,经历医院治疗到康复出院的整个过程。这是一个连续的、不断变化的过程,一般可以分为初始熟悉期、工作合作期、结束终止期。

(1) 初始熟悉期:又称为观察熟悉阶段,是护士与患者的初识阶段,也是护患之间开始建立信任关系的时期。护士与患者第一次见面,先自我介绍,从素不相识到相互了解、相互熟悉。在初始熟悉期内护士需要向患者介绍病区的环境及设施、医院的各种规章制度、与治疗和护理有关的人员及信息等。护士也要在这一阶段初步收集有关患者的身体、心理、社会文化及精神等方面的信息及资料。护士与患者接触时的仪表、言行及态度,在工作中体现出来的爱心、责任心、同情心等第一印象,都有利于护患之间信任关系的建立。

(2) 工作合作期:这一阶段是护士为患者实施治疗护理的阶段,也是护士完成各项护理任务、患者接受治疗和护理的主要时期。工作期内护士与患者在信任的基础上互相配合,护士需要与患者共同协商制订护理计划。护士的知识水平、业务能力及工作态度等是保证良好护患关系的基础。在工作期间,护士应秉承认真负责的工作态度,对患者一视同仁,尊重患者的人格尊严,切实维护好患者的权利。

(3) 结束终止期:患者在医院经过治疗与护理,病情好转,达到预期护理目标,在患者康复出院时,护患关系也随之进入结束终止阶段。这一阶段的工作重点是与患者共同评价护理目标的完成情况,并根据尚存的问题或今后可能出现的问题制订相应的对策,也称为终止评价期。护士需要对患者进行健康教育及咨询,并根据患者的具体情况制订出院计划,以预防患者出院后由于健康知识缺乏而出现并发症。护士在此期间应为患者的康复出院而高兴,并愉快地终止护患关系。

4. **影响护患关系的主要因素** 在护理工作中,护患之间常因沟通质量不高、沟通手段运用欠佳、沟通方式不当、沟通渠道不畅,使得沟通结果不尽如人意。护患之间的关系和谐受到诸多因素的影响,从主观方面来讲具体体现在以下5个方面。

(1) 信任危机:护患之间的信任是建立良好护患关系的前提和基础,护士良好的服务态度、认真负责的工作精神、扎实的专业知识和娴熟的操作技术是赢得患者信任的重要保障。在护理工作过程中,如果护士态度冷漠或出现技术上的差错、失误,均会失去患者的信任,进而影响护患之间关系的建立与发展。

(2) 角色模糊:主要是指护士或患者由于对自己承担的角色不明确或缺乏真正的理解而呈现出的模糊混乱状态。在护患关系中,如果护患双方中任何一方对自己所承担角色功能不明确,如护士不能积极主动地为患者提供帮助,或患者不积极参与护理活动、不服从护理人员管理,均可能导致护患沟通不畅,影响护患关系。

(3) 责任不明:与角色模糊密切相关。护患双方往往由于对自己的角色功能认识不清,不了解自己应承担的责任和应履行的义务,从而导致护患之间关系的紧张。护士与患者的责任不明确主要表现在两个方面:①对于患者的健康问题,应由谁来承担责任;②对于改善患者的健康状况,应由谁来承担责任。如果护士和患者不能明确自己的责任,就容易造成互相推诿,影响护患关系。

(4) 权益影响:寻求安全、优质的健康服务是患者的正当权益。由于大多数患者缺乏医学专业知识和疾病因素知识,导致部分或全部丧失自我护理的能力,只能被迫依赖医护人员的帮助来维护自己的权益。

(5) 理解差异:由于护士与患者双方在年龄、职业、受教育程度、生活环境、价值观念等方面的不同,在护理过程中护患双方交流沟通容易产生差异,进而影响护患关系。患者希望自己得到良好的护理,希望护士用他们可以理解的语言和方式来说明,但是由于信息的不对称与认识、理解上的差异,会出现理解偏差,护患双方难以达成共识。

护患之间关系的建立和发展,不仅受到护患双方主观因素的影响,还会受到许多客观环境因素的干扰。安静的环境、适宜的氛围、适当的距离、相同的文化背景等都可能会影响护患关系,因此在护理工作中必须充分考虑各方面因素,以促进护患之间和谐人际关系的建立与发展。

(二) 护患沟通的目的

1. **有助于建立良好的护患关系** 护患之间积极有效沟通有助于形成互相信任、互相理解的护患关系,为后续的护理工作和患者治疗、护理、康复打下坚实的基础。

2. **有助于全面了解患者情况,做出正确判断** 护患之间良好的沟通有助于全面了解患者情况,帮助护士收集与患者健康有关的信息,及时发现护理问题及并发症,做出护理诊断,并采取相应的护理干预措施。

3. **有助于患者共同参与护理决策,实现护理目标** 护士在采取措施时,如果有多种途径,可以鼓励患者共同参与护理决策,从而实现护理目标。

4. **有助于及时得到患者反馈,提高护理质量** 护患之间真诚的沟通,护士向患者提供相关的健康宣教及心理支持,并及时得到患者反馈,可以促进患者的身心健康,提高护理质量。

(三) 护患沟通的特征

1. **以患者为中心进行沟通** 护患之间沟通的一切信息均以患者的健康和生命安危为中心,以满足患者的需要为出发点和归宿,在沟通时要尊重、信任、同情、理解、富有同理心。

2. **特定内容沟通** 护患之间沟通是专业性、目的性、工作性沟通,有特定的内容要求,某些沟通项目还有沟通大纲,比如向患者介绍术后注意事项。在临床上,有专门的宣教,护士要将关键点传达给患者。

3. **沟通对象涉及多渠道**　护患间的沟通不仅包括护士与患者,也涉及护士与患者家属,护士与医生及其他的健康工作人员之间的沟通。

4. **护士需具备丰富的知识储备**　在沟通时需要护士应用护理学、社会心理学、人文学、药理学、诊断学等基础知识,并根据患者的年龄、文化程度、社会角色等特点组织沟通的内容,并采用适当的沟通方式,与患者进行有效的沟通,以满足患者的需求。

5. **保护患者隐私**　护患沟通有时涉及患者隐私,需要护士自觉保护患者隐私,严格遵守护士法规,不能在患者未授权的情况下散播。

(四) 常用的护患沟通技巧

1. 治疗性会谈技巧

(1) 概念:治疗性会谈(therapeutic communication)是护患双方围绕与患者健康有关的内容进行有目的性、高度专业化的相互沟通过程,是收集患者健康资料的重要方法。要求护士对会谈的时间、地点、目的、内容、形式进行认真的组织、安排和计划并实施,最后评价会谈的效果。

(2) 治疗性会谈过程

1) 准备会谈阶段。治疗性会谈是一种有目的、有目标的交谈,为了使会谈成功,护士在每次交谈前都要进行周到的准备工作。准备工作包括:①全面了解患者的有关情况,阅读患者的病历以了解患者的现病史和既往史,必要时可以向其他健康服务人员询问有关患者的情况。②明确会谈的目标。③选择合适的会谈时间,根据患者的病情以及入院的时间选择护患双方均方便的时间进行交谈,并根据会谈的目的计划会谈时间的长短。④根据设定的目标确定具体的会谈内容,并列出提纲,使会谈能紧扣主题。⑤准备好会谈环境,选择安静隐私的空间,会谈期间不要接打电话或会客。⑥提前通知患者会谈时间,并使患者在良好的身心条件下会谈。⑦护士在会谈前要做好身体上和心理上的准备。护士应仪表端庄,态度和蔼可亲,言谈举止得体,使患者容易产生信任。

> **知识拓展**
>
> 举例:肿瘤患者首次化疗,需要护士进行 PICC 穿刺。
>
> 在准备会谈阶段,护士要了解患者的病历及患者现在的血管通路情况、凝血功能和有无血栓病史。
>
> 明确会谈目标:进行 PICC 穿刺。
>
> 选择会谈时间:医生下达化疗医嘱后,有些患者不能理解 PICC 穿刺的意义,就需要预计会谈时间长一点。
>
> 会谈提纲:PICC 穿刺的目的和意义、穿刺准备用物、穿刺过程中的注意事项、维护时间、日常工作和生活中的注意事项。
>
> 选择安静隐私空间:安静、无人的治疗室或会议室等。
>
> 提前通知患者会谈时间:如果患者此次住院的目的就是化疗,患者在入院时,责任护士需告知如果检查结果正常,就进行 PICC 穿刺,并告知宣教时间。
>
> 护士自身准备:具有 PICC 穿刺证书的护士方可进行穿刺。

2) 开始会谈阶段。与患者会谈开始时,护士需要注意以下问题:①有礼貌地称呼患者,使患者感到被尊重。②主动介绍自己,告诉患者自己的姓名及职责范围,获得患者的信任。③向患者介绍会谈的目的、会谈所需要的大概时间。④会谈气氛融洽。⑤帮助患者采取适当的姿势。

3) 正式会谈阶段。在相互熟悉之后,护士需注意以下问题:①根据会谈的目标及内容,应用会谈技巧,提出问题;②以特定的会谈方法向患者提供帮助;③观察患者的各种非语言表现;④可采用沉默、集中注意力、倾听等沟通技巧提高会谈的效果。

4) 结束会谈阶段。结束会谈时注意以下问题:①让患者提前有心理准备,如对患者说,"今天的谈话还有6分钟";②不再提出新问题;③总结本次谈话内容重点;④询问患者有无补充;⑤对患者表示感谢,协助患者到床位休息;⑥必要时预约下次会谈时间。

(3) 治疗性会谈的注意事项。护士在会谈时需要注意以下问题:①对患者有同情心、同理心、责任心;②尊重患者,对患者称呼得当,语言措辞得体;③尊重事实,实事求是;④体谅患者;⑤紧扣主题;⑥使用通俗易懂的语言;⑦应用人际沟通技巧;⑧注意患者的非语言表现;⑨注意会谈内容保密,不可泄露患者隐私;⑩做好记录。

2. **日常护患沟通技巧** 沟通技巧在护理实践中的应用非常广泛,在对患者评估、咨询、健康教育、护理实施、护理评价等几乎所有护理环节中都需要护士应用沟通技巧,因此护患沟通贯穿日常护理工作的方方面面。日常护理工作中,护患沟通技巧如下。

(1) 以患者为中心,设身处地为患者着想:患者突发疾病住院对患者及患者家属的身心及经济方面都带来一定的压力,特别是当患者急诊入院或病情突然危重的情况下,患者及家属都难以接受,容易情绪激动,对护士的语言比较敏感,常从护士的言语、行为及面部表情等方面来猜测病情及预后情况。因此,护士运用支持性的、明确的沟通技巧可以帮助患者及家属渡过难关,并能减轻患者的恐惧及焦虑。

(2) 尊重患者的人格,维护患者的权利:在日常护理中,将患者看成完整的有生理、心理、社会需要的综合体,认同患者的需要。在与患者沟通的过程中,注意维护患者的自尊及人格,公平地对待每一位患者,对患者说话时语气要温和、诚恳,并尽量鼓励患者说出自己的想法以及参与护理计划的制订,对患者提出的问题不可采用审问的语气,避免打断患者或粗暴地训斥患者,尊重患者的知情权。

(3) 对患者的需要及时做出反应:在一般情况下,护患沟通传递了当时特定环境下的需要及信息。护士要对患者表现的语言或非语言信息及时做出反应,及时满足患者的需要,能让患者感受到关心、温暖及重视,促进护患关系和谐。

(4) 及时向患者提供有关健康的信息:护士在护理实践中,随时利用各种机会向患者提供健康教育与指导。如患者即将进行肠镜检查,可能会出现焦虑、恐惧情绪,护士应仔细观察患者的表现,予以指导安慰,并告知检查中的注意事项。一些身患肿瘤、慢性疾病而失去工作的患者,容易出现情绪低落,甚至可能会发生轻生的念头,并经常出现角色强化或缺如等角色障碍。护士要运用所学的心理学知识予以心理护理,必要时请心理专业人员进行会诊。

(5) 隐私保护:患者为了治疗和护理的需要,有时需要将一些个人隐私告诉护士。护士在任何情况下,都要保证对患者的隐私保密。除非某些特殊的原因要将患者隐私告诉其他医护人员,需要征得患者的同意。

3. **特殊情况下的沟通技巧** 在临床护理工作中,会遇到各种不同的患者,他们的病情、个人经历、文化背景、宗教信仰等有所不同,且患病后的表现也千差万别,有些患者会出现一些特殊反应,因此需要护士采用有针对性的沟通技巧。

(1) 对愤怒的患者:护士有时会面对一些愤怒的患者,他们要求苛刻,稍有不满意就会发脾气,愤怒地指责他人,有时会无端仇视周围的人,甚至会出现一些无理行为,如拒绝治疗护理、大声喊叫、拔掉输液管或破坏医疗仪器、命令护士立刻完成职责范围外的事情。面对这种情况,护士可能会失去耐心,或被患者的言辞或行为激怒,如护士刻意回避,容易引起投诉。一般患者产生愤怒情绪有根本原因,比如对疾病诊断没有心理准备、对治疗效果不满意、对手术并发症有怨言,以及害怕、悲哀、焦虑或无安全感。护士在沟通时,应视患者的愤怒、生气为一种正常反应,不可对患者采取任何攻击性或指责性行为,为患者提供发泄的机会,让其表达自己的焦虑和不良情绪。耐心倾听,了解患者的感受及愤怒的原因,对患者遇到的困难或问题及时做出理解性反应,减轻患者的愤怒情绪,使患者的身心恢复平衡。

(2) 对要求过高的患者:此类患者对周围人要求极高,护士应该理解患者的行为。一般有过分要求的患者可能认为没有得到医护人员的足够重视和同情,从而以苛求的方法来唤起别人的重视,特别是长期住院的患者。此时,护士应多与患者沟通,允许患者抱怨,对患者的合理要求及时做出回应。有时可应用幽默或非语言沟通技巧让患者感受到护士的关心及重视。对一些没有特殊原因而无理要求的患者,护士可对不合理要求进行一定的限制。

(3) 对不合作的患者:此类患者不遵守医院的各项规章制度,不愿与医护人员配合,依从性较差。由于患者不合作,护患之间可能会产生矛盾,有时会使护士感到力不从心。此时,护士应该主动与患者沟通,了解患者不合作的原因,必要时寻求医生或患者家属的支持,使患者更好地面对现实,积极配合治疗与护理。

(4) 对悲伤、抑郁的患者:当患者突然被诊断为恶性肿瘤或伤残,意识到可能会失去自己所热爱的生活、工作、家庭、地位、肢体、生命,会出现沮丧、哀伤等反应。患者会出现哭泣、退缩,愿意独处或希望自己信任的人留在身边。护士要鼓励患者及时表达自己的悲伤情绪,允许患者独处。应用沟通中的倾听、同理心、沉默等技巧对患者表示理解、关心及支持,尽可能地陪伴患者,使患者顺利平复悲伤心情,恢复平静。对于抑郁患者,及时请心理专业人士会诊,解除患者的心理痛苦。

(5) 对病情危重患者:当患者病情危重时,护患沟通时间应尽量缩短,避免加重患者病情。对意识障碍的患者,护士可以重复同一句话,以同样的语调反复与患者交谈,以观察患者的反应。对昏迷的患者,可以根据具体情况适当增加刺激,如触摸患者、与患者交谈,以观察患者是否有反应。

(6) 对感知觉障碍患者:对于视力缺陷患者,可以使用触摸的方式让患者感受到护士的关心,在接近或离开时要及时告知,不要使用患者不能感知的某些非语言沟通方式。对于听力障碍的患者,可以使用图片、面部表情、手势、写字等方式与患者沟通。

4. 护患沟通中常见的不良沟通 在护患沟通过程中,不当的沟通技巧会导致信息传递受阻,甚至产生信息被扭曲或沟通无效等现象,从而影响护患关系。因此,护士应尽量避免以下不良的沟通方法。

(1) 突然改变话题:在护患沟通中,护士可能因为忙碌,未等患者陈述完整,直接打断患者,改变话题,这样会阻碍患者说出有意义的信息。

(2) 不恰当的保证:不要在没有明确事实支持的情况下向患者做出保证。在临床护理工作中,护士常会遇到患者对病情、治疗或护理恐惧焦虑的情况,护士为了使患者高兴,会说出一些敷衍的宽心话,比如"放心吧,这个病肯定会治好的"。这种绝对的保证,有时不仅不能缓解患者的焦虑情绪,当患者病情恶化时,还会导致患者或家属投诉。

(3) 说教式语言:当患者想和护士表达自己的想法时,护士未听完患者陈述就说:"你不应该有这种想法,你这种想法不对。"让患者听了,认为在训斥自己,患者就不会敞开心扉表达自己的想法或其所担心的问题了,这样护患沟通就停留在比较浅的层次上。

(4) 快速下结论:护患沟通时,患者很少在谈话开始就说出自己想表达的重点,如果护士还未听完患者诉说就下结论,很容易导致护士仅仅对患者所表达问题的其中一部分做出反应,而这一部分可能不重要。在临床工作中,患者大部分的诉说,包括对疾病确诊后的想法、对治疗方式的抱怨,可能只是发泄,希望护士倾听,并不一定需要护士提供建议。

(5) 调查式询问:指对患者持续询问,对其不愿意讨论的话题也反复找寻答案,这会让患者感到被利用或不被尊重,而对护士产生抵触情绪。护士在护患沟通收集信息时,要注意患者的反应,患者感到不适时及时停止互动,避免对患者采取调查式提问,比如问到患者的父母、孩子等。

(6) 表示不赞成的非语言行为:动物实验证明,因良好行为而受到奖赏的动物,学习速度或学习效果都比较好,而经常受到惩罚的动物,则不论学习速度或学习效果都比较差。后来的研究显示,这个原则用在人身上也有同样的结果。在护理工作中一些表示不赞成的非语言行为,如皱眉、叹息与语言性的不赞成会阻碍护患之间的沟通。在患者讲话时,护士应只倾听而不采取任何行动或任何评论。在谈话即将结束时,引导患者往正确的方向改变。

(7) 言行不一致:护士的语言和非语言信息表达不一致,会使患者产生误解。比如患者病理报告是恶性肿瘤,患者问护士:"病理报告出来了吗?"护士如果一脸凝重地说:"您的报告没事,等一会让医生和你家属谈你的病情。"这样患者就可能发觉自己的病是严重的。

5. 提高护患沟通技巧的方法

(1) 医院加强对护士沟通能力的培训

1) 培养护士职业化态度:态度决定行为,护士是否具备职业化态度决定其为患者服务的行为质量,以及能否切实遵守以患者的利益为重的原则。护理管理者注重培养护士良好的职业化态度,不仅是护患沟通任务完成的前提,也是整个护患沟通的核心要素。

2) 沟通知识及技能培训:培养沟通能力的前提是护士具备扎实的沟通理论知识,并熟练地运用沟通技巧。比如,某些医院护理部会邀请航空公司专职培训师为护士进行沟通技巧培训。在常规的护士培训过程中加入护患沟通专题。

3) 将患者满意度纳入护理质量考核内容:为提高护士对自身沟通能力的重视程度,规范护患间的沟通行为,将患者满意度纳入优质护理服务质量考核内容,定期将患者满意度考核反馈结果公示,帮助护士了解自身的不足,为进一步改进提供依据。

(2) 护士自身重视沟通能力培养:要提高业务技术水平,比如提高自己的穿刺能力;主动自学沟通相关知识及技能,并不断应用于临床实践。刚入职的新护士要大胆尝试与患者进行沟通。

(朱 静 姚 淳 顾 芬)

二、护士与患者家属的关系沟通

在护理工作中涉及的人际关系众多,其中护士与患者家属的关系最容易被忽视。但是,在护理实践工作过程中,发现患者家属在提高治疗效果和促进患者康复中能起积极作用。护士与患者家属沟通的好坏也直接影响医疗效果。特别是遇到一些特殊的患者(如急重症患者、婴幼儿患者、高龄患者、精神病患者等)时,与患者家属保持积极的沟通就显得尤为重要,这实际上是对护患关系的一种补充。

(一) 患者家属的角色特征

疾病的突然降临必然给患者家庭造成较大的影响,特别是家庭主要成员患病后则影响更大。患者原来承担的角色功能消退,部分角色功能由患者家属替代,家属为了照顾和支持患者,角色也将发生较大变化。

1. **患者原有家庭角色功能的替代者** 患者生病以前在家庭中的角色是相对固定的,其角色功能也相对固定。突然病倒,不能承担其原有功能,必须由其他家庭成员替代或分担原有角色功能,否则患者将无心养病。因此,患者家庭成员角色功能的迅速调整,妥善分担患者原有的家庭角色功能,对于消除患者的心理压力,使其安心养病十分重要。

2. **患者病痛的共同承受者** 疾病不仅带给患者痛苦,也会引起患者家属一连串的痛苦心理反应,尤其是那些危重症或绝症患者的家属。通常情况下,对于心理承受能力较差的患者,医护人员常常采取"越过式沟通"方式,将患者的病情和预后信息先告诉患者家属而不是患者。因此,患者家属往往要最先承受精神上的打击,为让患者配合治疗,又将痛苦抑制在心中不敢表露出来,在患者面前强装笑容,自身承受着巨大的心理压力。

3. **患者心理的支持者** 患者家属是患者情绪稳定的重要因素。患者生病后容易产生焦虑、恐惧等心理问题,需要有人给予排解和安慰,患者家属是承担这种角色功能的合适人选。患者家属的关怀对患者是一种极大的心理安慰,不少患者的心理症结只有家属才能解开,在某些方面,护士是无法代替家属的。因此,家属的心理慰藉是患者情绪稳定的重要因素,对于患者的康复显得尤为重要。

4. **患者护理计划制订的参与者** 现代护理模式需要患者的积极配合和参与,但对于危重症、婴幼儿或精神病患者等参与能力受限者,就需要患者家属的积极参与。没有患者家属提供相关病情资料,医护人员很难做出正确诊断。另外,部分患者生活自理能力受限,住院期间及出院后的一段时间内都需要有人照顾。制订患者护理计划、落实护理措施都需要家属的积极参与,特别是生活护理。因此,护士应把家属看作是帮助患者恢复健康的重要助手和支持者,善于调动家属的积极性,共同为患者提供高质量的护理。

(二) 护士与患者家属关系的影响因素

护士在护理患者的工作过程中,与患者家属接触较为频繁,在频繁的交往中难免产生与患者家属的矛盾冲突。影响护士与患者家属关系的因素主要有以下几个方面。

1. **角色理解欠缺** 护士与患者家属之间缺乏相互理解,很容易产生矛盾冲突。由于我国医疗机构中护士普遍紧缺,临床护士不足,护理任务繁重,护士长期处于超负荷工作状态,且因医学发展的局限性,护士不可能为患者解决所有的问题。很多患者家属不了解护理工作特点,不理解护士工作的难处,护士的工作稍有耽搁,就会埋怨、指责甚至殴打护士。另一方面,有少数护士,由于长期处于权威性帮助者地位,养成了较强的优越感,不善于移情,甚至对患者或其家属流露出厌烦的情绪,因而易与患者家属产生矛盾冲突。

2. **角色责任模糊** 患者家属是患者心理的支持者、生活的照顾者,也是患者护理计划的制订与实施的参与者,是护士的助手和支持者,家属和护士应共同为患者的健康负责。有些家属对自己的角色特征认识不清,认为患者住院,医院就应为患者承担全部责任,包括治疗、护理和一切生活照顾,而把自己摆在旁观者和监督者的位置,当要求家属配合或协助时,便产生不满情绪。另一方面,患者的护理需要家属积极参与,并不意味着患者的护理都由家属来完成。为患者提供优质的护理服务,满足患者的需求是护士的基本职责。有少数护士对此认识不足,把本应由自己完成的工作交给患者家属去做,这是引起护士与家属矛盾冲突的常见原因。另外,护士在为患者提供护理服务的同时,也应该充分理解患者家属,为他们提供帮助和指导,如介绍患者的病情、及时传递信息、指导他们照顾好患者等。但有少数护士因工作繁忙,把回答患者家属的问题看作是额外负担,采取冷漠的态度,敷衍了事,这也会引起护士与患者家属之间的矛盾。

3. **角色期望冲突** 人们把护士誉为"白衣天使",是对护士职业的肯定,也是对护士美好形象的期望。许多患者和家属也以此来勾画理想的护士形象,对护士期望过高,他们认为护士应该有求必应,有问必答,百问不厌,操作无懈可击,能为患者解决一切问题。他们常用这种理想化的标准来衡量现实中的每一位具体的护士,当发现个别护士的某些职业行为与他们的期望不相符,或患者的某些问题通过护理手段不能解决时,就会对护士产生不满或抱怨,从而导致护士与患者家属之间的矛盾冲突。

(三) 护士在促进与患者家属关系中的作用

护士与患者家属建立关系并进行有效沟通,目的在于指导患者家属更好地承担起自己的角色功能,有效地支持患者早日康复或平静地面对死亡。要与患者家属建立良好的人际关系,具体可采取以下措施。

1. **热情接待患者家属的探访** 患者家属会经常来医院探望患者。有的家属第一次来到医院,对环境不熟悉、不适应,对制度也不了解,此时,护士要热情接待、主动询问、给予指引,并嘱咐探视中的注意事项,这样能使家属感觉到被尊重、被接纳,从而对护士产生信赖感。即使是经常来医院探视的家属,护士也要主动打招呼,热情帮助他们。

2. **耐心解释患者家属提出的问题** 患者生病住院,家属都会向护士提出一系列与患者有关的问题,如患者危重情况、治疗前景、有无特效药、癌症会不会转移、能活多久、什么能吃、什么不能吃等诸如此类的问题。护士应根据自己的知识、经验和所了解情况,向家属耐心地进行解释,消除家属的焦虑和恐惧等情绪。通过这种交往,既可以增加家属对护士的信赖感,同时还可以通过家属做好患者的心理护理工作。

 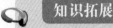 小儿静脉输液拔针后与患儿家属交流的小技巧

包括:①拔针前告知患儿家长,患儿会因为恐惧、疼痛造成哭闹不止,为防止皮下出血,一定要按血管走行方向压紧棉球,勿松手;②拔针前嘱患儿家长协助固定患儿穿刺部位的肢体或头部,防止护士拔针时因为患儿活动而使针头移位,造成不必要的皮肤损伤;③按压时不能揉,防止造成皮下出血;④按压时间要相对较长,防止针眼再次出血而造成不必要的恐慌及麻烦。

3. **虚心听取患者家属的意见** 患者家属出于对患者的关心,往往对病情观察得比较仔细,对患者的心理状态也了解得比较清楚,对于患者的护理常常能提出一些合理的建议。护士应理解家属的心情,主动向家属介绍患者的病情、治疗措施及预后,让他们对患者的情况心中有数,并征求家属的意见,以减轻他们的紧张焦虑情绪,也便于他们做好各种安排。

4. **给予患者家属心理支持** 亲人生病,家属会产生不同程度的紧张、焦虑情绪,尤其是突患急症或不治之症者的家属,往往会感到烦躁不安和孤独无助,他们很需要他人的帮助和支持。护士应耐心细致地做好患者家属的思想工作,使他们对疾病有正确认识,减轻心理负担,共同稳定患者的情绪,促进患者早日康复。

5. **指导患者家属参与护理** 一般来说,患者家属都有参与护理的积极性,希望自己能更好地照顾患者。但他们大多数不具备医疗和护理知识,不懂得如何参与,这就要求护士进行认真而有效地指导。尤其是出院后,患者的院外治疗和护理主要是由患者家属来完成,当患者出院时,护士应与患者家属进行直接沟通,指导他们更好地帮助患者继续治疗和休养。

总之,与患者家属的关系沟通对护士和患者来说都是极重要的,只有与患者家属建立良好的关系,才能不断提高护理工作效果,促进患者康复。

三、护士与医院其他工作人员的关系沟通

(一) 护士与医生的关系沟通

护士与医生是工作中密切合作的两个团队,处理好医护关系是保证医疗护理工作效果和效率的重要保障。

1. **医护关系的概念** 医护关系是指在医疗护理过程中,医生与护士双方建立与发展的工作性人际关系,其实质是一种群群关系。

2. **医护关系基本模式** 随着护理专业的发展,医护模式主要经历了从被动、从属到独立、合作的过程。

(1) 主导-从属模式:受生物-医学模式的影响,护理活动是以疾病为中心,医护之间主要是以医生为主、护士为辅,医护之间是支配与被支配的关系,从而形成了主导-从属模式的医护关系。

(2) 独立-协作模式:随着护理专业的不断成熟与发展,护理学已经成为一门独立的学科,在医疗护理工作中,护士与医生共同发挥着重要作用。在医疗过程中,医生起主要作用,是疾病诊断和治疗的主导者;在护理过程中,护士按照生理、心理、社会、文化等多方面因素对患者实施整体护理,是健康的恢复和促进者。医生与护士既要各司其职又要精诚协作,才能完成维护人类健康的目的。

3. **医护关系的影响因素** 医生与护士都有各自的专业角色以及相应的角色期待,在双方的合作中容易出现理解分歧,从而影响医护关系,具体表现如下。

(1) 医护双方存在心理不平等:受传统因素影响,部分护士习惯了机械地执行医嘱,习惯了对医生的服从和依赖;也有一些年资高、经验丰富的护士,对年轻医生不尊重、不配合;还有部分高学历护士,过于强调专业的独立性,不能很好地与医生合作,不能平等地正视自身角色。

(2) 医护双方欠缺理解:医疗和护理分属两个不同的专业,有各自不同的学科体系,特别是在专业发展日新月异的今天,若双方沟通不畅,容易造成对彼此专业的不理解。

(3) 护士压力过重：目前来看，中国的医护人员比例失调，护士偏少。同时，患者对护理质量的要求越来越高，其法律意识、自我保护意识也不断增强，护士工作压力过重，使其变得脆弱、急躁、易怒，没有过多的精力去和同行沟通，以致产生误解和矛盾。

(4) 权力与利益之争：医护双方拥有独立的专业自主权，但有时也会因为沟通协调不及时，使对方感到自主权受到侵犯。例如，医生认为医嘱是医生的事情，不需要护士的干预，而护士认为自己有权对不合理的医嘱提出意见，从而发生自主权争议而引发矛盾。医生与护士均是医院的主力军，他们之间如果存在利益之争和分配不均的现象，会影响医护关系，甚至发生医护冲突。

4. 医护关系沟通的策略 建立良好的医护关系，护士可以在许多方面发挥主动和积极的作用。

(1) 加强沟通、真诚合作：护士应积极、主动地与医生沟通，医护间互相虚心听取意见，善意地提出合理化意见。

(2) 主动宣传、避免矛盾：护士应主动向医生介绍护理专业的特点和新进展，必要时邀请医生参加护理查房和护理教学查房，以获得医生的理解和支持，避免因此发生矛盾。

(3) 相互理解、主动配合：医护工作各有特点，侧重点不同，应互相学习，理解彼此的专业特点，主动配合工作，互通信息，共同参与，协调合作。

(4) 坚持原则、适当解释：医护双方在患者的治疗及护理问题上出现了危及患者安全和健康的争议时，护士应坚持原则，为患者着想，充当患者的代言人，然后向医生做耐心细致的解释工作。

(5) 互尊互学、以诚相待：医护在沟通交际中应相互尊重、以诚相待。医护双方应该共同为患者服务，共同对患者负责，绝不能为了争自主权、争面子而不顾患者的安危。

(二) 护士之间的关系沟通

对护士群体而言，构建和谐的护际关系有利于提高护士自身素质，保持护理质量。

1. 护际关系的概念 护际关系是指在医疗护理工作中，护理人员之间的人际交往，交往目的是为了更好地为患者服务。

2. 护际之间的关系

(1) 护士长与护士之间的关系：①护士对护士长的希望。希望能与护士长搞好关系；希望护士长有较强的业务能力和组织管理能力，能够在各方面对自己进行帮助和指导；希望护士长能够公平、公正地对待每一位护士。②护士长对护士的要求。希望护士有较强的工作能力，能够完成各项工作任务；希望护士能够服从管理，支持工作；希望护士处理好家庭与工作的关系，全身心投入工作；希望护士有较好的身体素质，能够胜任繁忙的护理工作。

护士长与护士沟通交流中，双方都应明确对方对自己的角色期望，努力实现对方期望的角色功能，营造和谐的护际关系。

(2) 同级护际之间的关系：①新、老护士之间的关系。在护理工作过程中，可能由于年长的护士临床经验丰富、工作责任心强、职称高而看不惯年轻护士，常认为年轻护士缺乏敬业精神，工作拈轻怕重，缺乏礼貌；而新工作的护士因自己精力充沛、反应敏捷、动作迅速等优势，常认为老护士爱唠叨、墨守成规，在老护士面前不够谦虚和尊重，造成新老护士沟通障碍。②不同学历护士之间的关系。随着高等护理教育迅速发展，越来越多的高学历护士走向临床护理工作岗位，部分高学历的护士认为自己本科或研究生毕业，理论基础扎实，可能眼高手低不愿从事基础护理工作,不愿向身边低学历有经验的护士学习;一些低学历护士认为学历高也没什么了不起,动手能力和经验并不比自己强。因此,不同学历护士之间也会产生沟通障碍。③护士与实习生之间的关系。护士与实习护士既是师徒关系又是同行关系。带教老师希望实习护士勤快懂礼貌、积极主动、虚心学习、尊重带教老师;实习护士则希望带教老师医德高尚、业务熟练、耐心指导。但有的带教老师将带教看成额外负担,对学生态度冷淡或过多指责,造成学生对老师产生反感,导致师生之间发生矛盾。

3. 护际关系的原则

(1) 互学互尊、团结协作:在护理工作中,同行之间的互相尊重是十分重要的,要做到同行间互相尊重,就必须尊重他人意见,尊重他人的人格。护理工作者都是劳动者,相互间的关系都是平等的、相互合作的关系,应共同为患者的治疗、预防、保健、康复服务。

(2) 互助互勉、奋发进取:护士之间存在职称、学历、技术经验、思想认识的差别,以及阅历、家庭、身体等方面的不一致,在护理工作中,要提倡助人为乐的精神,互相勉励、共同进步。当别人取得成绩时,应当将其作为对自己的一种鞭策力;当同事出现差错时,应当寻找根源、防微杜渐。提倡"与人为善,治病救人",应杜绝"事不关己,高高挂起"的做法。

(3) 互相谅解支持、乐于奉献:护理工作的特点是,任何工作上的疏忽和失误都会给社会、患者和自己带来难以弥补的危害,所以护士之间的融洽至关重要。护士间要以诚相待、分工合作、互相谅解、互相支持、互相配合,共同完成护理工作;当班的工作决不留给下一班,发现别人工作中的失误要积极给予补救,形成团结互助、乐于奉献的良好氛围。

4. 护际关系沟通的策略

(1) 充分发挥护理管理者在协调护际关系中的核心作用:护理管理者是病区护理管理工作的组织者和指挥者,也是护际关系的协调者,是护士群体人际关系的核心。护理工作的复杂性、广泛性和社会性,决定了护理管理者在整个医疗护理工作过程中的特殊位置,在病区指导和带领护士共同完成护理任务,处理各种危急或突发事件。因此,护理管理者必须具备良好的道德修养、礼仪风范和沟通技巧,具有了解护士、关心护士、指导护士的意识;必须处事公平,有秩序地组织各项工作,充分发挥每个护士的积极性。

(2) 正确协调不同年龄、职称、职务护士之间的关系:护士内部的沟通以相互理解、尊重、友爱、帮助、协作为基本前提。护士之间要掌握职能与职责的尺度,上级指挥和分配下级工作是职能,下级执行上级布置的工作是职责。年轻护士应尊重级别高、年长的护士,并虚心求教;年长护士要为人师表,善于学习,爱护和培养年轻护士。

(三) 护士与医技科室、行政管理、后勤服务人员的关系沟通

在护理工作过程中,护士除了要与医生、其他护士因工作关系进行交流与合作,还要与医技科室的医务人员和行政管理部门及后勤服务部门的相关人员进行沟通。由于受教育程度和工作职责、性质、分工的不同,他们审视问题和处理问题的方式和方法也存在差异,在人际交往过程中,可能会出现各种分歧,引发各种矛盾和冲突。要处理好这些关系,双方必须互相尊重、互相理解、互相支持、互相配合。

1. 护士与医技科室、行政管理、后勤服务人员的沟通障碍

(1) 护士与医技人员的沟通障碍:由于医技科室所包含的各类专业与护理专业的差别较大,独立性很强,护士不太了解医技人员的工作内容,而医技人员对护理专业的了解也很有限,易导致在工作中出现配合不协调,在出现问题后互相不理解、互相埋怨、互相指

责,甚至是推诿扯皮,推卸责任。例如,心电图室的工作人员希望患者上午来做心电图,而护士认为上午要为患者做治疗,如果双方坚持己见,不愿妥协,会导致双方争执,造成沟通障碍。

(2) 护士与行政、后勤人员的沟通障碍:护理工作离不开行政、后勤工作的保障,同样行政、后勤人员的工作也离不开护士的支持与配合。有些护士认为,行政、后勤人员是非专业技术人员,工作的技术性不强,为医院做的贡献少,是医院里可有可无的人员,因此,在与行政、后勤人员的交往中,不尊重他们的劳动,常以命令的口气进行沟通,对他们的工作挑剔或指责,引起他们的反感。而行政、后勤人员因自己的工作不被别人理解,也得不到护士的重视,容易产生消极情绪,不主动为临床一线服务,找理由故意拖延时间,会使临床工作不能正常进行。

2. 护士与医技科室、行政管理、后勤服务人员的沟通策略

(1) 尊重与理解:是建立和保持良好人际关系的基础,也是护士与医技、后勤人员矛盾改善的要素之一。双方要尊重彼此的人格,理解彼此的工作性质,明确职业只有分工不同而没有高低贵贱之分。在双方交往过程中,护士要体现出自身良好的职业素质和修养,善于做问题的解决者,不做问题的制造者。如果是因为护士自己的工作疏忽大意,给对方造成不便或带来麻烦,应主动承担责任,真诚地向对方道歉;如果是因为对方的工作失误,造成护理工作上的被动,也不能埋怨和指责,应采取对方能够接受的方式提出自己的建议,并主动配合和帮助他们完成工作。

(2) 支持与配合:护士与医技、后勤人员相互支持、密切配合是开展护理工作的保证。双方要经常换位思考,设身处地地为对方考虑。如果对方的工作安排有困难时,护士在不影响服务质量的前提下,可主动调整工作方案,更多地为对方的工作提供方便。①护士在与药剂人员配合时:应注意按药品管理规定,有计划地做好药品领取工作,严格遵守毒(麻)药品的管理制度;②护士在与检验人员配合时:应注意掌握各类标本采集的方法和注意事项,了解疾病的诊断、治疗和检验的关系,做到及时、准确地送检标本;③护士在与影像检查人员配合时:应注意严格按影像检查前的要求做好准备工作,并按预约的时间护送检查者和所需物品到检查现场;④护士在与后勤人员配合时:应注意尊重、理解、体谅后勤人员的工作,爱护公共设施,为后勤人员减少不必要的工作量。

四、护患冲突

随着社会、经济的飞速发展,人们的就医观念发生了极大的变化,对护理服务的要求日益增高。由于人们自我保护意识的不断提高,越来越多的人在就医过程中积极维护自身的权益,从而对医护人员的职业道德、技术水平及服务质量提出很高的要求。但随着医疗改革的深入,医护人员的观念和行为及现行的医疗管理体制与社会需要越来越不适应,一系列的问题使医护人员与患者之间的矛盾更加突出,再加上社会舆论等因素,医疗纠纷不断升级,严重扰乱医院正常的医疗秩序。护患交往过程中,护士如果法制观念淡薄、服务意识不强或者护理职业行为不当,就会加剧护患双方的矛盾,导致护患冲突的发生。

护患冲突是指护士与患者双方在医疗护理活动中,对治疗方案、医疗理论的认知、治疗后果等出现分歧,从而引起双方情绪过激,产生误解,引发矛盾,甚至上升为医疗纠纷的社会现象。护患冲突是医疗纠纷的一种,是影响护患关系和谐、健康的重要因素。

(一) 护患冲突的分类

1. **医源性冲突** 主要是指由医护人员的过失行为或服务缺陷等原因引发的冲突。在护理过程中护理人员在护理技术水平、服务态度、沟通技巧和职业道德等方面都有可能造成护患之间关系的紧张,甚至引发护患冲突。比如:由于护理人员职业道德问题引发的道德性冲突;由于护理人员专业知识不扎实、技术不娴熟、对突发事件缺乏应对能力等引发的技术性冲突;由于护理人员工作责任心不强、工作作风不严谨引发的责任性冲突;由于护理人员法制观念淡薄,在工作中忽视患者的权益、侵犯患者的隐私引发的观念性冲突等。

2. **非医源性冲突** 主要是指医疗护理过程中,医疗机构和医护人员并不存在诊疗、护理过失,由于患者或者患者家属缺乏医学常识,对医院的有关规章制度不理解或其他因素引起的医疗纠纷。

(二) 护患冲突的原因

护患冲突是在护患交往过程中产生的,护理过程中医护人员与患者之间在期望与现实、需求与满足、健康与伤残、内行与外行、独立与依赖、价值与偏见、制度与现实等方面存在供需满足、个人认知等方面的偏差与不和谐,由此出现种种交流沟通不畅的情况,进而影响了护患关系的和谐。总体上来说,护患之间的冲突主要受到医方、患方、社会等方面因素的影响。

1. **引起护患冲突的医方因素** 护患之间护士占主导地位,在护患冲突中护理人员方面的原因很容易导致护患冲突的发生:①护理人员医德素养较差,在护理过程中对患者不负责任、态度生硬、缺乏同情心,倾听患者诉说病情时漫不经心、似听非听,工作态度不认真、玩忽职守等容易引发护患冲突。②护理人员技术水平有限,对疾病的发展和转归不能做出准确预测,或是责任心不强,技术操作不熟练,不严格执行各项操作规范,出了问题又不耐心解释、真心实意地道歉,也容易引起护患冲突。③护理人员的医疗过失容易引起护患冲突。在护理过程中,一些护理人员不认真执行医疗规章制度,对护理技术操作不熟悉,在护理工作中不细心、不严谨、不虚心、不请示,基础不牢、粗糙蛮干,极易在护理过程中出现差错,对患者身体造成损害,引起护患冲突。④护理人员法律意识淡薄、缺乏自我保护意识易引起护患冲突。护理人员在护理过程中,对病历书写、知情同意权履行、侵权责任等方面缺乏认识和自我保护意识,一旦患者对治疗效果有异议,容易引发护患冲突。⑤护理过程中护理人员与患者沟通时缺乏语言艺术和技巧,同行之间缺乏合作与理解,甚至互相诋毁,也极易引起患者的不满,从而导致护患冲突。

2. **引起护患冲突的患方因素** 护患交往过程中,由于患者及家属存在认知的偏差、期望值过高、自我保护意识增强等,导致患者在出现与自我预期的结果不同时采取多种方式"讨说法"的情况,从而引发护患冲突;患者就医心理因素、情绪状态和不规范的就医行为等可能会影响疾病的治疗效果,从而导致护患间的冲突;患者及患者家属对护理工作的特殊性和高风险性缺乏了解,一旦出现不理想的治疗效果,就有可能引发冲突。

3. **引起护患冲突的社会因素** 从社会角度来看,医方与患方之间诚信缺失、屡屡出现的高额赔偿的诱惑、个别新闻报道的负面效应、患者医疗费用负担加重、尚未普及完善的法律规范及医疗风险保障机制等,均会对护患冲突有一定的影响。

(三) 护患冲突的处理策略

1. **提高护士职业素养** 护士端庄的仪表,饱满的精神面貌,良好的行为举止,文明优雅的谈吐,熟练地操作技能给患者留下良好的第一印象,为取得患者的信赖和建立良好的护患关系奠定基础。"忧在心而不形于色,悲在内而不形于声",在护患之间产生争执,甚至发生护患纠纷时,应保持冷静的头脑,切勿冲动、感情用事,防止因情绪激动说出伤害患者感情的语言。通过倾听,了解患者的真实想法,对患者不理解的地方予以耐心解释。

2. **加强护士业务素质** 改善护患关系的核心问题就是提高护理质量。患者最关心的问题是在短时间内能够治愈疾病,遇到的医护人员有丰富的知识、精湛的技术和强烈的责任心。因此,护理人员要不断学习,钻研业务,不断提高知识水平和操作技术,以有效地避免和减少护患冲突。

3. **树立护士法律观念** 随着人们法律意识的日益增强,医护人员要认真维护患者的权益,如参与权、知情权和隐私权等,使患者对于自己的治疗、护理方案和医疗费用做到心中有数,使医务人员在医患、护患权益差异的矛盾中发挥积极的主导作用。

4. **强化护士服务意识** 有一位患者曾说:"我不求护士能'一针见血',但求护士的一丝笑容。"可见,友善的态度、温馨的笑脸、温和的举止、亲切的话语会调动患者积极乐观的情绪,减轻患者的心理负担。因此,要强化服务意识,赢得患者对医务工作者的信任和尊敬。

知识拓展 　　**最常引起护患冲突的10句话**

"你去找别人,这不是我们的事。"
"我不知道,不清楚。"
"这是常有的事,不足为怪。"
"这种小问题连小孩子都会。"
"你要知道,一分钱,一分货。"
"绝对不可能发生这种事。"
"医院的规定就是这样。"
"我知道了,你回家等着吧!"
"这种问题我们见得多了。"
"你如果不满意,去其他地方告吧!"

(朱　静　姚　淳)

第四节　门、急诊护理工作中的礼仪与沟通

门、急诊是医院的门面,也是患者到医院就诊的第一站,反映出该医疗机构的管理水平。门、急诊护士的工作礼仪恰当和良好的护患沟通能明显提高患者的就诊满意度。否则,会导致患者投诉等。因此,门、急诊护士的礼仪和护患沟通技巧培训,成为提高护士礼仪修养的重要内容。

一、门诊护理工作中的礼仪与沟通

门诊是普通患者就医的主要场所，人们健康出现问题时首先进入门诊，门诊患者就诊量大，流动性强，排队挂号、诊室前排队、等候预约检查、排队取药等等候时间长，患者急切地想尽快让医生就诊，尽早地完成检查，往往会有焦虑、烦躁等消极情绪。面对带有复杂情绪的就诊患者，门诊护士在工作中需要具备以下礼仪规范和沟通技巧。

1. 规范的仪表　护士着装应符合护理职业特点，护士服要干净、整洁、合体，如戴燕帽要端正，给患者干练的感觉。临床上常见蓝黑色笔把护士服口袋底部染了颜色，应及时清洗干净，保持护士服本来的颜色。

2. 规范的形体语言　微笑对患者来说胜过千言万语，可以大大缩短护患之间的距离，从而减少患者的心理压力，消除护患之间的陌生感和恐惧感。热情礼貌接待患者，当有患者走来时要及时起身相迎，见到乘坐轮椅者、行动不便者、老人要及时帮助，不要面无表情、皱眉头，不要表现出不耐烦和漫不经心。当门诊就诊患者不多、工作空闲时，门诊护士不可操作手机等私人电子产品，更不能有边接待患者，边通过手机和他人聊天等行为。

3. 规范的职业用语　俗话说"良言一句三冬暖，恶语伤人六月寒"，门诊作为医院服务的窗口，首先接待患者的就是门诊护士，门诊护士的言行举止直接影响就诊患者对医院的就诊满意度。门诊护士要耐心回答患者及其家属的询问。当患者问方向性问题时，门诊护士指导医技检查室、药房等的位置要准确，防止患者往返而引发投诉。在与患者沟通时要面带微笑，不可把情绪带到工作中，态度要和蔼，同情患者，都有助于患者对医院产生信任感。对于一些不熟悉的问题或自己无法解决的问题，不能说"不知道"，要遵守首问负责制，自己不知道要请患者稍等，请其他高年资护理老师或门诊护士长协助解决。对待患者不能有歧视性的语言。

对于初次就诊的患者，门诊护士要做好门诊就诊流程介绍等工作。门诊护士要主动向患者介绍医院门诊情况、医院环境、设施、借用轮椅等物品、医院开展的新业务新技术项目。分诊时要仔细询问，分诊准确，主动向患者介绍就诊科室的专家和门诊医生情况、主要检查项目、就诊步骤、科室诊室位置、就诊需要带的资料或物品。注意说话的语气、语调和表情，沟通时遵循先用普通话交流，如果发现患者会当地方言，护患可以用方言交流。多应用安慰性语言，以使患者心情稳定，更顺畅地接受门诊就诊、检查和治疗。

4. 规范的门诊就医环境　门诊环境要整洁，把门诊按照护士岗位属地化管理，比如某层门诊楼的公共区域地面积水或有纸屑或血迹，该楼层上班的门诊护士要及时巡视，并通知保洁人员及时做好清洁处理工作，不能出现因为是公共区域就无人管的现象。门诊的就诊秩序也非常重要，维持良好的排队秩序是门诊护士工作的重要内容，要保持一诊室一患者，不可以多位患者同时在一间诊室。护士可以借助信息化手段比如电脑自动叫号系统，来维持良好的就医秩序，为医生诊疗创造一个良好的、安静的环境，从而提高工作质量和工作效率。门诊护士要管理好排队、插队现象，这也是引起投诉的原因之一。对于复诊的患者，尽量帮助分诊到原诊治医生，这样可保证就诊的连续性。

5. 规范的健康教育指导　门诊护士不仅要正确指导患者完成就诊流程，还要做好疾病的健康宣教指导工作。要采用壁报、宣教手册、电子宣教屏幕、门诊健康大讲堂等方式向患者宣教疾病的基本知识，检查(如增强 CT、PET-CT 等)的注意事项；患者领取好药物后，还要指导患者按照医嘱或处方要求按时准确用药,包括药物可能会出现哪些不良反应,并告知患者如果出现药物不良反应要及时就医。

6. **规范的专科护理门诊礼仪与沟通** 近年来全国各大医院专设护理门诊,包括 PICC 门诊、伤口门诊等,由具有相应资质的专科护士出诊。在进行 PICC 导管维护或伤口换药或疾病指导时,动作要熟练轻柔,减少患者的身体痛苦;在与患者沟通时,不要说绝对性的语言。另外,有些并发症单靠门诊护士无法解决,需要寻求相关科室医生的帮助和指导,或者指导患者到相关的科室就诊。

研究表明,AIDET 沟通模式可以应用在 PICC 专科护理门诊中。AIDET 沟通模式包含了与患者沟通的程序和标准用语,即问候(acknowledge,A)、介绍(introduce,I)、过程(duration,D)、解释(explanation,E)和致谢(thank you,T)。

问候(A):护理人员问候患者时应当主动积极,使患者感到亲切、心情舒畅。使用合适的称谓与患者进行交流,了解患者近期疾病病情,护理人员主动拉近与患者之间的距离。

介绍(I):向患者介绍护理门诊专科护士的构成、工作职责、护理人员能力和工作方法,在操作过程中,告知患者注意事项。

过程(D):让患者了解 PICC 维护的过程和持续时间,向患者介绍门诊维护的主要步骤、大概时间、维护过程可能会有的感觉、可能出现的不适症状以及会采取何种措施等。

解释(E):向患者认真解释护理操作的内容。解释各项护理措施的必要性,让患者每周定期维护一次,向患者宣教日常生活中的注意事项、并发症的观察、肢体锻炼的方法等,发现问题时的记录方法。解答患者提出的各种疑问和困惑。比如,在专科护理门诊诊室内可以放映 PICC 维护的短视频或给患者,发放相关的健康教育手册。

致谢(T):在护理服务完成后向患者表示感谢,让患者感到护士真诚的服务态度。

7. **规范的儿童门诊礼仪与沟通** 儿科门诊患儿年龄小、依从性差,护理人员应尽量保持微笑,对于输液门诊的患儿因怕痛而不配合,可以讲一些儿童感兴趣的话题,通过电视大屏幕播放少儿动画片,和患儿讨论卡通人物,转移患儿的注意力,有助于成功穿刺。选择合适的语调和声调,使用通俗易懂的语言,还要和患儿家长做好解释工作,取得患儿家长的配合。在给患儿静脉穿刺未成功时,要及时说声抱歉,并寻求其他护士的帮助。

二、急诊护理工作中的礼仪与沟通

急诊护理服务的对象主要是急危重症、突发外伤、车祸伤等患者,由于是突然发生,患者及其家属心理上还未准备好,存在恐惧、焦虑、急躁等心理。急诊护士第一时间参与患者分诊、辅助检查和救治。急诊护理工作质量和护理技术水平关系到患者生存情况,因此急诊护士不仅要具备良好的身体素质、健康的心理素质和精湛的技术水平,还要具备良好的急诊护理工作礼仪和护患沟通技巧。

1. **做好急救前的准备工作** 急诊护士接到 120 电话开始就要通知医生,准备好心电图机、心电监护仪、呼吸机、抢救车等急救器械。如果是批量伤,要通知护士长,是否启动院内批量伤的协同救治体系。

2. **积极主动地配合诊治和抢救** 通过迅速地与患者或家属交谈,快速分诊。在医生到来之前,急诊护士可以酌情予以急救处理,比如非 120 送来的患者,可能出现呼吸、心跳停止,急诊护士要立即予以心肺复苏。在配合医生抢救过程中,如果执行口头医嘱,要按照急救口头医嘱执行相关管理制度,向医生复述一遍再执行,确保紧急情况下正确的药物进入患者体内。

3. 稳定患者及家属情绪,注意礼仪规范　　急诊患者由于突发病情紧急、危重,患者家属缺乏心理准备,因此表现出情绪紧张、惧怕心理。急诊护士在紧张救治过程中,要同时给患者和患者家属必要的适当的安慰和解释;重要的诊疗方案制订要医生和患者家属共同协商制订,尽快使患者和患者家属消除紧张情绪;对于患者家属的过激语言,要冷静对待,应理解患者家属此时的心情。急诊护士在抢救过程中医护沟通语调可能比较高,但是在与患者家属沟通时要注意语气和语调。

4. 科室间要团结协作、文明礼貌　　批量伤和多发伤需要不同临床科室、急诊护理、检验科、放射科、挂号收费处、注射室、行政等多个部门协同救治。各部门要严密配合,团结协作,注重同事间的文明礼貌,相互理解,互相尊重,共同协作完成急救工作,不要因言语不慎、行为过激而伤害其他同事感情,影响急救工作。

5. 急诊科工作场所暴力防范　　工作场所暴力是指员工在工作时受到虐待、性骚扰或攻击的事件,涉及对其安全、福祉或健康的明显或隐性挑战。由于急诊患者多发病急、病情重,且多见酗酒、吸毒、精神病发作等,急诊护士所遭受的工作场所暴力远比医院其他科室护士要多。急诊暴力事件来源部分是由于医护与患者沟通说话的方式或态度不适当,部分是患方提出不合理的要求。当患者或家属在抱怨或者提出不合理要求时,医护人员应尽量保持稳定的情绪,倾听患者的难处并表示理解和同情,对其提出的问题有选择性地回答,尽可能提出切实可行的解决方法,避免"情绪之窗"打破和进一步恶化。同时,医护人员应提高各项急救操作的水平和应急能力,提高人际沟通交流的能力,这些是减少急诊工作场所暴力的根本所在。

第五节　病房护理工作中的礼仪与沟通

病房是患者住院的场所,"三分治疗,七分护理",在护理过程中护患之间的礼仪与沟通技巧对提高住院患者的满意度发挥着重要作用。住院患者入院后在等待确诊结果和治疗方案时及手术前等多伴有焦虑、紧张、恐惧等心理。病房护士与患者接触最为频繁,从患者入院开始就要热情礼貌地对待患者,运用掌握的知识积极安慰患者和患者家属,有助于缓解患者的焦虑,使患者安心住院,树立战胜疾病的信心,从而促进患者快速康复。

一、患者进入病房后的护理礼仪与沟通

患者在看门诊时已开具住院证,持住院证到住院处办理住院,之后进入病房,由护士完成住院期间的护理工作,具体护理礼仪和沟通如下。

(一) 做好入院指导

患者入院时,护士应礼貌接待患者,起身迎接,面带微笑,安排患者落座,并进行自我介绍"您好,我是××护士,由我负责接待您,请您把门诊病历、住院证、缴费清单交给我",双手接过患者病历以示尊重;查看无问题后在医院电子信息系统上及时加入患者信息;询问患者过敏史和既往史,给患者佩戴手腕带,如果有过敏史要在手腕带上标记清楚,并查看门诊病

历上有无过敏史记录,如没有需要补记录;如果同时还有其他护理人员在场,其他护理人员也应主动向患者打招呼,亲切微笑,点头示意,以表示欢迎。

由于患者或患者家属不熟悉医院环境和规章制度,入院后责任护士要对患者进行入院宣教指导,包括环境介绍、主管医生和护士、检查科室位置等。患者刚到陌生的环境,可能要问的问题比较多,责任护士要有耐心和同情心,一一进行解答。责任护士首先对自己和主管医生进行简单介绍:"您好,我是您的责任护士,我叫＊＊＊,您叫我小＊就行了,您有什么事情可以随时找我。您的主管医生是＊＊医生,一会儿他就会来看您,询问您的病情情况。"如患者病情允许,可以让患者一起进行入院宣教,包括病房环境,告知患者护士站、医生办公室、主任办公室、卫生间、治疗室、换药室、配餐间、污洗间、留取标本放置处,之后送患者到床旁,告知患者床对应的床旁柜、用具及有关设备的使用方法。告知患者浴室水温调节方法,并告知患者穿防滑拖鞋,注意防止跌倒。介绍医院规章制度时,须注意使用礼貌用语,注意语气和措辞,不要使用强制性、生硬的措辞,尽量使用"您""请""谢谢"等比较温暖的词语。

(二)巡视病房礼仪与沟通

护士巡视病房是护理工作的重要部分,在巡视病房时,要求做到开关门轻、走路轻、说话轻。在巡视病房时护士鞋要大小合适,走路鞋子不可拖沓,不要像穿拖鞋一样,尤其夜间会吵醒患者,影响患者睡眠。夜间手电照明不要照到患者的脸,以免惊吓患者。护士要根据护理级别按时巡视,不要超前记录。早上巡视时要对患者说"早安"或"早上好,昨晚睡得还好吧?",晚上巡视时要说"晚上好,今天感觉如何?有哪里不舒服吗?",让患者感到护士时刻在关心自己的病情。

(三)健康教育指导礼仪与沟通

住院患者各项检查注意事项、治疗用药不良反应、围术期注意事项等,都需要护士进行健康教育指导,原则是根据不同年龄、文化程度等采用个性化的健康教育方式,比如年轻患者可以通过微信公众号等多媒体手段进行健康指导,而老年患者可以通过字体比较大的图片或视频进行指导。在健康教育指导时要条理清楚,重点明了,再次巡视时让患者复述一遍注意事项,检查患者是否记住重要的注意事项。老年患者比较容易遗忘,宣教时频次要增加。

(四)床边教学查房礼仪与沟通

临床上要求每个月病区、大科、护理部层面要开展床边教学查房,教学查房的对象为疑难、复杂或罕见病例。教学查房前提前告知患者开展教学查房的目的,参加护士和护生人数,可能要占用患者多长时间,需要患者配合的事项,征得患者同意后,再定好时间向护士发布。责任护士汇报病史可以放在示教室等场所,不要在床边汇报,防止泄露患者疾病诊断等相关信息。在进行护理体检时,注意拉隔帘,保护患者隐私。在提出护理诊断后,给予的相关护理措施要切实可行,并与患者边交流边指导,通过教学查房,让护士掌握新知识的同时,让患者也要了解相关的饮食、疾病注意事项等信息。

二、儿科病房护理礼仪与沟通

面对儿童这个特殊的群体,护士应该与患儿及其家长多接触,了解他们的需求,对患儿实行人性化护理,科学制订护理计划,实施护理活动,取得他们的理解与支持,使护理工作能够顺利进行。

（一）注重护理服务艺术

1. **注重仪容仪表**　护士工作时必须保证衣着干净整洁、举止端庄得体，对待患儿及其家长要保持足够的耐心、关心与热情，良好的服务意识，用通俗易懂的语言主动与患儿进行沟通交流，耐心讲解病情，使患儿及其家长可正确认识病情，消除不良情绪；提供人性化的护理服务，赢得患儿及其家长的信任，使护患关系可良好建立，为医院树立良好形象，提升整体医疗服务水平。

2. **微笑服务**　在仪态语言中，面部表情最为丰富，且最具表现力。在人际沟通方面，表情起着重要的作用。护士的表情应该是真诚、亲切、友好的，护士美好的内心世界及护士对患儿和蔼可亲的态度是通过面部表情传递给对方的。而微笑不仅在外表上能给人以美感，还可以最真实地表达自己的热情与友善之意，且能产生巨大的感染力。

3. **加强人文关怀**　做到有"爱心、耐心、诚心、责任心"，对患儿充满爱心，对患儿及家长的过分要求忍让在先，耐心解释，要做到诚心诚意地全方位、全过程服务。

4. **与患儿沟通的语言技巧**　如今的孩子在家中就像"小皇帝、小公主"，患儿生病后惧怕穿白大衣的医护人员。作为儿科护士，不但要掌握一些心理知识，还要学会和患儿交流。针对不同患儿的性格特点，或鼓励或哄劝，在为患儿做治疗前，要笑脸相迎，用温暖的话语给患儿留下亲切的印象。"阿姨给你轻轻地扎，好不好？你真棒！""你一定是一个勇敢的孩子。""咱们给其他的小朋友做一个榜样。"这些话语往往会起到一定的积极作用，在为患儿治疗的时候也可以用能够吸引他们的玩具转移他们的注意力，以顺利完成治疗。

5. **与患儿家属沟通的语言技巧**　一旦孩子生病，全家人都着急。儿科护士要理解他们的心情，耐心、细致地做好解释工作，往往因家属的不满，会影响到患儿的情绪。多与家属沟通，讲解病情，并把一些喂养及一般疾病的家庭护理等知识及时向家属宣教。护士在语言运用上，要讲究技巧、艺术。如一位醉酒的家长没能立即找到医护人员就破口大骂："人都死哪儿去了，快来给我的孩子看病。"而此时护士正在抢救一位危重症患儿，如果这时候再保持沉默，会影响其他患儿。护士应温和地对他说："您好，请您轻声点儿。我们正在抢救一个比您孩子的病重得多的孩子，请您理解。护士会在最短的时间内为您的孩子治病的。"短短的几句话，一般家长都能安静下来。如果还没有奏效，那就采取冷场的方法，等家属慢慢冷静下来后，再做解释工作。

6. **苦练基本功，不推诿责任**　精湛的技术、良好的应急能力和全面的理论基础知识是维系沟通效果的纽带。护理技术扎实的基本功不再局限于输液、打针，而且还包括现在的静脉留置技术、锁骨下静脉穿刺、化疗给药及呼吸机患儿的护理等，这都需要护士提高自身技术，适应发展。有一些患儿家属专门挑岁数大的护士或护士长，根本不让年轻护士静脉穿刺。这种心情可以理解，同时也说明护士要做有心人，虚心学习，用精湛的技术赢得患儿和家属的尊重和信任。如果护士操作时患儿不太配合，再加上血管细微、患儿肥胖等因素，会发生一针穿刺不成功的情况，这时应换其他护士并要真诚地向家属说声"对不起"，取得患儿及家属的谅解。不能将责任归咎于患儿"孩子太胖了，血管看不清"或"孩子太瘦了，血管太细"。

（二）抽象式沟通技巧

1. **儿童游戏**　对幼童而言，游戏就是他们的工作，幼儿借着游戏操弄物体，探索环境，增进对事物的认识与了解，发挥想象力、创造力与解决问题的能力。为患儿提供游戏机会，缓解他们的紧张情绪。

2. 儿童绘画　绘画是最有效的沟通形式之一,儿童的图画能诉说许多有关的信息,因为儿童将其人格特性投射于画中。一个儿童的图画,可代表他自己、他的经验和一些对他有意义的事。为患儿提供绘画的工具,让他们沉浸在自己的世界里,忘却病痛。

3. 让患儿表达感受　交谈时,应与患儿平视,不可凝视,凝视会使其觉得不自在。要诚实待之,不可答应不能兑现的诺言,以免破坏护士和患儿之间的互信。声音应平静且轻声细语,若护理人员的音调提高会使患儿退缩,甚至大哭。说话要清晰,以患儿能懂的程度来说话。患儿对护理人员的每个姿势都会很在意,突然或迅速的移动位置会吓坏他们。但过分的亲切态度,也可能适得其反。依患儿的反应来调整沟通方式,当患儿无法沟通时应协助其表达。留心注意患儿在抽象式沟通中所表达交谈的内容。

(三) 对不同年龄段儿童采取不同的沟通方式

1. 对3岁以下患儿　护患沟通主要是护士与家长多交流,了解家长对患儿病情的担心,理解家长对患儿生病面临的压力,对家长的要求做出合理回应,设身处地为家长着想,帮助家长护理患儿,向他们介绍疾病的相关知识及平时如何预防疾病的发生。对于不合作的家长,护士应耐心劝说,取得家长的支持。同时抚摸与搂抱较小的孩子会产生良好的心理效果,可消除患儿对护士的恐惧心理,也可拉近护士与家长的心理距离。

2. 对3岁以上至学龄前患儿　护士应掌握这个时期孩子的心理,用赞美与夸奖的语言,使其能够很顺利地配合护士的治疗。护士应善于表达自己对患儿的关心,对患儿使用合适的称呼。部分患儿输液时间长,承受不了,护士可组织患儿做一些小游戏,或学习一些简单的知识,也可以放一些轻柔的音乐,吸引患儿的注意力,使治疗过程顺利完成。

3. 对学龄期患儿　护士应耐心解释患儿的提问,同时尊重患儿,协助与指导患儿如何配合治疗与护理。一些疾病病程长,家长担心疾病会影响患儿的正常学习,这些较大的患儿如病情允许应集中安排在比较安静的房间,让他们在治疗时间外能够学习,避免吵闹,以免中断学业。

三、妇产科病房护理礼仪与沟通

妇产科的患者都是女性,心理比较敏感,情绪易起伏,因此在感觉不舒服时易情绪波动,如被询问到以往病史时,患者会感觉到害羞;在第一次做手术或者患有急危重症时会忧虑害怕;患有不孕不育症或者性病的女性则极易出现自卑、内疚等。在面对患者的各种心理状态时,护士应体谅和理解患者,学会换位思考,对患者进行人性化的护理,从而保证患者的身心健康。另外,在相关治疗中往往会牵扯到患者的隐私问题,应注意保护患者隐私。比如,未婚女性的性生活史不愿让父母及他人知道,又或未成年人意外怀孕需流产等私密事件。而且,大多时候,患者病情紧迫,相应的医疗活动开展匆忙,具有极高风险。在开展中,突发因素多,比如患者失血过多、体质弱等。这就要求护士不仅要具备极高的护理水平,而且还必须拥有良好的沟通能力,以保证护理活动顺利进行。此外,患者手术后恢复速度以及术后的性生活和谐度等都是护士要兼顾的。

(一) 围产期孕妇护理沟通技巧

围产期保健工作面对的是准妈妈。准妈妈们的身体随着腹中宝宝一天天地长大而发生着一系列变化,因怀孕而带来的种种不适与不便也随之而来。现代生活节奏加快,工作压力加大,有初为人母的喜悦,但同时也有早孕的低热、恶心、食欲减退,中孕的忧心忡忡,晚孕的行动不便等,使有些孕妇显得心急气躁。护士进行集中健康教育讲课、发放健康教育处方、制作宣传版面、应用各种手段对孕妇进行宣教。比如,孕期检查时间、检查意义,孕早、中、晚期注意事项,入院准备婴儿护理等。从怀孕的第 1 天至产后 42 天为整个孕产期保驾护航。比如,胎动不安的孕妇前来做围生期保健时,护士应首先用关怀的语气询问:"您看起来很慌张,有什么感觉不对吗？不要着急,慢慢说,我会帮助你的。"孕妇会说:"我感觉他(她)动得太多了。"护士应从容镇定、有条不紊地陪同孕妇一起进入检查室,用屏风遮挡,立刻给孕妇用电子胎心监护仪监测,并讲解一些有关胎心、胎动的常识,让其紧张不安的情绪安定下来；同时低流量氧气吸入 20 分钟,注视着对方表示理解与同情,让孕妇感觉到亲人般的关爱。孕晚期孕妇平卧做检查后不易起床,护士要主动搀扶,并鼓励说"不要怕,再坚持坚持,马上就可以见到宝宝了。所有的母亲都会经过这个过程,所以都说母亲是这个世界上最伟大的人。"护士的热心、耐心、细心和责任心体现在细微之处。

(二) 剖宫产患者护理沟通技巧

由于产妇对剖宫产知识缺乏了解,容易产生恐惧和焦虑,特别是经过试产且不能正常生产需要转剖宫产时,产妇没有心理准备,过于担心手术的危险性及术后恢复。护士应面带微笑,用温柔得体、通俗易懂的语言,向产妇讲解剖宫产的目的和重要性,使产妇身心处于最佳状态,平稳、愉快地接受手术。手术后护士应主动跟产妇和家属沟通,了解产妇的想法和情绪,用关怀性的语言来缓解产妇的痛苦,通过沟通,使产妇减轻疼痛,康复信心倍增；指导产妇正确饮食,加强营养,促进伤口愈合。由于剖宫产术后最初几天产妇不能采取坐起或其他舒服的姿势给婴儿喂奶,护士应主动指导卧床哺乳的技巧。

四、老年病房护理礼仪与沟通

我国老年人口以每年 0.4% 的速度持续增长,预计到 2050 年老年人口将占全国总人口的 20%。老年患者是一个特殊的群体,身体衰弱,情感也脆弱,需要更多的关心和照顾,护士要多与患者进行有效的沟通与交流,认真倾听他们的心声,及时使用语言或非语言沟通给予反馈。护患之间真诚有效的沟通是护理活动人性化的体现,是护理人员掌握患者对护理服务所思、所想、所求、所感的最佳途径,是良好护患关系的基础,同时也是护理人员职业素质的体现。因此,和蔼的语言、关切的眼神、认真的态度都可以给老年患者极大的心理安慰,使他们愿意向护士倾诉,倍感温暖,缓解紧张情绪。

(一) 与老年患者的语言沟通

1. **消除老年患者的恐惧情绪** 老年患者在治疗的过程中,往往希望得到医护人员的关心与安慰。当患者办理入院后,护理人员应主动、亲切地将患者带领到床位,向患者主动介绍,根据患者病情嘱咐日常饮食；在沟通的过程中,采用简单易懂的字句,避免引起误会,建立良好的医护关系。每日查房主动倾听患者的感受与意见,及时解决患者在生活中遇见的可解决的问题。护理人员耐心地倾听患者的烦恼,及时给予建议,引导老年患者走出不良情绪的控制,引导他们建立健康的生活保健思想。平时适当地与患者交谈日常话题,使患者保持良好的心情。对于患者出现的身体不适,应及时床旁问诊,排除危险因素。语言沟通时注意以下事项：①语言通俗易懂,可用本地方言,尽量少用医学术语,以拉近与患者的距离。②围绕主题,提前准备好沟通的主题,要始终围绕讨论主题。③有礼貌,尊重老年患者的权利及隐私。④注意声调的运用,声音大小要适宜,声音不可太大,但对听力下降的患者要适当提高音量,在提高音量的同时要注意面带微笑,语调柔和,吐字清晰。⑤注意称呼,对待老年患者不可以直呼姓名,要称呼患者为"爷爷"或"奶奶",让患者感受到亲人般的温暖。

2. **关心和尊重老年患者** 在治疗的过程中,除了掌握病情外,还要关心老年患者的日常生活。在日常操作时,言行举止要礼貌。对于患者的建议,可采取的适当采取,不可采取的要耐心解释,避免说话大声、态度过激、不理睬的行为,以避免使沟通局面僵持。护理人员在日常的交流与操作过程中要细心观察患者的饮食习惯,注意行为、语言禁忌,有无病情、心理、情绪的变化,及时给予处理,针对患者的心理、生长背景对患者进行人文、个体化心理护理。

3. **消除老年患者的孤独心理** 由于老年患者大多已退休离职,子女在外地工作,缺乏交流、倾诉对象,在长期的独居下老年患者易产生孤独心理。在护理的过程中,可适当地安排同龄患者进行交流,举行茶话会,丰富老年患者的生活。对于行动不便的患者,应适当帮扶。联系患者家属,嘱其注意多与患者的沟通交流。平时可建议老年患者多参加锻炼,多听广播、收看电视节目,驱除孤独情绪。

4. **其他** 对于失语或有气管插管等无法用语言表达的患者,可运用书写、图表或图片等非语言沟通方式,可让患者表达自己的想法和需求。

(二) 与老年患者的非语言沟通

1. **触摸** 如表示理解时轻拍患者背部,为久病卧床的患者翻身,搀扶重症偏瘫患者进行功能锻炼等。在传统的护理服务中护理人员常常不注重与患者接触时的肢体温度,尤其是在冬季可能出现冷手接触老年患者的现象,从而不利于肢体语言沟通护理的开展。为此,护理人员必须注意护理时的肢体温度。护理人员在向老年患者提供肢体语言沟通护理服务的过程中,肢体动作必须做到"轻"和"缓",避免造成肢体上的伤害,并提高老年患者对肢体语言的认可度与理解力。

2. **点头** 表示认同时应点头,目光要平视患者。

3. **沉默** 患者十分悲痛、孤独、悲观失望的情况下,护士应尽可能陪伴,给患者温暖和力量;当患者烦躁、心情激动、怒气冲天、措辞强硬时,护士除了必要的提醒、制止外,最好的办法是沉默;对于某些难以回答或不能回答的问题,护士要用避重就轻的办法处理。

4. **眼神** 在日常接触或者是进行语言沟通时,患者可以从护理人员的眼神中获取护士对自己的关心程度、是否关注自己的遭遇等。护士可以通过眼神流露出对患者忍受痛苦的同情,表达对患者的关心,增强患者对护士的信任。目光接触可以产生积极的效应,如镇静的目光可以给恐慌的老年患者带去安全感;热情的目光可以给老年患者带来温暖;鼓励的目光可以给老年患者带来信心等。

5. **表情** 护理人员和蔼、自然、亲切的表情,特别是微笑的面孔,可以使老年患者感受到友善、平静和安全感,使患者服从安排、配合治疗,有助于患者康复。反之,如果护理人员的表情冷漠,那么就可能会增加老年患者的紧张心情,会使患者认为护理人员难以接近,从而不愿与护理人员进行交流,影响有效的护理。

(三) 老年患者护理礼仪

1. 与老年患者沟通的要点

(1) 理解性语言:对于第一次来院的老年患者,完成门诊挂号—看病—检查—等结果—开药—缴费—取药等多个环节后,其烦躁、易怒、焦虑、恐惧、猜疑、紧张情绪在输液时可能瞬间爆发。此时护士应宽容,表示理解,讲话时语速放慢,用语准确严谨,语言简洁精练,避免专业术语,针对性地为其讲解和指导,来疏导老年患者的情绪。

(2) 尊重老年患者:老年人自尊心强,语言沟通中护士要学会尊重老人,在交流中不可随意跟老年患者开玩笑,特别是第一次见面的,对老人态度亲切,对提出的问题要耐心听,不随意打断话,不要过于跟老人争辩,不伤其自尊。护士良好的倾听习惯,会在老年患者心里树立可信度,又让其感受到"人虽老了,但精神上没有受冷落"。适当的称呼,也是对老年人的尊重方式之一。

(3) 非语言沟通:护士应仪表端庄,整洁大方,服务热情,淡妆上班,护理操作时动作优美、娴熟、轻盈柔和,让患者愿意配合护士操作。老年人思想守旧,如果护士浓妆艳抹、说话粗鲁会对其产生厌恶心理,阻碍沟通,影响护理操作。

(4) 技术沟通:老年患者的血管缺乏弹性,血管壁薄、通透性增加,有些血管短且弯,有些甚至看不见,靠手摸血管等,穿刺的难度很大。因此,应掌握精湛、娴熟的穿刺技巧,实现一针见血,一次性穿刺成功,减少操作给患者带来的痛苦。穿刺成功后,做好健康宣教,告知其注意事项,让患者真切地体会到护士不但操作技术好,所学的医学知识也扎实。充分得到老年患者认可,并在他们心里留下好印象,这样老年患者会自愿地跟护士交流,让护理工作由被动变为主动。

2. 对不同老年患者进行个性化的沟通

(1) 对高龄、高职务、高级别的老年患者:①重视对对方的称呼。部分老干部由于离开原有的工作岗位,离退休及疾病带来了负面影响,容易产生失落感、孤独感及恐惧感,因此对老干部可以称呼其离职前的职务。②认真聆听。鼓励老人畅所欲言,进一步了解老人,而不是为回答问题而聆听,有利于患者真实地反映情况。③注意宣教内容的详尽、准确性。老干部对待自己的疾病较一般老年患者更认真、仔细,护士应充分准备好宣教内容,不得出现前后不一致的矛盾,要讲明原因、步骤等。

(2) 对脾气急躁的老年患者:要有耐心,态度要温柔,做到百问不烦。耐心解答患者的问题,可以使患者情绪很快安定下来,并且会对医护人员产生信任感。

(3) 对爱唠叨的老年患者:爱唠叨的老年患者喜欢讲授他们的经验,有些会被其不厌其烦地重复诉说。护士需要有耐性,不要随便反驳或露出不耐烦的表情,否则很容易激起他们的不悦或令其难过,可以用引导式的谈话逐渐引开话题。

(4) 对听力下降的老年患者:应凑在患者耳边大声说话,并辅以手势、点头等动作,并请患者复述一遍或者将内容写在纸上,以免有误。

(5) 对记忆力下降的老年患者:护士在进行宣教时要耐心、细心、多次讲解,也可将内容写在纸上,以达到强化的效果。

(6) 对性格内向、沉默寡言的老年患者:最重要的是倾听和投其所好,耐心地引导并鼓励患者说话,从患者的日常生活中观察他们的喜好,逐渐切入正题。

五、重症监护室护理礼仪与沟通

重症监护室(intensive care unit,ICU)患者不仅病情危重,加之环境改变,亲人不能陪伴,以及对治疗费用和疾病预后的担忧,使得患者精神压力大,而 ICU 护理人员成为与患者接触交流最多的"朋友"。

1. 入科礼仪　患者入住 ICU 时,会产生莫名的恐惧、焦虑、孤独和无助感,影响患者的身心健康,从而加重病情。因此,拉近与患者之间的距离,让患者在陌生的环境里有安全感,护士应在工作中使用通俗性、礼貌性、安慰性、鼓励性语言,避免使用简单生硬、粗鲁、讽刺、谩骂性语言;在护理工作中要注意每一个细节。在患者入科前做好各项准备措施,包括病床和各种监护设备的准备,千万不要让患者"等待"。采用规范化语言,如责任护士对首次入科患者采用人性化宣教,环境介绍,对一些择期手术术后进 ICU 监护的患者,术前针对性宣教,可减轻他们进入 ICU 时的紧张心理。

2. 使用呼吸机患者的沟通技巧 使用呼吸机的患者可能无法顺畅地表达自己的意思,医护人员要及时准确地获取患者的想法,解决患者的心理问题。

(1) 眼神交流:眼神交流是在护理中常用的一种方法,特别是对用呼吸机的患者来说,他们心理不安情绪较为严重,无法通过语言表达自己,通过眼神表现渴求、急躁、惊恐等情绪,医护人员如果只应用语言可能无法让患者感受到情感,因此就需要应用眼神,表示鼓励、关注、安慰等,给予患者信心,让他们可以更加安心地接受治疗。

(2) 保持微笑:在 ICU 中的患者思绪混乱,很容易影响自身的情绪,医护人员与其沟通时要时刻保持微笑,用微笑感染患者,使得患者可以时刻保持积极向上的态度。

(3) 控制护患距离:在与患者接触时要控制好距离,用呼吸机过程中患者需要进行插管,因其痰液多、黏稠,吸痰次数增加,会增加患者的痛苦,导致患者的配合度降低,严重影响治疗速度,因此需要护理人员加强对患者的安抚,轻抚患者的额头、手,用语言鼓励患者,提升患者的信任。

(4) 控制护患交流时间:医护人员在护理的过程中还需要控制好交流时间,交流时间短,无法全面掌握患者的信息;但是如果交流时间过长,患者会感受到压力,因此需要合理控制交流时间。在患者前多逗留,确保患者需要时能够及时与其交流。当患者交流困难时要鼓励、引导他们平复情绪,慢慢沟通,满足患者的需求。

(5) 重视与患者家属的沟通:患者家属在患者进入 ICU 后也承担着重要责任,进入 ICU 后患者与家属见面的机会减少,这让患者缺乏亲情支持,因此医院在非探视时间给予患者充分地关怀外,还需要根据患者的情况增加患者家属探视的时间以及频率,让患者与亲人能够更好地进行交流,在患者家属的帮助下患者的治疗依从性会进一步提升。

(6) 语言与非语言交流配合应用:语言与非语言交流配合应用是与使用呼吸机患者交流时最常用的方法,部分患者年事已高、听力下降,如果只用语言交流可能无法全面掌握信息,配合手势或写字板会起到补充作用。而且应用非语言交流会让患者感受到医护人员的关注,缓解他们的不安情绪。

第六节 护理操作中的礼仪与沟通

各种护理操作是护理人员为患者实施治疗与护理,帮助其恢复健康的重要手段之一。在护理操作过程中,护士以友善、礼貌的态度和娴熟的技术对待患者,将有助于建立良好的护患关系,从而使得患者以更积极的心态配合治疗与护理。护理操作中礼仪规范并不完全相同,应根据操作的种类、特点和要求,以及患者的性别、年龄、学历、职业、个性等不同,区别应用。

一、操作前的礼仪与沟通

1. **充分准备**　实施任何护理操作前护士均应明确患者的病情、操作目的、所需物品、具体操作方法、实施中的注意事项及意外情况发生时的处理原则与方法、实施后观察记录的内容等。经过充分准备后操作,才能尽可能地保护患者的安全,获得较好的治疗效果。比如静脉穿刺时,如物品准备不齐全,要往返治疗室取东西,有可能导致穿刺处未固定或留置针堵塞等,也会让患者对护士失去信任。

2. **仪容、仪表得体**　在为患者进行护理操作前,要注意保持自身工作服干净整洁,洗手,戴口罩,以提高患者对护士的信任感。同时,还要保持得体的举止,如行走时轻快敏捷;入病房门口时先轻轻敲门再进入,并随手关门;进入病房后微笑点头,亲切礼貌地与患者打招呼、向患者问好,然后再开始操作前的各项准备工作。护士手指甲不能过长,不能染有色指甲,护士露出的皮肤表面不要有纹身等。护士得体的仪容、举止在操作前、中、后全过程都要积极保持。

3. **言谈礼貌、解释清晰**　操作前护士应以礼貌的语言向患者清晰地解释本次操作的目的、患者准备、操作方法、操作过程中需要患者配合之处、操作中有可能出现的不适,以减轻患者对护理操作的恐惧感,取得患者的配合。在操作前护士要严格执行查对制度,确保后续操作安全。

二、操作中的礼仪与沟通

1. **态度和蔼,真诚关爱患者**　在操作过程中,对待患者的态度要和蔼、真诚,通过言谈、表情和举止语言表示对患者的关心和爱护。在操作过程中,应注意与患者随时沟通交流,比如上肢静脉PICC穿刺到20厘米左右,需要指导患者将头转向穿刺侧并紧贴锁骨,必要时需要助手协助患者完成此动作;询问患者对操作的感受,随时为患者解除焦虑并予以适当的安慰。

2. **操作技术娴熟**　娴熟的操作技术、扎实的护理知识是对患者的尊重和礼貌。动作轻柔、操作技术娴熟、态度温和,都可以有效地减轻患者在护理操作过程中的不适感、恐惧感,同时能减少投诉等医疗护理纠纷。这就要求护士平时加强基本功训练。

三、操作后的礼仪与沟通

1. **亲切的嘱咐和安慰**　护理操作结束后,应根据患者的病情及所实施的操作项目对患者给予亲切的嘱咐和安慰。给患者安置舒适的体位,整理好病床单位。通过嘱咐、安慰和询问,可以了解患者接受操作后的感觉、操作后预期效果是否达到,以及宣教操作后的相关注意事项、仪器的操作可能会发生哪些情况,并告知患者有事呼叫护士帮助。

2. **真诚致谢**　当患者配合护理人员完成护理操作后,护士应当对患者的合作表示诚挚的谢意。感谢患者对护理操作的配合,同时也让其进一步明确这种配合将非常有利于其健康的恢复。诚恳的感谢,体现了护理人员良好的礼仪修养和高尚的职业道德。

（顾　芬）

【实践活动】

一、患者入院护理实训

[目标]通过实训,理解病区护士与其他部门护士之间的交往礼仪。掌握接待新入院患者的基本程序,以及"自我介绍""住院介绍"的内容与方式,做好在医生到来之前护士应该做的工作,消除患者的恐惧和陌生感。

[时间]2课时,80分钟。

[材料]

(一)人物

患者:1人。

陪同者(患者家属或同事、同学):1人。

护士:2人。

(二)场景及物品

1. 护士站包括:①办公桌椅;②电话机;③患者住院一览表;④住院病历(包括诊断小卡、床尾卡等);⑤体重计;⑥体温计;⑦秒表;⑧血压计;⑨留取常规标本(如粪、尿等)容器;⑩患者服、面盆、热水瓶等生活用品。

2. 病室包括:①床号;②病床(备用床);③床头柜;④床旁椅;⑤呼叫器等。

(三)剧情

自行编排。

[步骤]

每组5人,5~8分钟内完成角色扮演(可自编情景剧、配旁白等)。

[实施]

1. 针对患者入院护理的程序,设计在过程中可能出现的问题,编撰剧本。

2. 每组组长提前将小组的纸质版剧本交给任课教师。

3. 按照小组顺序进行情景角色的表演。

4. 表演时间5~8分钟。

5. 请表演组的成员说说自己对角色的定义和对剧本的总结。

6. 随机选2名观众点评本组表演。

二、患者入院护理实训考核

[目标]每位同学参与角色扮演后,在掌握患者入院护理程序的同时,能更好地在患者入院过程中建立良好的护患关系。

[时间]2学时,80分钟。

[实施]

1. 每组5人,分角色扮演患者、患者家属、值班护士、实习护生、住院处护士等。其他人观察每个角色的表现,并交换练习。

2. 随机抽取小组表演,其他同学观看并指出不足。

3. 教师归纳总结。

[考核表]表5-3。

表5-3 患者入院护理实训考核表

项目	要求	应得分	实得分
仪容仪表	衣冠整洁得体,仪表落落大方	5	
	表情自然,举止文雅,符合角色与情景要求	5	
语言表达	语言流畅,吐字清晰,表达流利	10	
	具有良好的沟通技巧,富有感染力	10	
肢体表达能力	表演自然不生硬	5	
	体态大方,台风端庄	5	
情景编排设计	剧本内容新颖,为原创设计	10	
	主题鲜明,各人物形象塑造完整	10	
	情节丰富,故事有起伏,饱满富有张力	10	
临床护理思维	结合临床实际情况,合理充分利用理论知识	5	
		5	
	掌握患者病情,有计划性地处理问题,为患者进行具体的病情健康指导	10	
人文关怀素养	护士态度亲和,尊重并关爱患者,剧本体现人文关怀	3	
整体配合	角色分配合理	2	
	配合默契,动作连贯	3	
时间	控制在5~8分钟内	2	
总分		100	

(张 默)

思考与练习

一、单项选择题

1. 护理工作礼仪不包括(　　)
   A. 护理仪容、仪表礼仪　　　B. 护士商务礼仪
   C. 护士言谈礼仪　　　　　　D. 护士交往礼仪
   E. 护理服饰礼仪
2. 护理工作礼仪基本要求不包括(　　)
   A. 尊重患者　　　　　　　　B. 举止文雅
   C. 美颜化妆　　　　　　　　D. 雷厉风行
   E. 诚实守信

3. 医疗领域中的共情是指医护人员在临床实践中，能站在患者的角度，正确地感知患者的情绪，准确地识别和评价患者的情感状况，并形成有效的诊疗护理干预措施，以满足患者的躯体需要和减轻患者心理痛苦的一种（　　）
   A. 情感体验能力　　　　　　　　B. 沟通能力
   C. 学习能力　　　　　　　　　　D. 认知能力
   E. 创造能力

4. AIDET沟通模式包含了与患者沟通的程序和标准用语，主要包括（　　）
   A. 问候和介绍　B. 介绍和解释　C. 问候和过程　D. 解释和致谢　E. 以上都是

5. 与老年患者语言沟通应注意以下哪项（　　）
   A. 语言通俗易懂，可用本地方言，尽量少用医学术语
   B. 围绕主题，提前准备好沟通的主题，要始终围绕讨论主题
   C. 有礼貌，尊重老年患者的权利及隐私
   D. 注意声调的运用和称呼
   E. 以上都是

6. 下列不属于非语言沟通特点的是（　　）
   A. 间断性　　B. 真实性　　C. 广泛性　　D. 通用性　　E. 差异性

7. 下列不属于语言沟通类型的是（　　）
   A. 交谈　　　　　　　　　　B. 演讲
   C. 护理文件写作　　　　　　D. 倾听
   E. 说话

8. 下列描述中说法不正确的是（　　）
   A. 触摸有利于个体生长发育　　B. 触摸有利于信息传递
   C. 触摸有利于改善人际关系　　D. 触摸可以应用于所有文化背景
   E. 触摸用于补充语言沟通

9. 下列说法中不正确的是（　　）
   A. 非语言沟通在护理工作中无处不在
   B. 患者可能随时观察护士的非语言行为
   C. 护士可通过观察患者的非语言行为了解患者状态
   D. 护士应特别注意自己的非语言行为
   E. 在护理工作中非语言沟通应一直多于其他沟通方式

10. 护理人际关系的特征不包括（　　）
    A. 专业性　　B. 时限性　　C. 复杂性　　D. 社会性　　E. 单一性

11. 患者对护士说："我在1987年得过肺结核。"这种沟通属于（　　）
    A. 一般性沟通　　　　　B. 事务性沟通　　　　　C. 分享性沟通
    D. 情感性沟通　　　　　E. 共鸣性沟通

12. 产妇刘某，30岁，营业员。目前宫口开至2厘米，因剧烈疼痛，不断呻吟，满头大汗，护士打算为其进行产前指导。刘某烦躁，拒绝与护士对话。目前影响护患沟通的主要因素是（　　）
    A. 患者性格内向　　　　　　　B. 有其他人员在场

C. 患者对指导内容不感兴趣   D. 患者疼痛

E. 患者产前知识缺乏

二、简答题

1. 简述人际沟通在护理工作中的作用。
2. 简述护患关系的基本模式。

三、案例分析

1. 结肠癌患者老李术后首次行化疗,需要责任护士小红进行 PICC 穿刺。患者不能理解 PICC 穿刺的意义,小红把老李叫到护士吧台谈话;穿刺准备用物有些需要自费,小红让老李家属去自费购买穿刺用物时,忘了签署知情同意书;穿刺后小红忘记给老李 PICC 维护记录本,也漏登记了本次穿刺情况。

问题与思考:此案例中,分析护士小红在沟通方面上存在哪些不足之处?应怎样开展治疗性会谈?

2. 患者周某,46 岁,家庭经济负担重。张护士在护理查房时,周某不光叙述病情,还不停在说自己的家庭情况等,张护士一直耐心并面带微笑地倾听,周某在陈述之后感到心情放松了很多并且很感谢张护士。

问题与思考:运用你所学过的沟通知识,分析张护士运用了何种沟通技巧?

参考答案

一、单项选择题

1. B 2. C 3. A 4. E 5. E 6. A 7. D 8. D 9. E 10. E 11. B 12. E

二、简答题

1. 人际沟通在护理工作中具有至关重要的作用:①连接作用;②精神作用;③调节作用。无论是护患关系的建立,还是医护关系、护际关系的发展,均依赖于有效的人际沟通。

2. 护患关系的建立与发展受到医学模式和文化背景的影响。根据护患双方在共同建立及发展护患关系过程中所发挥的主导作用的程度不同,将护患关系分为 3 种基本模式:①主动-被动型模式,又称为支配服从型或纯护理型模式,是一种传统的护患关系模式。此模式受到传统生物医学模式的影响,以疾病护理为中心,将患者视为简单的生物体,忽视了人的心理、社会属性。②指导-合作型模式,又称为指引型模式,是一种护士指导、患者有限度合作的护理模式。该模式是近年来在护理实践中逐步形成和发展起来的,将患者视为具有生物、心理、社会属性的有机整体,也是目前护患关系的主要模式。③共同参与型模式,又称为自护型模式,是一种以平等合作为基础的护患关系模式。以护患间平等合作为基础,强调护患双方具有平等权利,共同参与决策和治疗护理过程。

三、案例分析

(略)

(朱 静 姚 淳 顾 芬)

第六章 护士职业形象

学习目标

- 课程思政与素质目标
  - 培养和提升塑造护士职业形象的能力。
  - 培养正确的护理职业价值观。
- 知识与能力目标
  - 能说出职业形象和护士职业形象的概念及意义。
  - 能说出塑造护士群体形象的意义。

案例导入

年轻护士小陈原本打算在2020年情人节和男友登记结婚,但突如其来的新冠疫情打乱了计划。她取消了登记预约,毅然地穿上防护服,成为医院首批抗击新冠疫情的护士,护理新冠肺炎患者。这期间,一张她与男友戴着口罩隔着医院玻璃门亲吻的照片感动了无数网友,被众多网友称赞为"最美护士""最美面孔""是我们身边95后最好的样子!"小陈说:"既然选择了这份职业,就做好了奉献的准备。在人民群众生命和健康受到威胁的危急关头,身为医护人员,我只是做了应该做的事情。"

思考:小陈为我们塑造了一个什么样的护士形象?

第一节 概 述

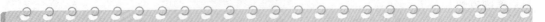

随着社会的进步与发展,人们对护理工作的要求越来越高,不仅要求护士必须具备扎实的护理知识和熟练的护理技能,而且要有良好的服务意识和美好的形象。护士的职业形象是社会大众对护理人员在为患者提供护理活动时的综合表现而形成的整体印象,是护士素质、文化水平、职业道德和规范行为的体现,是护士外在美与内在美的和谐统一。护士的职业形象是通过护士的仪表、风度、行为举止和姿态等外在形象和护士的职业道德品质、知识、心理状态等内在素质彰显出来的。"白衣天使"是社会及人们对护士职业形象的美好期望,其形象地表达了护士职业形象美的内涵。努力塑造良好的护士职业形象,为护理对象提供优质的护理服务,是社会发展的客观要求,是建立良好护患关系的需要,也是促进现代护理学科发展的重要举措。

一、职业形象

(一) 形象

形象是指形体和意象,是具体事物的外在表现及其本质特征的外在体现。形象是人的视觉所能感知的空间性的美,正如黑格尔所说"美是形象的显现"。形象既包括客观事物的色彩、线条、形状、声音等外在形式的美,也包括客观事物的生命力、影响力、韵律和精神等内在美。

从心理学的角度来看,形象是人们通过视觉、听觉、触觉、味觉等各种感觉器官在大脑中形成的对某种事物的整体印象,简言之就是知觉,即各种感觉的再现。形象不是事物本身,而是人们对事物的感知,不同的人对同一事物的感知不完全相同,因而其正确性受到人的意识和认知过程的影响。

(二) 职业形象

1. **职业形象的概念** 职业形象是指在职业工作场所中群体或个人在公众面前树立的形象,是职场中群体或个人的素质修养、专业态度、技术和技能等的外在体现。职业形象可以通过职场人员的衣着打扮、言谈举止、职业技能等表现出来。

2. **职业形象的内容** 包括外在形象、品德修养、知识结构和沟通能力四大方面。

(1) 外在形象:人的外在形象主要通过着装打扮、言谈举止彰显出来。服饰、仪表是首先进入人们眼帘的信息,特别是人们初次相识时,由于双方不了解,服饰和仪表就在人们心目中占有很大分量。穿衣要得体,这是良好外在形象最基本的要求。言谈举止是一个人精神面貌的体现,开朗、热情、面带微笑让人感觉随和亲切、平易近人、容易接触。通过优雅的言谈举止可以"放大"自身形象,而第一印象中的93%都是关于外在形象的。

(2) 品德修养:是人的境界、涵养、素质和品位的集中体现,也是人的立身之本和形象的内涵。优良品德修养的熏陶和润泽,能够内化为个人价值选择和价值判断的准则,不断丰富我们的精神世界,完善我们的人格和道德品质,成为职业发展的重要推进力量。

(3) 知识结构:是指一个人经过专门的学习培训后,所拥有的知识体系及专业技术能力的构成情况与结合方式。合理的知识结构和精湛的专业技术能力,是指既要有扎实的专业知识,又要有广博的知识面,还应具备专业发展实际需要的最合理、最优化的专业技术。这是现代职业技能岗位的必要条件,也是人才成长和发展的基础。

(4) 沟通能力:是与他人有效地进行信息沟通和交换的能力,包括外在的技巧和内在的动因。一个具有良好沟通能力的人,可以将自己的专业知识及专业能力充分发挥,与领导和同事建立良好的人际关系。

3. **职业形象的原则**

(1) 尊重区域文化:不同文化背景的职业对职业形象的需求不同,对职业个体就有相应的要求。任何个体都不能我行我素地破坏区域文化的制约,而应遵循区域文化的要求,塑造自己的职业形象。

(2) 符合集体倾向:不同的职业形象都有一定的集体倾向性,只有从业人员的职业形象符合主流趋势时,才能促进自己职业的提升。职业形象就像个人职业生涯乐章上跳跃的音符,搭配着主旋律会给人创意的惊奇和美好的感觉,而脱离主旋律则会打破和谐,给自己的职业发展带来负面影响。

(3) 遵循职业标准:有5个标准,分别是与个人职业气质相契合、与个人年龄相契合、与办公室风格相契合、与工作特点相契合、与行业要求相契合。个人的举止更要在标准的基础上,在不同的场合采用不同的表现方式,在个人的装扮上也要做到在展现自我的同时尊重他人。例如,因为职业的特殊性,我国卫生主管部门要求医务人员工作时一律按规定穿工作服、戴工作帽;穿着工作服时不得外出,不准进入食堂、浴室,不准进食、吸烟等。

二、护士职业形象

护士职业形象是指护士群体或个人在护理实践中仪表、思想、语言、行为、知识、技能等的外在表现。它不仅体现在护士的仪表、风度、行为举止和姿态等外在形象中,而且反映了护士的职业道德品质、知识、心理状态等内在素质。在护理工作中,良好的护士职业形象能唤起患者对护理人员的信赖感,从而增强战胜疾病的信心,不仅对患者的身心健康有着积极的影响,而且对护理专业的发展也具有极其重要的作用。

(一) 护士职业形象的形成和发展过程

护士职业形象的形成和发展,经历了早期护理阶段、中世纪护理阶段、南丁格尔时代和当代护理专业学科体系确立阶段4个时期,其内涵随着护理学科体系的发展而不断变化和丰富。

1. **早期护理阶段** 在早期社会,护理行为的承担者主要是妇女,她们用母爱的本能和女性的细心在家抚育孩子、照顾患者和老人。这种殷勤慈祥、无微不至的"慈母"形象构成了护理形象的最初内涵。另外,因为医院较少,人们患病后往往求助于宗教,请教堂中的神父治疗疾病,而承担护理工作的则是教堂中的修女,修女们遵从上帝的诫命,以传递上帝的大爱为目的去关怀和帮助患病的人们,这又为护理职业增添了圣洁与仁爱的内涵。

2. **中世纪护理阶段** 在中世纪,由于罗马帝国的分裂,护理学的发展极为落后,护理工作不再由神职人员来承担,而主要由一些贫穷人家的妇女因为生活所迫而担任,护士职业形象也曾被社会视为地位低下的仆人形象,这个时期的护士职业形象的内涵长期影响着社会各界对护理职业的认识和评价。

3. **南丁格尔时代** 19世纪中叶,南丁格尔开创了科学的护理事业,把护理工作发展成为一门专业。在克里米亚战争中,南丁格尔带领着护士们以崇高的献身精神、善良的心灵、科学的知识救护了大批伤员,从死神的手中夺回了成百上千士兵的生命,在全世界人们面前塑造了崭新、美好的"白衣天使"的护士职业形象。从此,改变了社会各界对护理职业的认识和评价,使社会和公众认识到了护理工作的重要性。南丁格尔所主张的"护士必须具备一颗同情心和一双愿意工作的手"和倡导的护士必须具备"精湛的护理技能和献身精神"成为这一时期护士职业形象的内涵。

4. **当代护理专业学科体系确立阶段** 自南丁格尔创立护理专业以来,护理从此摆脱了宗教色彩,逐步走向科学发展的轨道和正规的教育渠道。南丁格尔在护理实践中意识到"从事护理工作要有高尚的品格、相当的专业知识、专门的操作技能",所以大力推动护理教育。之后,护理专业发展迅速,逐渐确立了近代护理专业的社会地位和学科地位。在近100多年来,经过护理老前辈们的不断努力、发展、充实和提高,护理学已发展成为一门独立的学科。2011年3月8日,国务院学位办颁布了新的学科目录设置,其中护理学从临床医学二级学科中分离出来,成为一级学科。伴随着学科的发展,护士职业形象也得到了不断地升华。

(二) 护士职业形象与护理礼仪及人际沟通的内涵关系

1. **护士职业形象与护理礼仪的内涵关系** 护理礼仪是一种职业礼仪,是护理工作者在进行护理工作和健康服务过程中所遵循的行为标准,是护士素质、修养、行为、气质的综合反映,它既是护理工作者修养素质的外在表现,也是护理人员职业道德的具体体现。良好的护士礼仪不但能使护理人员在护理实践中充满自信心、自尊心和责任心,而且其优美的仪表、端正的态度、亲切的语言、优雅的举止,可以创造一个友善、亲切和健康向上的护士职业形象。因此,护士职业形象和护理礼仪具有相辅相成的辩证统一关系。

(1) 良好的护士职业形象是护理礼仪追求的最高境界:规范护士工作礼仪的最终目的在于培养和提高护士的职业修养,塑造良好的护士职业形象。当前各大医院都非常重视对护士工作礼仪的培训,希望能借助于规范的护理工作礼仪,提升护士群体的形象,进而提升医院的整体形象,从而促进医患及护患关系的良性发展。

(2) 护理礼仪是护士职业形象的表现方式:护理人员的形象礼仪,不仅反映个人精神面貌,更重要的是代表护士整体的形象和医院的形象。护士每天接触和护理各种各样的患者,规范的护理礼仪会产生积极的内在效应,能使患者在心理上得以平衡和稳定,给患者留下了良好的印象,同时对患者的身心健康将起到非医药所能及的效果。护理人员的礼仪也反映了医院的管理水平和服务质量,其对护理服务工作的影响是不可低估的。整洁、友善、端庄大方的护理人员形象,能使患者产生好感,从而取得良好的治疗效果,有助于护理质量的提高,有利于患者的尽快康复。

护士职业形象的塑造是需要通过礼仪训练来促进和完成的,而良好的形象又能反映出护士良好的礼仪素养。因此,在护士日常学习与工作中,必须注意礼仪修养的培养,展现护士的良好形象。

2. **护士职业形象与人际沟通的内涵关系** 人际沟通是建立良好人际关系的基础,是人与人之间进行交流和传递信息的过程。护患沟通是护理实践活动中最基本的人际沟通,这一沟通直接影响护患关系的建立和护士的职业形象,也进一步影响到整个护理领域实践活动的展开与良性运转。

(1) 完美的护士职业形象,是护士与他人良好沟通的基础:第一印象在人际交往过程中起着重要的作用,倘若一开始便留下出色的第一印象,会在未来的人际交往过程中事半功倍;反之,则可能要费尽心思,才会改变别人心目中的形象。而决定第一印象的几大因素包括容貌、语言、态度、穿着和身体语言,这些因素都是构成形象的重要因素。因此,护士要塑造微笑、整洁、文明、娴熟的良好职业形象,以便与患者进行良好的沟通。

(2) 良好的人际沟通,是塑造完美护士职业形象的需要:现代的医院尽管拥有许多先进的医疗设备和精湛的医疗护理技术,但在护理服务过程中,如果缺少精神的、文化的、情感的服务,就会影响护士的形象和医院的形象。所以加强护患沟通,与患者建立良好的关系,是塑造护士和医院形象的需要。整体护理活动的实践表明,护士需要70%的时间用于与他人沟通,剩下30%左右的时间用于分析问题和处理相关事务。很显然,如同其他职业一样,护理不仅需要专业知识和技能,而且越来越需要与他人沟通的能力。

(三) 塑造护士职业形象的意义

形象是当今社会文化的核心概念,职业形象有助于其专业在社会中的发展,可以作为专业发展的时代特征呈现出来。塑造护士职业形象的意义如下。

1. **有助于我国卫生事业的发展及医学模式的转变** 全球人口老龄化、疾病谱改变和人们对健康需求提高等时代性的变化,对卫生服务事业的发展不仅带来了机遇,同时也带来了挑战。发展卫生事业,必须注重卫生工作人员综合素养的提升。护理人员得体的举止、恰当的言谈等良好的礼仪行为不仅能提高卫生工作人员的形象,还能给对患者的心理和生理健康产生积极的影响,促进患者恢复和维护身心健康。

2. **加快护理专业的发展** 护理专业的历史发展过程充分说明了护士职业形象对护理专业生存和发展的重要性。负面的护士职业形象,不仅会影响人们对护理专业的选择,也会影响有限医疗卫生资源的分配及社会对护理专业的认识和评价,进而影响护理专业在社会中的地位,导致专业发展缓慢。因此,塑造良好的护士职业形象是每位护士的责任和义务,我们应不断加强素质修养,创造更高的职业精神境界,让护理事业在高层次服务领域得以开拓和发展,促进护理专业的自身发展。

3. **有助于护士个人的发展** 良好的护士职业形象不仅能够提升护士的个人品牌价值,而且还能提高自己的职业自信心。护士个人的容貌、魅力、风度、气质、衣着和谈吐等外在的形象,可以随着工作的过程和职业形象的塑造而得以更大的开发和利用。

第二节 护士职业形象的塑造

护士职业形象是外在美和内在美的统一,护士应具有内外兼修的完美形象。人的美不仅在于其面貌、衣着和头发等,而且在于其内在美。调查显示,患者所期望的理想护士形象包括服务态度好、性格温柔、情绪稳定、善于忍耐、技术精良、工作负责。因而,塑造完美的护士职业形象非常重要。

一、护士内在形象的塑造

内在美是指人的内心世界的美,也称为心灵美。内在美是人的精神、道德、情操、性格、学识等内在素质的具体体现,是美的本质与核心。护士的内在美是职业形象美的根基。南丁格尔说:"护士是没有翅膀的天使,是真善美的化身。"护士的内在美是外在美的基础,是从事护理工作的前提。

(一) 高尚的品德

道德是一种社会意识形态,它依靠社会舆论、内心信念和传统习惯的力量,来调整人们相互之间及个人和社会之间关系的行为规范。护理工作要求护士必须具备高尚的道德修养、道德意识、道德情操。

1. **树立良好的职业道德** 护士在工作中直接面对的是生命,应把救死扶伤看作自己的天职,尊重患者,爱护患者。护理学科的创始人南丁格尔十分重视护士的品德教育,她说:"我们要求妇女正直、诚实、庄重,没有这3条就没有基础,则将一事无成。"护士良好的职业道德表现在护士对患者的爱心及对待工作的耐心细致和诚恳热情,表现在对患者的极端负责的精神,只要是患者需要,无论事情多么微不足道,护士也应尽力予以帮助。

2. **确立正确的价值观**　护士的工作状态能直接反映出护士对护理事业和他人利益、集体利益的根本态度,"健康所系,性命相托",是护士应有的价值观。患者把自己的生命托付给了我们的医护工作者,把病中的需要照料、安慰及康复的希望寄托给了护士。护士该如何面对渴望帮助的患者,如何对待疾病和生命,这与一个人的价值观密切相连。护士应在平凡的职业中不断提高自己的精神境界,树立正确的价值观。

3. **培养高尚的情操**　情操是一种高层次的人类感情,是情感的升华,是人的重要品质。中华民族把高尚的情操视为至高无上的精神追求。孟子认为高尚的情操是"富贵不能淫,贫贱不能移,威武不能屈",范仲淹认为"先天下之忧而忧,后天下之乐而乐"就是高尚的情操。对于护理人员来说,热爱自己的专业、修身、养性、真心的关怀和无微不至地照顾患者就是高尚的情操。

(二) 诚实的心灵

1. **诚实**　护理工作要求护士具备高度的工作自觉性和责任感,具备诚实的心灵,诚实地对待工作和患者,才具有诚实可信之美德。

2. **慎独**　慎独是儒家用语,是指在独处时,自己的行为依然要小心谨慎。这是道德修养的重要内容。护士应具备慎独的美德,特别是在无人监督的情况下也要一丝不苟,能够恪尽职守,以道德信念为约束力,维护患者的利益。护士为患者进行护理常是独立完成的,是否按照操作规程去做,取决于护士工作责任心和自觉性,这是一道无形的警示牌,要永远刻在护士的心中。

(三) 良好的性格

1. **乐观、豁达、谦和、宽容的性格**　"最好的药物是愉快的心情。""一种美好的微笑胜过十剂良药。"具有乐观、豁达性格的护士,会让患者感受到光明和快乐,这样寒冷会变成温暖,痛苦会变成舒心。谦虚、温和的人容易与人建立亲切、谦和的关系,使人感受到美好和快乐,而宽容的人总能找到生活中的幸福。

2. **学会缓解压力**　护理工作是具有一定压力的工作,护士所承受的压力已经成为一种职业性危险,并可能给护士身心带来严重的影响。因此,护士在给患者提供高质量的护理服务的同时,也应具备健康的心理素质、良好的性格、稳定的情绪。只有学会转移各种不良刺激和压力,保持热情、愉快、稳健的情绪,才能帮助护理对象产生乐观向上的情感,增强战胜疾病的信心。

3. **培养健康的职业性格**　良好的职业性格可以通过现实的影响和有意识的教育培养而获得。因此在学校的教育中,就应该有意识地培养和形成健康心理素质和职业性格,养成温和耐心、心胸开朗、真诚待人、善解人意、勤奋认真、吃苦耐劳的性格品质。

(四) 丰富的知识

知识是素质的基础。随着护理学科的发展,护士的职能已由单纯执行医嘱转变为"以人为中心的护理,要为护理对象提供生理、心理、社会及文化全方位的照顾",这对护士的知识水平和技术能力有了更高的要求。因而,护士应该做到以下几点。

1. **树立终生学习的理念**　由于护理工作的特点决定了护士应具有与众不同的知识和智能,并具备灵活地将理论知识运用于为患者服务的能力,如专业操作能力、分析力、鉴别力、创造力及思维能力等。作为一名护士,不但要保持终生学习的理念,还需要在当今社会高速发展的进程中,不断学习新思想、新理念和新技术,依据医疗科技的发展需要,实时更新自己的知识和技能。在不断学习和积累中,创新护理工作的服务质量,显示出护士职业的美好,更好地把护理知识、自然科学、社会科学、人文科学及美学知识贯穿和应用。

2. 丰富自己的知识结构

(1) 护士知识结构的内容:南丁格尔曾经说过:"人是各种各样的,由于社会职业、地位、民族、信仰、生活、习惯、文化程度的不同,所患的疾病与病情不同,要使千差万别的人都能达到治疗或康复所需要的最佳身心状态,这本身就是一门艺术。"要保证这种艺术的成功,护士必须要拥有广泛的知识结构,包括:①基础医学和临床医学知识;②丰富的护理理论知识;③相关的人文护理知识,如社会医学、护理行为学、护理服务学、护理心理学、护理伦理学、护理美学与礼仪等;④要有熟练、精湛的护理操作技术及良好的人际沟通能力。

(2) 护士知识结构的特性:①知识累积的超前性。护士要使护理工作有更高的起点,就要使自己知识的累积具有超前性,以适应未来护理市场的需求。②知识学习的动态性。事物是在运动中发展的,护理专业的发展无论是硬件,还是软件都表现出极快的更新速度,因此护士的知识库也应随之不断充实提高并随之发展,而不能总是"用老眼光去看待新问题"。③知识应用的务实性。为更好地适应现代社会的发展,护士应对护理专业倾注爱心,不断学习、刻苦钻研、精益求精,用自己所学的知识,实实在在地为患者提供最佳的服务,切实解决患者的需要。

(五) 健全的人格

健全的人格是不断进行自我"修炼"的结果。护士优秀的职业人格,是护士自觉加强品德修养、知识修养和行为修养的结果。护士的人格美往往体现在护理工作的细微之处。如护士对患者的心态、情态及身体状况的悉心观察和照料,有时甚至比患者自己考虑的还要周到。护士要对患者在不同的情境中的心态和情态有较深的了解和理解,并在此基础上能够谅解患者的言行,用正确的方式使患者平静下来,从而美化患者的心境,使护理工作目标得以实现。

树立护士职业形象美是护士不断提高个人修养的过程,是护士良好的职业素质的一种自然表露,而非做作和模仿所能达到的。护士要塑造良好的护士职业形象,就要不断加强职业道德修养,塑造美的心灵,拥有美的情感、情操及健康的人格,确立对人,特别是对患者的正确态度,使自己的内在美与外在美有机地结合起来,以塑造出最佳的护士职业形象。

二、护士外在形象的塑造

护士的外在形象是护士的仪容、仪表、举止、行为、语言等外在表现形式的总称。护士端庄、稳重、健康的外在形象能增强患者的信任感,有利于建立良好的护患关系,增强患者战胜疾病的信心。护理人员要用自己的言行举止来展示自身的知识与价值,树立良好的职业形象。

(一) 护士的仪表形象

仪表是指一个人的外部形象,是其容貌、衣着、修饰的统一,也是人的精神面貌的反映。护士的职业仪表,是指护士工作时的着装、表情、面貌。患者在接受护理服务时,首先接触护士的仪表。而美的仪表能唤起患者的美感,赢得患者的信赖,更好地配合护理工作。同时,美的仪表也是护士尊重自我、尊敬他人的一种行为规范。护士美的仪表包括护士的仪容美、仪态美和服饰美等。

（二）护士的体态形象

体态主要是指身体呈现的样子。护士的体态是一种无声的语言，是传递信息的一种符号，是护理活动中的重要沟通方式，是彰显雅俗的重要标尺。训练有素的举止、优美的体态、得体的风度，能显示出护士良好的素质和职业特点，也是护患有效沟通的基础。优美的体态可以给予患者美的享受，使其心情舒畅，也会增强其战胜疾病的信心。护士的体态形象包括：端正的站姿、稳健的行姿、端庄的坐姿和优雅的蹲姿。

（三）护士的行为形象

行为美是人在行动中所表现出来的美，是心灵美的表现形式之一，反映了心灵美的内容。护士的行为美是护士整体形象的一个重要组成部分。"促进健康、预防疾病、减轻病痛、恢复健康"是护士的基本职责，是护士一切行为的出发点。护士的行为美包括以下几方面。

1. *服务中体现护士的行为美* 主要体现在全心全意为患者服务的行为和过程中。护士端庄典雅、落落大方的仪态，可以激发患者的愉悦情感，树立向往美好生活和战胜疾病的信心；良好的慎独修养体现出的诚信美德，可以促使患者发挥主观能动性，改善治疗行为，增强机体抵抗疾病的能力；体贴入微的照顾，发自内心的关怀，可以增进患者社会适应能力的提高，改善患者的生命质量。不断总结护理行为对患者产生的影响，使患者在接受护理的同时感受到人性中最美的一面。

2. *人际交往中体现护士的行为美* 护理工作是一个有机的整体。同事交往中要互相尊重、相互支持；待人处事中要体现出宽宏大量的美德，宽以待人、谦虚谨慎、平等友爱。

3. *细微处体现护士的行为美* 护士的行为美不是刻意做作的表现，而是护士美好心灵的自然流露，是护士职业美的体现。培根说："人的思考取决于动机，语言取决于学问和知识，而他们的行动则多半取决于习惯。"所以，在紧张繁忙的护理工作中，护士必须培养良好的行为习惯，以"细节成就完美"，树立良好的护士职业形象。

（四）护士的整体形象

护士整体形象是形式和意象的有机结合，是护士内在美与外在美交映生辉的结果。美好的形象不仅是美丽的外表，更重要的是护士的品德修养、知识素养及言谈举止中的自然流露，只有包含了丰富的内在情感的外在表现才能有打动人心灵的力量。在临床护理工作中，时时处处存在沟通，护士整体形象美是进行良好护患沟通的前提，也是现代医学模式和以患者为中心的整体护理的具体体现。

三、护士群体形象的塑造

护士的群体形象需要通过每位护士的言行举止、工作态度、服务质量等共同塑造。护士应处理好护士群体内部之间的关系、护士群体与医疗机构中其他群体的关系。护士群体应互相尊重，相互爱护，本着"患者第一"的原则，明确分工、协调一致、团结协作、密切配合。通过展示自己各方面的才能，体现出护士良好的职业素养和修养，展示护士美好的形象，使护理工作处于和谐有序状态，从而不断提高护理质量。护士群体形象的塑造应注意以下几点。

1. *树立正确的人生观、价值观* 这是塑造良好护士群体形象的思想保证。要想摆脱社会传统观念的束缚，首先必须确立正确的人生观、价值观，摒弃不良传统观念。对护士进行系统规范培训，使每位护士都能完善自我形象的塑造，努力去争取属于自己的美好人生，从而提高护士对人生价值的认识;树立为人类健康与幸福而努力奋斗的坚定信念,将自己人生的视角拓展到人类生活的每一个角落,从而更深层次地理解自己、关怀他人,使自己生存得更有价值、更有意义;兢兢业业地做好护理工作,用自身的良好言行及工作作风赢得人们的信赖和尊重,树立良好的护士形象,扭转人们对护士及护理工作的偏见,让更多的人理解护理工作的重要性和尊重护士的工作。

2. **提高护士知识水平** 这是塑造良好护士群体形象的根本保证。护士们要认识到学历不足是我们不断求学的内在原因,医疗科技的发展是我们不断更新知识的外在动力,督促自己自强不息、不断进取,刻苦钻研专业知识,以满足工作的要求和患者的需要。要认识到只有通过努力学习来积累知识,才能提高自身素质和业务能力,并认识到做一个合格护士必须具备的生物、心理、社会、精神等多方面的知识来丰富自己的头脑,提高自身素质及业务能力,以适应现代护理模式的需要;才能为患者提供优质、高效的技术服务,得到患者及患者家属的认可;才能真正树立"白衣天使"的形象,在平凡的护理工作中做出平凡而伟大的业绩。只有站在巨人的肩膀上登高远眺,并结合自己的工作实际,才能创造性地形成个人的护理学术观点,有所发明、有所建树,使护理学科的发展为世人瞩目。

3. **树立集体观念** 这是塑造良好护士群体形象的基本保证。塑造良好的护士群体形象应从每个护士做起,从每一件小事做起。在护理工作中,护理管理者要帮助护士提高对群体观念的认识,正确处理个人利益与集体利益的关系;对护士不良行为给予正确引导,帮助她们树立女性自强、自重、自爱、自信和爱岗敬业的精神,使护士认识到遇到大事小事应从大局着眼,从群体利益出发。护士们应在点滴的小事上也要严格要求自己,避免因自己的不良行为,使护士的群体形象受损;对人对事都要心怀坦荡、宽容大度;工作上真正做到活泼而不轻浮、谨慎而不胆小、自信而不自负,对自己的角色予以充分认识,扬长避短,将自己塑造成为一个有修养的现代人,才能维护良好的护士群体形象。

第三节 塑造护士职业形象的途径

一、三方共同协作和塑造

护士职业形象的塑造需要依托各种力量,而不只是学校、医院或者社会单方面的责任。如侧重某一方,很可能会导致培养形象的不完整。由于学校、医院和社会定位不同,使得对护士的要求和培养方向不同。因此,不同的环境应该分别从不同的侧面塑造护士职业形象,最终才能塑造出人们所期望的美好护士形象。

(一)学校方面

学校的教育是塑造良好护士职业形象的基础。护士职业形象是由内在修养和外在仪表、礼仪构成。职业素养不是天生形成的,需要刻意去培养、小心呵护、长期坚持锻炼而养成。

首先,学校在招生上可侧重考虑招收基础知识较为扎实、有志于护理专业的学生;其次,在专业课程设置上,可注意开设相应课程,除传统的护理课程外,适当增加护理科研、护理心理学、护理礼仪、护理美学、护理管理学、护理人际沟通、伦理学、社会学、专业外语、法律等课程;再次,在辅助培训上,学校还可通过进行相应的训练来提升护士职业形象,如形体训练、人际交流训练、艺术赏析训练、护理管理实践、德育养成、心理素质培养、大量阅读人文书籍等活动。同时,还可以通过学生的各种社团活动,融入审美修养、护理礼仪及人际沟通的内容,让学生们在活动中得到锻炼和提高,为塑造良好的护士职业形象打下扎实的基础。

(二)医院方面

医院的训练和规范是塑造良好护士职业形象的有力保障。

1. **在护生实习过程中** 医院可实行导师制,帮助护生获得更多的专业指导,增强护生的独立性和适应性,学会时间管理与人际处理等技能,从各方面提高护生的能力,进而获得更多的自信心,促进和提高他们的职业形象。

2. **在护士执业过程中** 进行定期和不定期开展专业培训。医院除举办传统的护理技能比赛外,还可进行专门的知识培训,如急救知识、重症监护知识、救灾常识培训等,也可进行礼仪、社交、化妆与色彩、法律维权等短期培训。检验效果可采取护士形象展示比赛,也可以采用开放式多元化考试评估。经过培训的护士,其形象价值常在不经意中就会体现出来。

3. **在护士的定位和培养目标上** 护士应该具有独立思维和评判性思维能力,加深专业理论知识的学习,不断提高自己的学业水平和提升自己的专业实力,开展护理科研,探索专业发展的方向,不断发展创新。在自我定位上,也可向临床护理专家、专科护士方向发展。

(三)政策及社会舆论

国家的相关政策、社会舆论和媒体的宣传,是塑造良好护士职业形象的重要导向。职业形象的塑造,除了自身努力外,还要积极利用一切可利用的社会资源。法律政策因素可以保证某种职业的行业地位,从而影响社会观念的改变。好的政策有利于提高护士地位及护士职业形象,如《护士条例》第三条规定:"护士人格尊严、人身安全不受侵犯。护士依法履行职责,受法律保护,全社会应当尊重护士。"这为护士的地位提供了有力的保障。另外,应该高度重视舆论导向,积极正向引导媒体对护理人员的宣传。职能部门及社会对护士的关心和重视可增加护士对本职业的热爱,从而促使其更自觉地保持和提高护士职业形象。

二、促进护士自身综合素质的提升

(一)提升个人综合素质

护士自身素质的培养对护士职业形象的塑造起着决定性的作用,包括护士的外表、仪态、衣着、行为及沟通技巧等。不仅如此,护士的品行、职业操守等在更深层面也发挥着影响作用。护士既要培养自身的外在形象,更要培养自身的内在修养;既要自觉养成美容修饰的习惯,也要注意养成独立、尊重他人、善于思考的习惯;还要注重职业情感、良好职业心态、感知患者情绪的能力、良好心理等品质的培养。

(二)提高护理技术水平

丰富的专业知识和稳定、熟练、准确、规范的护理技术操作是高质量完成护理工作的根本,是提升护士形象的动力。应避免因护理技术及护理沟通质量低下而导致的负面影响,杜绝一切安全隐患,谨防护理差错事故的发生,以形成一个不断改进、作风优良、技术过硬、团结协作的优质护理团队。

(三)提高护理质量

为患者提供优质服务,也是塑造良好护士职业形象的途径。转变一些不良的服务观念、实施一系列的人性化措施,更多地从患者的角度考虑问题,实施温馨工程。这样做的结果不仅能提升护士职业形象和整体素质,还能提高患者满意度和信赖度,提高护理质量,使护理专业健康发展。

三、维护良好的护士形象

塑造良好的护士形象,要靠全体护理工作者的共同努力。首先,加强思想教育及医德教育,建设群体先进文化,树立热爱本职工作、无私奉献的主人翁精神,把为患者解除疾苦作为自己的神圣职责,用真心、真情为患者办事。其次,调动护士的积极性,培养护士关心、体谅患者的情感,要积极宣扬各种先进事迹,倡导积极向上的精神追求,争当模范先进,把塑造良好的护理形象作为共同的目标。

护士职业形象的塑造是一个长期的任务,需要护理人员充分挖掘自身的潜力,加强对自身素质和职业道德的培训,不断学习新知识、新理论,树立品牌意识,不断更新和完善自己的职业形象,以知识的魅力、能力的魅力和人格的魅力完成人类赋予护士的保护生命、促进健康的神圣使命。护士职业形象既能影响患者服务质量,也能影响护士自身的职业地位,并与医院的形象及效益密切相关。因此,提升护士职业形象不仅可以增强护士对自身职业的认同;也可以改善医院的服务质量,树立医院的品牌效应,提升医院在市场中的竞争力。更重要的是,护士职业形象的提高,能使广大患者受益,这正是患者及社会大众的期盼。因此,护士、学校、医院都应该重视护士职业形象的培养。

(黄　欢)

思考与练习

一、单项选择题

1. 护士的职业形象是(　　)
   A. 企业形象　　B. 自然形象　　C. 艺术形象　　D. 社会形象　　E. 外事形象
2. 护士上班服装规范,体现职业形象的是(　　)
   A. 展现个性特点原则　　　　　　B. 尊重区域文化原则
   C. 遵循职业标准原则　　　　　　D. 符合集体倾向原则
   E. 遵循市场需求原则
3. 以下对护士职业形象内涵的理解不正确的是(　　)
   A. 护士职业形象与护士个人无关
   B. 护士职业形象是由护士群体或个人形象构成的
   C. 护士职业形象来源于社会民众的评价
   D. 现代护士的形象应具有学者、教师的形象
   E. "白衣天使"是人们对护士形象的期望
4. 护士单独值班时严格遵照操作流程完成每项护理操作,这体现出了护士的(　　)
   A. 慎独品质　　B. 高尚品德　　C. 高尚情操　　D. 健康人格　　E. 诚实品质

二、简答题

简述护士职业形象塑造的内容。

三、案例分析

2018年×月××日某段青海省国道发生严重车祸。医院护士小周和丈夫在蜜月旅行中,正好遭遇了车祸。车祸发生时,到处一片狼藉,呼救声此起彼伏,破碎的玻璃洒满一地。车辆接连传来爆炸声,滚烫的油星四处飞溅,烫伤了小周丈夫的手和脸。简单处理了丈夫的伤口后,她就冲进车祸现场参与前期救援,和现场的爱心人士将3名骨折的伤者转移到安全地带,嘱咐他们不要随意移动,等待进一步救援。随后她来到了伤势最为严重的伤者身边为其止血。由于伤者流血过多,不断喊冷,小周又取下自己身上的围巾,盖在伤者身上。20分钟后,救护车赶到了现场,将伤者送往医院。

最终,经小周抢救的4名患者全部脱离了生命危险。小周营救伤员的事迹很快被各级媒体广泛报道,她也被戴上了"最美护士""最美新娘"等诸多光环,并荣登中国好人榜,但小周始终觉得没有什么奖励能比救助的患者脱离生命危险更让她高兴。

问题与思考:小周给我们展示了怎样的护士职业形象?能说说你的感悟吗?

参考答案

一、单项选择题

1. D 2. C 3. A 4. A

二、简答题

护士职业形象塑造的内容:①护士内在形象的塑造,包括高尚的品德、诚实的心灵、良好的性格、丰富的知识、健全的人格;②护士外在形象美的塑造,包括护士的仪表形象、护士的体态形象、护士的行为形象、护士的整体形象;③护士群体形象的塑造,包括树立正确的人生观、价值观,提高护士知识水平和树立集体观念。

三、案例分析

(略)

(黄　欢)

第七章 多元文化与护理礼仪

> **学习目标**
> - 课程思政与素质目标
>   - 培养思考多元文化差异的能力。
>   - 适应多元文化环境,吸收多元文化精髓。
> - 知识与能力目标
>   - 能说出文化、多元文化、文化休克的概念。
>   - 尝试与不同国家、民族、文化背景的患者沟通。
>   - 理解影响文化休克的因素及帮助患者适应医院文化环境的方法。

> **案例导入**
>
> 在中国某医院住院部的走廊尽头,有一位外籍患者正在虔诚地祷告。他的责任护士上前询问:"Can I help you?"患者被打断后很气愤,护士感到很委屈。
>
> **思考:**上述情节中,外籍患者与护士在沟通中出现了什么问题?

第一节 文化概述

随着医学模式的转变,以人的健康为中心的整体护理观已经成为现代护理发展的必然趋势。这种整体护理模式要求在对患者实施护理的过程中,综合考虑患者的生理、心理、社会、精神和文化等方面的因素。因此,掌握有关文化的内容以及文化与护理的关系,才能使护士明确不同文化背景患者的需求,准确地理解患者的各种行为,提供适合患者文化背景的护理,以达到满足患者文化需求的目的。

一、文化的概念

1. 文化(culture) "文化"一词最早出现于西汉著名学者刘向所撰《说苑·指武》中,但其意在《易经》中已存在;之后被广泛应用,并且与教育发生联系,清代时逐渐用于国际交流领域。19世纪末,学者先贤在翻译culture时,运用了"文化"一词与之对应,虽是典型的古词新用,但十分贴切自然。其后便被普遍应用于诸多领域,成为当今应用最普遍的名词之一。

目前公认的文化定义是:文化是在某一特定群体或社会的生活中形成的,并为其成员所共有的生存方式的总和,包括价值观、语言、知识、信仰、艺术、法律、风俗习惯、生活态度及行为准则,以及相应的物质表现形式。

文化广义上是指人类社会历史实践过程中所创造的物质和精神财富的总和;狭义上一般泛指科学知识。文化是一个含义广泛的概念,由于其内涵和外延的不确定性,导致对这一概念所下的定义历来众说纷纭。文化虽然看似包罗万象,但正如很多专家所认为的那样,大致可归纳出3个方面,即观念形态、精神产品、生活方式,包括人们的世界观、思维方式、宗教信仰、心理特征、价值观念、道德标准、认知能力,以及从形式上看似物质的东西但透过物质形式能反映出人们观念上的差异和变化等一切精神的物化产品。此外,文化还包括人们的衣食住行、婚丧嫁娶、生老病死、家庭生活、社会生活等诸多方面的因素。

2. 多元文化(multiculture) 多元文化是指在人类社会形态越来越复杂、信息流通越来越迅速的当下,文化更迭转型的速度日益加快,各种文化的发展均面临着不同的机遇和挑战。我们身处现代复杂的社会结构下,必然需要各种不同的文化服务于社会的发展,这些服务于社会发展的文化造就了文化的多元性,即复杂社会背景下的多元文化。

二、文化的类型

1. 按照文化现象划分
(1) 物质文化:是指一个社会普遍存在的物质形态,如机器、工具、书籍等。
(2) 精神文化:是指理论、观念、心理,以及与之相联系的科学、宗教、符号、文学、艺术、法律、道德等。
(3) 方式文化:是文化现象的核心和最基本的内容,包括组织方式、生产方式、行为方式、思维方式和社会遗传方式等。

2. 按照文化特点划分
(1) 硬文化:是指文化中看得见、摸得着的部分,如物质财富。硬文化是文化的物质外壳,即文化的表层结构。在文化冲突中,相对来说文化的表层结构较易随着冲突而改变自身。
(2) 软文化:是指活动方式与精神产品,是文化的深层结构。在文化冲突中,相对来说文化的深层结构不易改变,而最难改变的是深层结构中的"心理沉淀"部分。

3. 按照文化地位划分
(1) 主文化:是指社会上占主导地位、为社会大多数人所接受的文化。
(2) 亚文化:当一个社会的某一群体形成一种既包括主文化的某些特征,又包括一些其他群体所不具备的文化要素的生活方式时,这种群体文化称为亚文化。如民族及职业亚文化,一般亚文化不与主文化相抵触或对抗。
(3) 反文化:是指对现存社会秩序的背离及否定,对现存文化的抵触及对抗。

4. 按照文化在社会中所起作用划分
(1) 规范文化:是指通过支配人类的行为生活方式来影响人及社会发展,如社会制度、法律、教育、伦理道德等。

（2）智能文化：是指通过影响人类的生活环境和劳动条件来影响人的健康和发展，如科学技术、生产生活知识等。

（3）思想文化：是指通过影响人类的心理过程和精神生活来影响人的生活质量，如文学艺术、科学理论、思想意识等。

三、文化的功能

1. **文化是社会或民族相互区分的标志** 在不同国家、民族或群体之间，文化表现出来的本质区别要比肤色、疆界、地域等深刻得多。

2. **文化使社会团结有了重要基础** 文化使社会形成一个整体，这也称为文化的整合功能。社会上各种文化机构都从不同的侧面维护着社会的团结和安定。

3. **文化使社会有了系统的行为规范** 文化使一个社会的行为规范、观念更系统化，文化能解释一个社会的规范体系和全部价值观，如风俗、道德、法律等。

4. **文化塑造了"社会的人"** 没有人在出生时就带有特定的文化色彩，但具备学习文化、接受文化的能力，从而促进了个性的形成与发展，使个体能掌握生活技能，培养自我观念和社会角色，并传递社会文化。

四、文化的背景

文化是复杂的综合体，是社会中每个人所具有的，它反映出一个民族的世界观和价值观。不同的民族会形成不同的文化，实际上同一民族因为地区不同，对健康、疾病、死亡、照顾、护理等概念的认知和需求也不相同。不同的民族与个体间的差异，影响并决定着自我意识、需求意识、价值评判及其行为表现，同时也影响到对健康和疾病的理解和求医方式的取向。

1. **东西方礼仪的差异**

（1）在对待血缘亲情方面：东方人相对较重视家族和血缘关系，"血浓于水"的观念根深蒂固，在东方人人际交往中最稳定的是血缘关系；相对应的则是拥有较强独立意识的西方人，他们对于个体独立性的追求远胜于家庭血缘关系。

（2）在礼品馈赠方面：东方人人际交往重视礼尚往来，视礼物为人际交往的媒介和桥梁；而西方礼仪则强调务实，在讲究礼貌的基础上力求简洁、便利，反对华而不实和过分客套。

（3）在时间观念方面：西方人时间观念强，做事讲究效率；东方人相对时间观念比较淡薄，包括改变先后顺序和原定时间。

（4）在对待老年人的态度方面：东方礼仪强调长者为尊，凡事讲究论资排辈；西方礼仪崇尚自由平等，等级观念没有东方那么突出，且西方人独立意识较强，尤其忌讳在各大场合中被定义为"老"。

（5）在对待隐私权方面：西方礼仪处处强调个人拥有的自由，在不违反法律的前提下将个人的尊严视为神圣不可侵犯；东方人非常注重共性，强调集体，追求人际关系的和谐，亲友邻里间守望相助的关系是一种富有人情味的表现。

2. **东西方社交礼仪共同遵循的原则**

（1）真诚尊重的原则：是最重要、最基础的原则，是对人对事的一种实事求是的态度。

（2）自信自律的原则：自信自律是难能可贵的心理素质，在双方交往过程中应始终保持不卑不亢、落落大方的态度，遇强者不自惭，遇弱者不骄矜。

（3）平等适度的原则：在社交过程中不要表现得骄狂，不要我行我素，不要自以为是，不要厚此薄彼，不以职业、地位、权势压倒他人，做到严于律己、宽以待人。同时，交往过程中应把握分寸，根据具体情境采取相应的礼仪。

（4）信用宽容的原则：信用即讲究信誉，守信是我们中华民族的传统美德，在社交场合应做到不失信于人。宽容是一种较高的境界，在人际交往中，宽容的思想是创造和谐社交关系的纽带。

> **知识拓展**
>
> **数字手势小故事**
>
> 在用手指表示数字1、2、3、4、5时，国内外表示的方式大同小异，但是表示6、7、8、9、10时却迥然不同。除中国外，其他国家的人们习惯用两只手表达数字6~10，一只手五指张开代表5，另一只手的手指表示数字1~5，两只手加起来就是6~10。

五、护理与文化的关系

文化与护理之间的关系是相辅相成的，伴随着文化的进步，护理也随之兴起，可以说文化的进步促进了护理的发展，推动了护理的成长。文化造就了护理行业的辉煌，护理则使得社会越来越健康，越来越和谐，让人们的生活变得越来越美好。

护理人员对患者的文化、人种、性别和价值观等应保持敏感性，给这些不同文化背景或处境的患者提供有效的且合适的健康关怀。护理能力与文化的结合，使得护理具有了现代存在的意义。一些高科技的护理仪器、现代化的技术手段，以及具备护理知识的专业人士的增多，使护理行业将变得越来越完整、规范。

第二节 多元文化护理概述

一、多元文化护理的概念

多元文化护理是指护士按照不同护理对象的世界观、价值观、生活习惯等采取不同的护理方式，满足不同文化背景下的健康需求。将多种文化渗透到护理工作中，对患者施以全方位、多维度的护理，将利于疾病的康复。多元文化护理模式是一种高层次的护理模式，它的本质是满足患者身心、社会、精神、文化的需求，是将民族文化、传统文化、饮食文化、现代文化等各种文化渗透到护理过程中，制订护理计划、实施护理程序，以缓解文化对患者的冲击。

二、多元文化护理的特征

1. **护理学科理论体系的多元化** 护理学是自然科学、社会科学、人文科学、伦理学等多学科知识相互渗透的一门综合性应用学科,其理论基础具有多元性。此外,护理的对象是人,是处于社会生活中的互不相同、彼此有联系的人。人类有其固有的生老病死发展规律,护理学正是通过研究社会、自然、教育、心理、人文、伦理等多种因素对人及人体健康的影响,从而达到对患者实施整体护理,促进健康的目的。

2. 护理对象的多元化　个体不同的文化背景会导致其对健康和生命有不同的认知,以及对死亡的不同理解和对护理提出不同的需求。

3. 护理职能的多元化　多元文化的演变将过去存在于医院机构的护士角色,扩大到社区综合服务体系内,其职能范围不仅包含治疗、预防,还包括康复和保健,并同时赋予护士教育、管理、协调和研究等多种角色。

4. 护理方法的多样性　护理职能与护理对象多元化的特点,决定了多元文化护理方法的多样性,如病房家庭化、语言文明化和饮食科学化等。

三、多元文化护理对现代护理的影响

1. 对多元文化的研究丰富和发展了护理学的基础理论　多元文化研究对护理学的纵深发展起到了重要的促进作用。美国人莱宁格在1965年首次提出将多元文化引入到护理学中。她在研究民族文化的同时,从护理专业独有的角度出发,观察和分析了不同民族的传统看护和对健康、疾病、信念、价值观的差异性,提出了得到世界护理学者认同的"日出护理模式"框架。护士依据这个框架分别从不同的文化现象分析和研究患者的需求,从而达到与患者的有效沟通与良好的合作。

2. 以患者为中心的整体护理是多元文化护理的核心　随着人际交往的世界化,护理已打破国界,我们必须引入和增强多元文化护理,才能完善以人为中心的整体护理内涵。社交障碍、自我形象紊乱、精神困扰等都是文化冲突所带来的影响康复和维持健康的护理问题,我们必须根据患者不同的文化、心态,对患者的生活方式、经济状况、文化信仰、身心状况等全面了解,制订出适合个体的护理计划。对不同肤色、不同文化背景的患者,采取不同的护理方式,从入院安排、适应病房环境到生命体征观察直至临终关怀等,一切都应从患者的实际需要出发,强化人文服务意识,就会取得满意的效果。

3. 多元文化形成多元化的护理管理　社会进入以人为本的时代,多元文化护理既包括以患者为中心的护理,同时也应注意护理工作者本身对多元文化的认知与理解。多元文化的护理管理应强调二者的统一,我们在强调以患者为中心的整体护理的同时,护理管理者也应了解每个护士的多元文化,关心、尊重护士的价值观、职业行为,增强其道德规范认知。在此基础上,把职业的责任和义务转化为责任感,形成良好的责任意识、职业认同感,使管理与被管理在护理活动中相互统一,共同提高护理专业的价值取向和职业行为。

4. 多元文化已纳入护理教育中　"他山之石,可以攻玉。"在国际多元文化护理研究的影响下,我国护理教育工作者已逐步将多元文化与多元文化护理教育融入护理教育课程中,既丰富了护理教育的内容,又推动了多元文化护理在我国的发展。

四、多元文化护理基本原则

1. 综合性原则　在住院患者的护理过程中可以采取多方面的护理措施,如饮食护理、心理护理、支持护理等方法,使患者尽快适应医院的文化环境。

2. **教育原则** 患者在住院期间往往有获得有关疾病信息知识的需求,护士应根据患者的文化背景(接受能力、知识水平),有目的、有计划地对患者进行健康教育。可以采用个别或集体指导方法,通过讲解、多媒体、宣传册等形式,进行疾病的预防、治疗、护理和康复知识宣传,使患者正确认识疾病,积极参与疾病的治疗和护理全部过程。

3. **疏导原则** 在文化护理中,出现文化冲突时,应对患者进行疏导,使其领悟并接受新文化护理。

4. **调动原则** 文化护理的目的之一就是调动患者的主观能动性和潜在能力,配合患者的文化需求,调动患者的参与意识,使患者积极配合疾病治疗和护理,做一些力所能及的自护,使其对疾病预后充满信心。

5. **整体原则** 实施护理时,不仅要考虑到患者本人的因素,还应评估其家庭、社会因素,争取得到各方面的合作和支持,帮助患者适应医院的文化环境。

五、多元文化护理对护士素质的要求

首先,要提高护理人员的思想认知和素质水平,要求护理人员有扎实的医学护理基础理论、熟练的护理技能和医者仁心的态度,为患者解除病痛,使其恢复健康;其次,要求护理人员掌握心理学知识和人文知识,不断学习,积累经验。具体包括:①更新护理观念,改变护理教育模式;②将多元文化与护理程序结合起来;③将健康宣教实施于整体护理之中;④从多元文化的角度理解、尊重患者并护理患者;⑤掌握人际沟通的优化原则。

六、多元文化护理策略

1. **满足患者文化需求的护理策略** 护理措施应结合患者的文化背景,以满足患者的文化需求:理解患者的求医行为,了解患者对医院、医生、护理人员的看法与态度,结合患者对治疗和护理的期待进行护理。例如,①有些患者因缺乏医学知识,认为只要舍得花钱打针、吃药治疗即可,往往轻视护理效果。但临床上有许多身心疾病单靠打针、吃药往往不能完全解决健康问题,也改变不了患者情绪和人际关系。因此,护士应根据具体情况进行健康教育和指导,以取得患者的合作。②明确患者对疾病的反应,护士在实施护理的过程中,应动态了解患者的健康问题,以及患者对健康问题的表达和陈述方式。护理人员应通过对患者的临床护理工作,与患者建立良好的护患关系,明确患者的社会心理问题,制订相应的护理措施,与患者、患者家属一起共同完成护理活动。③建立适合文化现象的护患关系,护理的关键在于能够与患者建立起有治疗性的护患关系,尽早成为患者的"自己人",取得患者的信赖与合作。理解患者的行为,不少患者由于受到文化观念的影响,对护理人员持有双重态度,即想依赖又不愿意依赖的复杂心理。患者一方面对护理人员的权威性如经验要求过多,依赖性很强,期望护理人员替自己解除困难;另一方面不一定听从护理人员的意见和安排,同一问题会同时要求医生或其他医务人员解决。护理人员应理解患者对待护理人员的态度和行为,满足患者的文化需求,重视患者的心理体验和感受。

2. **帮助患者适应医院文化环境的策略** 患者因疾病入院,离开了原来熟悉的生活及工作环境,可能会出现不同程度的文化休克。在健康服务系统里,护理人员是帮助患者减轻、解除文化休克的最重要成员,也是帮助患者尽快适应医院文化环境的专业人员。因此,护理人员在护理过程中应尊重不同文化背景下患者的文化要求、健康—疾病的观念、不同作息等行为方式,向患者提供多层次、多体系、全方位、高水准、有效果的护理服务,以预防和减轻住院患者的文化休克,使其适应医院的文化环境。

第三节　文化休克

一、文化休克的概念

文化休克(culture shock)又译为"文化震惊""文化震撼",是指生活在某一文化环境中的人初次进入到另一种文化环境时所产生的思想混乱与心理上的精神紧张综合征。具体来说,文化休克是指人从熟悉的文化环境来到陌生领域,在了解或适应新的文化环境时所产生的一种精神紧张综合征,从而引起沮丧、孤独、无助和迷茫等感受和体验。它主要表现为生物、心理、情绪三方面的反应,其持续时间与个人调节和适应能力有关,一般为1~6个月,最长者可达1年,甚至更长时间。

文化休克不是每个人都会经历的现象,但是它可能是大多数人一生中不止一次需要经历的。因此,它是一个过程的产物,当它显现出来的时候,就表明了它存在的必然性,它对于个体交流和活动会带来不良影响,但是通过努力,文化休克是可以避免的。

二、文化休克的原因

引起文化休克的主要因素是突然从一个熟悉的环境到了另一个陌生的环境,从而产生以下几个方面问题。

1. 沟通障碍　沟通是一个遵循一系列共同规则而互通信息的过程,包括语言沟通和非语言沟通。沟通的发生通常会受到文化背景或某种情境的影响。不同的文化背景下,相同的内容可能会有不同的含义,脱离了文化背景来理解沟通的内容往往会产生误解。

(1) 语言沟通:语言沟通是人类用来交流信息的最常见、最重要的工具,但文化背景和文化观念的差异可能导致语言不通,如语种不同或应用方言土话,即使使用同一种语言,语言的各种形式因文化背景的影响也会产生不同的含义。在中国,朋友之间互相询问年龄、工资是较常见的事情,很少有人会因对方拒绝回答而心生芥蒂,但如果西方国家的人被询问同样的问题,可能会非常生气,认为年龄和工资等纯属个人的隐私,所以可能导致沟通中断。

(2) 非语言沟通:非语言沟通是指运用非语言方式进行的沟通交流,通过肢体动作、声音、触觉等进行信息的传递。不同文化背景下的非语言沟通模式不完全相同,所代表的信息含义也不尽相同。

2. 日常生活活动差异　每个人都有自己规律的日常生活活动,当一个人进入新的文化环境时,其日常生活活动、生活习惯将会发生变化,需要去适应新环境下的文化模式,这往往会使人产生挫折感。新环境下的住宿、交通工具、工作环境、作息制度等都需要人们花费大量时间和精力去适应,从而引起文化休克。

3. 孤独感　孤独感往往伴随着沟通障碍而来。主要是对新环境感到生疏,与他人交流时语言不通,因而产生无助、焦虑和对新环境的恐惧等情绪。

4. 态度和信仰问题　态度是人们在长期的生活中与他人经过不同社会文化环境的影

响而逐步形成的对事物的评价和倾向。信仰是对某种主张的极度信任,并以此作为自己行动的指南。态度、信仰、人生的价值观和人的行为在每一个文化群体之间都是不同的,并深受其自身环境文化模式的影响。

5. **风俗习惯不适应** 不同文化背景的人都有不同的风俗习惯,一旦改变了文化环境,必须去适应新环境中的风俗习惯、风土人情。新环境中的饮食、服装、居住环境、消费观等习俗可能与自身原有的文化环境不同,但又必须去了解和接受,这些文化的差异会使人在短时间内难以接受,从而出现文化休克。

6. **社交技能不足** 比如,没有与陌生人交往的经验和技巧,无法应对突如其来的压力,不了解排解生活和工作中负面情绪的途径和方法等。

以上造成个体文化休克的6个因素使个体对变化必须做出适应和调整。当同时出现的因素越多、越强烈时,个体产生文化休克的强度越明显。

三、文化休克的分期

当一个人离开熟悉的环境进入陌生的文化环境时,常经历以下4期的变化历程。

1. **兴奋期(蜜月阶段)** 当一个人刚刚到达一个渴望到达的新环境时,被新环境中的人文景观和意识形态所吸引,对一切事物都会感到新奇,此时人们往往渴望了解新环境中的风俗习惯、语言行为等,并希望能够顺利开展活动,进行学习和工作。此期的主要表现是兴奋,一般的旅游者到一个陌生的地方或国家时往往会有此期的表现。

2. **清醒期(沮丧阶段)** 此期个体的好奇、兴奋感已经消失,开始意识到自己要在新的环境中做长时间的停留,必须改变自己以往的生活习惯、思维方式去适应新环境中的生活方式及风俗习惯,此时个体原有的文化价值观念与新环境的文化价值观念产生文化冲突,个体的信仰、角色、自我形象和自我概念等会受挫。尤其是当原定计划无法正常实施、遭遇挫折时,个体会感到孤独,思念熟悉环境中的亲人、朋友,会感觉新环境中的一切都不如自己熟悉的旧环境,会有退缩、发怒和沮丧等表现。此期是文化休克综合征中最严重的也是最难过的一期。

3. **转变期(恢复调整期)** 此期个体开始学习、适应新环境中的文化模式,逐渐了解、熟悉新环境中的"硬文化"和"软文化",采取一定的方式,如参加日常生活活动、庆祝活动等去修复自我,对发生的文化冲突不再认为是对自我的伤害。此期开始解决文化冲突问题。

4. **接受期(适应阶段)** 此期个人已经完全接受新环境中的文化模式,建立起符合新文化环境要求的行为、习惯、价值观念、审美意识等。认为新环境和以往的旧环境一样令人舒适和满意,在新环境中有安全感,一旦需要再次离开新环境回到旧环境中,又会重新经历一次新的文化休克。我国许多早年移居国外的移民目前处于此期,当他们再返回故里时,反而会重新产生文化休克。

四、文化休克的表现

1. **焦虑** 焦虑是指个体处于一种模糊的不适感中,是自主神经系统对非特异性或未知威胁的一种反应。焦虑有以下表现:①生理表现。坐立不安、失眠、疲乏、声音发颤、出汗、面部紧张、瞳孔散大、逃避目光的接触、尿频、恶心、呕吐、特别动作(如反复洗手、喝水、进食、抽烟等)增加,并伴有心率增快、呼吸频率增加、血压升高等现象。②情感表现。自诉不安、缺乏自信、警惕性增强、忧虑、无助感、悔恨、易激惹、哭泣、自责或谴责他人，常注意过去而不关心现在和未来，害怕出现预想不到的结果。③认知表现。心神不定、思想不集中、对周围环境缺乏关注。

2. **恐惧** 恐惧是指个体处于一种被证实的、有明确来源的恐怖感中。文化休克时恐惧的主要表现是：躲避、注意力和控制力缺陷。个体自诉心神不安、恐慌，存在哭泣、警惕、逃避的行为，冲动性行为和提问次数增加，有疲乏、失眠、出汗、夜间噩梦、昏厥，以及尿频、尿急、腹泻、口腔或咽喉部干燥，面部发红或苍白，呼吸短促、血压升高等现象。

3. **沮丧** 由于对陌生环境的不适应而产生失望、悲伤等情感。生理表现：胃肠功能减弱，出现食欲缺乏、体重下降、便秘等问题；情感表现：忧愁、懊丧、哭泣、对他人存在偏见或敌对情绪等。

4. **绝望** 绝望是指个体主观认为个人没有选择或选择有限，以致不能发挥自己全部的力量。面临文化休克时，个人常认为走投无路，表现为凡事处于被动状态，话语减少，情绪低落，对刺激的反应减弱，情感淡漠，不愿理睬别人，被动参与活动或根本不参与活动，对以往的价值观失去信念，生理功能低下。

五、影响文化休克的因素

1. **个体的健康情况** 在应对文化冲突造成的压力时，身心健康的人应对能力强于身心虚弱的人。

2. **年龄** 处于学习阶段，生活方式、习惯尚未成型的儿童对生活形式改变的适应较快，应对文化休克的困难较少，异常表现也较轻。相反，年龄越大，已形成的文化模式越难改变，不会轻易放弃熟悉的文化模式而去适应新的文化模式。

3. **以往应对生活改变的经历** 一个以往生活变化较多，并能够对各种变化很好地适应的人，在应对文化休克时较生活上缺乏变化的人更容易，因此文化休克的症状也较轻。

六、文化休克的预防

1. **提前熟悉新文化的文化模式** 在进入新环境之前，应提前了解、熟悉新环境中的各种文化模式，预防文化冲突时产生的文化休克。

2. **主动接触新文化的文化模式** 进入新环境之后，应尽快接触、理解新的文化模式。在两种不同的文化发生冲突时，如果人们理解新环境中文化现象的主体，就会较快接受这一文化模式。

3. **寻找有力的支持系统** 在文化冲突中产生文化休克时，个人应积极寻求可靠、有力的支持系统，即正规的支持系统（包括有关的政府组织或团体）和非正式的支持系统（包括亲属和朋友）。

七、文化休克的应对方法

1. **文化移情** 文化移情（culture empathy）是指在跨文化的交际活动中，主体自觉地转换角色，改变文化立场，有意识地超越本土文化的框架模式，摆脱自身原有文化的传统积淀和约束，将自己置于另一种文化模式中，在主动的对话和平等的欣赏中达到如实感受、领悟和理解另一文化的目的。

文化移情是有效克服跨文化交际中常出现的文化休克现象的有力武器。但应用文化移情需要掌握以下原则：①尊重和愿意体验不同文化；②掌握与不同文化交流所必需的文化知识；③善于站在不同角度，尤其是从不同的文化角度观察和思考问题；④能够按照新的行为模式和思维方式进行跨文化交流。

2. **加强心理素质锻炼，增强适应能力** 个体要不断地加强自身素质的培养，尤其是心理素质，要养成乐观、坚强、豁达、开朗的性格，遇事沉稳、不卑不亢的个体才能在困难和挫折压力来临时勇敢地面对生活。在新的文化环境里，要树立从零开始的信念，以积极、乐观、豁达的态度迎接新的挑战；抱着谦虚、谨慎的态度，认真学习和汲取新文化中的精髓，努力去适应新文化。

3. **增加知识储备，提升生存能力** 知识储备不足是造成文化休克的重要原因，俗话说"知己知彼"方能"百战百胜"，因此只有"饱读诗书"方可在知己文化的同时也知彼文化，在迁移至新的文化领域前若是掌握了新文化领域的风俗习惯、价值取向、道德观念、办事规律、处事程序等文化知识，就会很容易适应新文化环境，遭受文化休克的影响一定会比没有心理准备的个体要小得多。

4. **寻求和利用支持系统** 个体在新的文化环境中要善于挖掘和充分利用对自己有利的支持系统。在工作中要诚实、谦逊、尊重别人、助人为乐；在交往中以诚相待、善解人意、和蔼可亲，妥善地处理新文化圈内的事物和人际关系，这样易于取得新环境中人群的认可和帮助，从而使自身更快适应新环境，减少文化休克的影响。

八、住院患者的文化休克及应对方法

患者住院面临文化环境的变化、社会角色的变化、思想负担的加重，由此会产生一系列不习惯、不适应，甚至害怕、恐惧、焦虑的心理，表现出明显的文化休克，不同程度地影响患者身心的康复。

（一）引起住院患者文化休克的因素

1. **主观因素** 个体成长和经历的文化背景不同，每个人都具备不同的文化模式，受到文化环境改变的刺激时，个体的反应也不尽相同。成长过程中经历的文化模式、文化环境越单一，改变新文化环境后，个体反应越强烈，受到文化休克的冲击就越明显，所以产生文化休克的强度是存在个体差异的。主观因素包括如下几方面。

（1）个体差异：每个人的年龄、性格、职业、生长环境、社会经历、文化程度不同，对同一种文化环境存在的理解和感受是不同的，因此遭受文化休克的程度也是不同的。

（2）态度：态度是社会环境对人的不断影响和塑造的结果，是人在长期生活和工作中形成的处事方法和思维模式。入院患者虽然所处的社会文化环境发生了变动，但由于他们的态度颇具稳定性，患者在处理医患关系、护患关系和病房的各项事宜时，习惯用自己长期已有的态度去思考和处理。遇到与自身态度相悖的现象时，心理会产生一系列反应，加剧文化休克的程度。

（3）自尊与自信：健康的人一般都有强烈的自尊心，力求自强自立，即使短暂地与周围环境不能保持一致或遇到困难挫折，也试图展现出自己不愿依附于他人的心态。当人们丧失健康，疾病缠身时，要被迫暂时放下自己的事业、学业、家庭时，就意味着是一种责任或义务的放弃，是一种不得已的选择，这使得患者的自信心大受损伤，加重文化休克程度。

2. 客观因素　外界客观环境的影响,也是引起住院患者文化休克的主要因素之一,包括如下几方面。

(1) 物质文化方面的因素:医院是为了使疾病康复而成立的"小社会",有其独特的物质文化,如医院设置的门诊部、住院部、不同病区、药房、检查室、处置室、治疗室等,对于新入院的患者都是陌生的。各种治疗仪器、监护设备、手术器械等特殊设置,还有医生、护士、病友等一张张陌生的面孔,再加上生活方式的改变,如每天只能在集体就餐时和陌生人打交道等等。医院的这些物质文化与患者住院前的物质文化是截然不同的,住院患者在住院初期往往感到生疏、紧张,这些是导致文化休克的主要原因之一。

(2) 制度文化方面的因素:医院作为一个有着严明纪律的社会机构,有一系列的管理方法和规章制度。患者从入院起,就自动成为医院的成员,必须自觉遵守医院的各项规定,维护医院的秩序,服从医院的管理,接受约束。护士向患者进行入院宣教的内容中就有禁止吸烟、严格规定作息时间、探视时间、查房时间,要求患者及其家属维护病房卫生与整洁,患者统一穿着病号服,不能在病区大声喧哗、嬉戏打闹,不能私自离院等规定,这些都是医院特殊的制度文化。这些制度文化常常使初入院的患者感觉失去自由,受到约束,在心理上引起不同程度的负面反应,加重文化休克现象。

(3) 疾病文化方面的因素:疾病文化是指在医院这个特殊的环境中,医务人员之间有自己的沟通交流系统,初入院的患者通常会在语言表达和交流方面受到一定的限制和约束,感到不适应。如医务人员常说的备皮、导尿、灌肠、鼻饲、雾化吸入、吸痰、胸透等医学专用术语,还有病房中危重患者的痛苦呻吟或痛苦表情,以及扭曲的肢体等都会刺激患者,使其情绪紧张、恐惧、焦虑,引起文化休克。另外,患者初入院时,与其身处同病区、同病房的其他患者来自全国各地,使用方言不同,普通话不够标准,导致患者之间交流困难;加上患者的流动性强,患者间关系是动态的,这些人际关系方面的困扰都会引发住院患者发生文化休克。

(二) 住院患者文化休克的表现

由于住院患者来自不同社会阶层,其成长过程、文化程度、社会经历、患病经历、性格特征、年龄、职业以及个人的支持背景均不相同,每个人的心理活动与应激能力也不同,文化休克的表现与程度会有所不同。

1. 焦虑　个体从自身熟悉的家庭环境或工作环境突然进入医院这个陌生的特殊环境,情绪上的不安是必然的,自主神经系统处于兴奋状态。表现为:①生理方面,心率增快,血压增高,呼吸次数增加,坐立不安,紧张,日间疲劳,夜间失眠,尿频或尿急,食欲缺乏甚至恶心、呕吐;②情感方面,缺乏自信、自卑、失落、神经过敏、多疑、易激惹、好发脾气、哭泣,过多地重复话语或动作,经常询问医护人员自己的病情,感到无助;③认知方面,思想不集中,记忆力减退、思维中断,对周围有些事情缺乏应有的注意力。

2. 沮丧　由于患者被疾病缠身、心情抑郁,对医院病区缺乏了解,对病区环境设施或专业术语感到陌生,容易产生失望、悲伤、受挫的情感。表现为:①生理方面,食欲缺乏或恶心、呕吐,体重降低,活动减少,便秘;②情感方面,忧虑,悲伤,封闭自己,活动减少,退缩、愤怒、失望、放任逃避。

3. 恐惧　由于对疾病缺乏了解,对医院环境和医务人员、病友陌生或对治疗、护理措施缺乏认识,产生恐惧、紧张、焦虑的情绪;有的患者则表现为痛阈降低,当其他患者呻吟时,自己也会感同身受地产生痛苦。

4. **绝望**　患者通常是由于疾病症状加重,心理负担加重,社会支持系统不健全,从而表现出强烈的抵触、排斥。表现为:反应淡漠,处事被动,言语减少,垂头闭目,活动力降低,精神萎靡。

(三) 减轻住院患者文化休克的方法

护士可以通过实施文化护理在内的整体护理,合理运用正性心理调节的方法与措施,使患者尽快度过文化休克的"清醒期",到达文化休克的"转变期",因为一旦患者到"转变期",就意味着患者已走出文化休克最阴暗的阶段,开始重新修复自己、适应新的环境,能够理性地配合医务人员的治疗与护理,为早日身心康复提供良好的心理条件。

1. **正确评估患者的文化表现与程度,做出护理诊断,制订具体对策**　包括:①护理评估。护士应针对患者的社会背景与心理状况进行评估,了解患者有无文化休克、文化休克的程度,以及导致文化休克的各项因素,为实施文化护理和正性心理调节提供可靠的依据。②护理诊断。根据护理评估的情况,确定具体的护理诊断,如"焦虑""沮丧"或"淡漠",但一般不直接做出"文化休克"这样的诊断。③护理计划。多元文化护理必须体现整体护理的要求,满足患者身心、社会精神文化需求的本质,将各种文化渗透在护理过程中,以患者不同的文化为背景,运用患者文化中感性的成分,求得多元文化的协调,制订正确的护理计划。④护理评价。护理计划实施以后,将患者的反应和变化与护理目标相对比,并加以分析,了解目标实现情况及护理措施的可行性后重新做出评估,开始下一个护理程序循环。

2. **协助患者尽快适应医院病区环境和患者角色**　医护人员在患者住院之初详细介绍医院和病区环境及规章制度,对患者应和蔼可亲、态度热情,经常到患者床边询问情况,使患者感受到亲人般的亲切和温暖。发动病室住院较久、病情较轻的病友帮助新入院患者适应环境,促进病友间相互了解、互帮互助,使患者尽快转变并适应角色。

3. **尊重患者的生活方式**　饮食不习惯会出现食欲缺乏、抵抗力降低,不利于养病治病;作息规律打乱不利于患者体力、精力的恢复。因此,护士应注意在不影响疾病康复的前提下,根据患者的口味提供饮食,以满足患者的饮食习惯。治疗操作集中进行,避免一个患者在做检查时影响其他患者休息。

4. **尊重患者的文化标准**　住院患者来自不同的地域、不同的民族,其文化背景各不相同。医护人员要尊重患者不同的民族风俗、生活习惯,尊重患者的价值观念,多与患者沟通,建立良好的关系,促使患者积极配合治疗,早日康复。

5. **治疗操作过程中多解释、多沟通**　沟通可以使患者放松心情,减缓文化休克的程度。在患者进行检查和治疗前医护人员应向患者解释清楚该项治疗和检查的作用、疗效,以及要求患者如何配合、期间可能会出现的现象、告知患者不要紧张等。应尽量使用通俗表达而非专业术语,消除患者心中的疑虑和恐惧。治疗和检查完毕应询问患者的感觉是否良好。

6. **开展病房温馨活动**　将病房布置家庭化,如配备电话,使患者可随时与家人联系,不感到孤独;配备电视、报刊、书籍等,以供患者消遣。在病房与患者共同欢度节日或病友生日,以促进友谊渗透,缩小心灵之间的距离。

7. **利用支持系统**　社会关系和家庭支持可以降低患者的负面情绪,因此,护士应鼓励患者信任自己的亲人,同时引导患者家属、朋友或同事对患者进行安慰、疏导和鼓励。

8. **心理应对法**　利用转移疏导疗法、反思法、精神发泄防卫法、意识自控法、兴趣诱导法、宣泄法等,使患者文化休克得到控制与减轻。

9. **专业辅助** 大多数住院患者通过以上方法,可减轻或解除文化休克,但对个别文化休克严重、应用护理措施无效的患者,可适当服用镇静、安眠药物。如失眠状况一直未能得到纠正从而严重影响休息的患者,可遵医嘱在夜间临睡前服用安定片。

10. **因人施护** 在对待特殊患者时,护理人员应灵活施护,如对黑种人进行皮试时,皮肤颜色会使皮试结果不易看清,操作时应在皮试区皮肤上做明显标记,以便观察。对肢体感觉障碍的患者或偏瘫患者进行静脉穿刺时,应选在健侧肢体,因为健侧肢体感觉灵敏,有不适时患者能及早发觉。

(刘卫唯 张 默)

思考与练习

一、单项选择题

1. 文化现象的核心与最基本的内容是(　　)
   A. 精神文化　　B. 社会文化　　C. 物质文化　　D. 方式文化　　E. 规则文化
2. 当一个人离开熟悉的环境进入陌生的文化环境中,表现出新鲜感、情绪兴奋,说明其处在文化休克的哪一期(　　)
   A. 意识期　　B. 接受期　　C. 转变期　　D. 蜜月期　　E. 适应期
3. 下列哪项不是文化护理的原则(　　)
   A. 综合性原则　B. 整体原则　　C. 随机性原则　D. 教育原则　　E. 规范原则
4. 患者李某,男,55岁,加拿大人。因十二指肠球部溃疡出血入院,责任护士小吴为满足其文化护理需要,以下做法中哪项不妥当(　　)
   A. 了解患者的文化背景　　　　B. 帮助患者尽快熟悉医院环境
   C. 尽量使用医学术语　　　　　D. 掌握文化护理的相关技巧
   E. 尊重患者的生活方式
5. 护士小陈在为患者实施护理时,不仅需要考虑患者本人的因素,还应评估其家庭、社会因素,帮助患者适应医院的文化环境,她是运用了文化护理的哪个原则(　　)
   A. 教育原则　　B. 综合性原则　C. 调动原则　　D. 整体原则
   E. 随机性原则

二、简答题
简述多元文化护理对现代护理的影响。

三、案例分析
患者,男性,49岁,美国人。2周前因心前区阵发性绞痛入院,经心电图、冠状动脉造影等检查确诊为冠心病。体温:37.3℃;脉搏:76次/分;呼吸:16次/分;血压:130/76 mmHg。患者精神一般,无其他异常。目前病情基本稳定,计划4天后出院。

社会心理学资料:患者为美国人,讲英语,无宗教信仰,现系某外资企业副总经理,属高薪阶层,学历高。饮食习惯为西餐,喜食牛排、奶酪等,不接受中国食品。患者时间观念强,讲求效率,要求固定护士为其服务,并用自己国家的礼节对待中国护士。无家属陪伴,情绪易激动,缺乏耐心,独立性强。

问题与思考: 如何应用多元文化护理知识与患者进行有效沟通?

参考答案

一、单项选择题

1. D 2. D 3. C 4. C 5. D

二、简答题

多元文化护理对现代护理的影响:①对多元文化的研究丰富和发展了护理学的基础理论;②以患者为中心的整体护理是多元文化护理的核心;③多元文化形成多元化的护理管理;④多元文化已纳入护理教育中。

三、案例分析

(略)

(刘卫唯 张 默)

第八章 求职礼仪与沟通

学习目标

- 课程思政与素质目标
  - 努力做一名与时俱进、注重礼仪规范、符合要求的合格护士。
  - 与人沟通时语言沟通技巧运用恰当,服饰着装得体。
- 知识与能力目标
  - 能说出求职礼仪的类型和礼仪要求。
  - 能说出面试礼仪与沟通技巧。
  - 在求职面试过程中如遇到问题能够独立妥善解决,自然地将规范礼仪展现在求职过程中。

案例导入

张同学收到一家三甲医院的面试通知。在约定时间到达约定地点后,发现还有面试者在进行中,张同学就与母亲通话抱怨应聘单位不守时,恰巧护理部老师在隔壁房间听到,老师表示面试过程中会遇到各种情况,望其谅解。张同学当时十分尴尬。

思考: 上述情节中,张同学的行为有何不当之处?

第一节 求职礼仪的特点和类型

求职是在校学生离开校园生活、踏入社会工作的第一步。求职者需时刻谨记,让用人单位能够充分地感受到自己的诚意以及准备程度。求职前应从外表到内在完善自我,才能够在众多的求职者中脱颖而出。

虽称为"求职",但其实用人单位也在"求人"。求职者求的是充满正能量和机遇的工作环境,而用人单位则是希望能够聘请到为人谦虚、努力的员工。求职本身就是招聘者和求职者之间相互选择、相互接纳的过程,因此求职者恰当地运用求职礼仪和良好的应变能力能够带给用人单位得体、灵活的第一印象,加深好感,增加被录用的机会。

一、求职礼仪的概念

求职礼仪是公共礼仪中的一种,是发生在求职过程中的一种社交礼仪,即求职者在求职过程中与招聘单位接待者接触时,应表现出来的礼貌行为和仪表、仪态的规范。它体现在求职者的仪表、仪态、言谈、举止以及求职书面资料方面。良好的求职礼仪可以展示出求职者的整体素质。

二、求职礼仪的特点

(一)广泛性

中国作为人口超级大国,拥有丰富的劳动力资源,每年都有来自各层次院校的大量毕业生涌入求职的人潮中。当前社会的求职形态已不同于几十年前"包分配"时代,那时毕业后学校或社会就已经安排好具体工作,而社会主义市场经济改变了这种就业制度,逐渐实行了毕业生自主择业的就业方式,求职者能够根据自己的意向自由选择今后工作的方向,甚至可以改变最初的工作类型。越来越多的毕业生满怀着对未来的期待,为实现自我社会价值、人生目标以及更好地生活而努力地找寻适合自己的工作,这意味着大学生择业有了自主权。因此,从求职人群和专业角度来说,求职礼仪具有广泛性。

(二)时机性

第一印象在与人的交往中至关重要,求职者着装的得体程度、语言的亲善性以及礼仪在一定程度上决定了用人单位的直观感受。虽说百人百态,但礼貌大方的求职者给用人单位的印象往往比较深刻。求职面试过程虽然时间不长,但求职者就是要做到在有限的时间里给人留下良好印象,才能够在众多的求职者中脱颖而出。求职的成功不仅仅是肯定自我价值,更是影响到一个人将来几年甚至几十年的职业发展与前程,所以说求职具有很强的时机性。

(三)目的性

求职的目的性显而易见,用人单位期待着形象气质佳、言语行为得当、综合实力强的人出现在招聘现场,并取其强者加入单位中来,这些优质人才会带给用人单位新的力量和思路。求职者的目的更为直接,希望在有限的面试过程中将自己最优秀的一面展现给用人单位,在众多的求职者中成功地受到用人单位的认可,获得适合的工作岗位。

三、求职礼仪的类型

(一)书面求职

书面求职作为最常见的求职方式之一,往往作为最初用人单位筛选求职者的重要方式。书面材料一般包括求职信、求职简历、相关技术等级证书、执业资格证、各类荣誉证书及其他相关资料等。

1. **求职信的意义**　用人单位需要通过求职者递交的书面材料来判断和评价求职者的学习状态及工作能力,所以求职书面材料往往决定求职者是否能够顺利进入下一轮应聘。求职者必须通过书面形式介绍自己,让用人单位感受到求职者的诚意,争取获得面试的机会。因此在求职信中,求职者可以尽量表现自己,完整地描述出个人的优势与求职意向。文字的魅力在于能够给人画面感,一封好的求职信能够充分地展示求职者的文化修养及专业知识水平,甚至还能表现出求职者的思想、性格以及满怀期待的心情。

2. 求职信礼仪要求

(1) 称呼问候得体:称呼针对的对象是收信人,要在信纸第一行顶格写起。若是不知晓收信人的身份,可以写"×××医院老师"或"×××医院领导",问候只需要简单的一句"您好"即可。称呼和问候时注意要言辞得体,不要过分吹捧和刻意讨好,以免让对方产生不诚实的感觉。

(2) 内容准确:可以在字里行间表达对用人单位的向往之情,说明自己希望承担什么工作,但不必缩小到某个科室,否则倘若不符合用人单位的要求会直接被拒绝,所以在求职信的行文中要留有余地。

(3) 格式准确:一份格式规范、完整、敬语恰当的求职信和简历会给用人单位带来严谨的好印象;相反,若在文字不多的求职信或简历中出现错别字或病句等,则会给用人单位带来马虎粗心的不良印象。一般情况下打印版即可,但若是书法好的求职者也可手写完成,但要注意避免涂抹修改等情况。墨水以蓝黑、黑色为首选,正楷为宜,勿用草书。

(4) 表达清晰:求职者书面求职需简明扼要,求职信和简历内容一般在2页之内,附件可复印在最后。在求职信中,不要提薪水的具体数目。书面求职的目标是建立联系,争取面试的机会。

3. 求职信封面设计　求职者需谨记书面求职是进入理想工作单位的首要步骤,所以除了具体内容以外,求职信的封面设计及得体的证件照都非常重要。封面设计以蓝、紫、绿等清淡雅致的颜色为主,恰当的色调会让人眼前一亮。有些求职者充满个性,想要带给用人单位可爱或很酷的印象,因此在求职信的封面选用粉、黑、灰等色调来展现自己张扬性格,但每个人的想法各不相同,建议求职者尽量使用安全系数较高的色调。另外,为了与封面保持一致,附在封面之后的页面也可以选择同色系的边框,起到首尾呼应的效果。

4. 求职信格式及内容　求职信是求职者写给用人单位的信函。字里行间体现自己强烈求知的欲望及较强的应聘优势。一份好的求职信能体现求职者清晰的思路和良好的表达能力,突出自己的特长,如办事认真、专业基础扎实、适应性强、善于交际、做事有恒心、自信等。求职信的目的是要做到能够充分表现求职者沟通交际的能力和性格特征。注意递交的文字材料一定要真实准确,决不能弄虚作假。

求职信示例

×××医院护理部老师:

　　您好!

　　我从×××医院官网上获悉贵院正在招聘一批应届护士,我怀着激动的心情写信应聘。在入校之后贵院就一直是我第一目标的理想单位。

　　我来自×××学校护理学院,3年的系统学习使我已经能够熟练掌握基础护理、内科护理、外科护理、急危重症护理、妇产科护理、儿科护理、精神科护理、五官科护理等专业学科知识与技能,并带着对护理职业的向往完成了在×××医院为期8个月的临床实习,在此期间理论及操作成绩优异,数次获得护士长和带教老师的好评。

　　在校期间,我在班级担任学习委员,并2次荣获校级奖学金。在校期间积极组建并参与各项社团活动,培养了较好的组织能力、协调能力以及很强的团队意识,其中以我为社长的礼仪社荣获"2021年最佳社团"的荣誉称号。在职业发展方面我始终非常努力,在校期间获得一项实用新型专利,参加上海市科普演讲大赛并获优秀奖并先后2次在学校的护理技能比赛中获奖。

我性格开朗,为人诚实、踏实、细心,具有良好的人际沟通能力,很期待能在贵院的工作中有很好的发展。如果我能应聘成功,一定会努力奋斗、再接再厉。

期盼着老师的答复。

此致

敬礼

应聘人:×××

××××年×月×日

5. 个人简历格式及内容　简历内容一般包括个人基本资料、学习和工作经历,曾获得的荣誉及参加的社会活动等(表8-1)。

(1) 个人基本资料:包括姓名、性别、年龄、籍贯、目前最高学历、兴趣爱好、联系电话、邮箱等,其中联系电话和邮箱应反复核对正确与否,在投递简历当天开始就务必注意电话及邮箱的信息,以便用人单位可以与你保持联系,以免错过机会。

(2) 学习和工作经历:应届毕业生应从高中开始填写,有工作经历的求职者可从专业学科开始填写,包括就读全日制以及继续教育学校每一阶段学习的起止日期、学校名称、所学专业、各阶段证明人、是否曾经担任学生干部等信息。

(3) 社会实践:社会实践能力常引起用人单位重视,原因在于应届生毕业时掌握的往往是书本上的一些知识,但知识的广度和深度还是需要依靠临床实践获得。应届生进入临床工作面对的群体由原先的老师和学生转换为医生、护士、患者和各部门工作人员,所以用人单位会看中求职者与人沟通交流的能力,这对录用后是否能够快速地进入职场状态相当重要。

(4) 所获荣誉和证书:写明获得的奖项和英语、计算机等级证书及工作单位取得的成绩等。与招聘岗位相关的专业能力、学术成就要醒目列出,比如护理专业学生的实习经历,已取得的护士资格证书,曾发表的论文、撰写的著作、参与的科研课题、取得的科研成果等,这些作为个人专业能力的体现,对求职成功的帮助很大。

(5) 爱好特长:可以真实地填写自己生活中以及工作中的兴趣爱好。生活类如阅读、绘画、唱歌等,工作类如演讲、组织开展活动等。用人单位可以从中看到求职者更真实的状态,能够在之后面试过程中进一步地沟通交流。

(6) 自我总结:该项可以用一两句简短、清晰的话来说明。尽可能充分体现自己的优点和特长,无论是在人际关系方面、专业知识、探索创新方面都可以涉及。若有知名人士或学院领导的推荐信,会起到事半功倍的效果。

(7) 照片的选择:应选择着装正式、五官清晰、化有淡妆的证件照,避免生活照及像素低的照片。

表 8-1 个人简历示例

姓名	张小红	性别	女	照片(×寸近照)
出生年月	2000年9月	民族	汉族	
政治面貌	党员	健康状况	良好	
籍贯	××省××市	最高学历	本科	
毕业学校	××大学	联系电话	137********	
邮箱	********@qq.com	通信地址	××省××市××区××路××号	
教育经历	2014.9—2017.6：××市××中学(高中) 2017.9—2021.6：××医学院护理学院(大学)			
工作经历	2019.3—2019.4：××医院见习 2020.7—至今：××医院实习			
社会实践	2018.5—至今：××志愿者学会参加×次志愿者活动			
所获荣誉	第1学年：校三好学生 第2学年：优秀团干部 第3学年：优秀学生干部 第4学年：优秀毕业生			
所获证书	计算机×级证书 普通话×级证书 英语×级证书			
爱好特长	阅读，公益活动			
自我总结	有较强的责任心和团队意识，基础和专业知识丰富，具有较强的独立思考和自学能力，善于将所学知识运用在临床护理工作中，并且拥有发现问题的能力。有较强的人际交往能力，善于与人交流，懂得和身边的同学和同事共同进步。			

(二) 网络求职

在科技不断发展的今天，信息网络化日益显著，网络招聘渐渐成为用人单位的招聘方式之一，网络求职是广大求职者找工作的一种重要途径。网络礼仪是互联网使用者在网上对其他人应有的礼仪。虽说互联网礼仪不像人与人直接进行社会交往时俗成礼仪的历史那么悠久，但遵守网络礼仪的求职者会更受用人单位的青睐。相反，忽视网络礼仪则可能会对他人产生困扰，给用人单位和自己带来不愉快的经历。由于网络多媒体、智能技术的兴起和发展，现在逐渐出现一些新颖的求职方式，比如，用人单位使用线上会议进行网络面试并用扫码做题的形式来考核理论知识的掌握程度；把求职者的形象或职业能力表述通过数码设备录制下来并通过编辑制成影像，让主考官观看"视频简历"。这些结合多媒体、智能化的简历形式已慢慢地开始普及，求职者应提前学习并了解这些应聘模式。

1. 网络求职的原则

(1) 针对性：无论是递交书面简历还是电子简历，都具有一定的针对性。每家用人单位进行招聘都希望求职者能够提交符合他们要求、具有个人特色的简历，让用人单位一目了然。那么求职者要在几十份甚至几百份简历中脱颖而出，获得面试的机会，首先必须做到简历具有针对性这一基本要求。

(2) 真实性：诚信是做人之本，在网络求职上亦是如此。电子简历需真实表达自身状态,切勿为了迎合用人单位的要求而胡编乱造,与真实的自己具有差异的简历,即使通过了初筛,也无法通过下一轮的面试。有些招聘需要的硬性指标求职者有则有,没有则没有,若不诚信,不但浪费了用人单位和自己的时间,结果一定是被淘汰,并且在行业内的信用度也会降低,继而影响之后的应聘。

(3) 易读性:网络求职的简历数量往往比较多,用人单位一般不会在一份简历上花费太多的时间。冗长的简历内容会带给人厌烦的感觉,因此,制作一份简单易读又能表明个人特色的简历才能在众多网络求职者中脱颖而出,从而获得面试的机会。

2. 网络求职礼仪

(1) 简历内容:简历的内容在发送前需反复斟酌,切勿在同一单位内多岗位投放。初筛简历的工作人员有可能是同一个人,这样的求职方式容易让人产生求职者不严谨的印象,即使通过初筛,多岗位投放也会在之后的面试中带来困扰。基于不同单位的求职内容,求职者需进行个性化地修改,以符合不同应聘单位的要求。简历中不要透露个人重要信息,如身份证号码、银行信用卡号码等,若是应聘启事中有明确规定,按照规定方式填写即可。

(2) 发送时间:发邮件的时间尽量选择工作日的上班时间,因为很多人事科或者护理部的工作人员是常日班。邮件的发送常常带有信息提醒,选择双休日、下班时间或午休时间会干扰招聘人员的生活。另外,有很多求职者是正在实习或正在工作的情况,切勿在夜班时发送邮件,会给工作人员留下不太好的印象。

(3) 发邮件频率:用人单位在发出招聘启事后会积存一些求职者信息后再统一发出可否面试的信息。求职者发送邮件成功后需耐心等待,切勿不断发送相同的邮件给用人单位。时刻关注进展,避免遗漏用人单位的通知及信息即可。

(4) 回复邮件:在收到用人单位回复的邮件后,最好当天回复。若当天不方便回复,可编辑简单的情况说明后在第一时间回复即可。求职者若是收到标题或附件异常的邮件不要随便打开,可能存在有病毒的情况。

3. 网络求职邮件的书写方法

(1) 确保招聘的有效性:一般情况下招聘单位会在招聘主页上注明具体的招聘时限。

(2) 邮箱的选择:在发送邮件时需在邮件上额外备注自己的姓名,避免用人单位无法快速识别简历的发送者。在发送简历后应再次至发件箱查看用人单位是否收到邮件,并且在发出即日起关注用人单位回复邮件的情况,以保证自己能够第一时间获得面试的信息以及时回复用人单位邮件。

(3) 邮件主题:由于招聘单位往往不只是招一个职位,所以求职者在撰写邮件时应在主题或标题这一栏内注明自己的姓名、应聘的职务等信息。需让用人单位一看到邮件就知道投递者是来求职的并且针对哪个招聘职位,做到一目了然。

(4) 邮件正文:邮件正文的书写与书面求职相类似,除非用人单位有特别注明需在他们提供的模板上进行填写,除此之外求职者只需将自己准备好的简历提交即可。邮件正文要简洁,避免长篇大论,以便于收件人阅读。用语要礼貌,以表示对收件人的尊重。正文部分可具体说明自身具备的条件与用人单位的符合之处,如适当简单陈述一下自己的实习或工作经验、为何选择该医院以及自身具备的优势,这样可以让用人单位在第一时间了解自己的情况。另外,若是配有附件也一并在正文中说明,以免用人单位没看到,最好将求职所有的文件放在一个文件夹中。

(5) 个人简历：简历作为书面及网络求职信中的重要部分，内容需简洁清晰，一条一条排列清楚，切勿篇幅太多，尽量控制在 1～2 页内。用人单位每天要看的简历很多，太繁复的简历容易造成视觉疲劳，丧失看完的耐心。在投送前求职者最好多版本测试简历的可读性，避免不同版本间发生错行或无法显示的情况。简历的字体宜简单常用，尽量避免下载网络字体，造成用人单位查看时无法显示的情况。文字要求一般使用中文简体，若用人单位有特殊语种要求则需增加相应语种简历。若招聘启事中明确要求简历作为附件，名称需按照启事中的要求命名，若命名无特殊要求，可将附件命名为"姓名-应聘的职位"。

(6) 附件：一般情况下除封面、求职信、个人简历外，可将获奖证书、专业证书、工作或社会实践证明的照片作为附件发送给用人单位。在命名方式中需注明附件所包含的内容，这样减少了用人单位打开附件进行再次命名的工作量。正所谓"细节决定成败"，求职者想要在众多的网络求职者中脱颖而出，就必须在各方面考虑周全。

第二节　面试前准备

求职礼仪体现求职者良好的个人修养，它对于求职的成功起重要作用。正确且规范的求职礼仪需精心设计、刻意练习，从而达到理想效果。

一、信息准备

1. **自身方面**　通常情况下面试前用人单位已接收到求职者不同形式的求职信与个人简历，面试时再带上一份完整资料，包括自荐信、个人简历、毕业证、成绩单、各种获奖证书复印件、职业资格证复印件并按照顺序放好，装订成册，以备用人单位未准备求职者材料的情况下查阅，还需带上本人身份证、纸、笔等。这会给用人单位对求职者自信而有秩序的工作作风留下深刻印象。

2. **用人单位方面**　面试前求职者要通过各种形式尽可能多地了解用人单位，包括与用人单位的职员沟通、利用报纸或网络查阅相关信息，甚至可以前往招聘地点感受及了解该单位的文化氛围和人文气息。了解用人单位本次招聘的岗位、所在的工作区域、招聘人数以及对求职者的各项条件（如专业知识、技能、经验等）。明确用人单位的待遇信息，包括报酬（工资）、福利、待遇、奖金、补贴、假期、住房、医疗、保险等。了解以上情况，求职者就可以明确地知道自己是否适合用人单位的招聘要求，在此岗位上的发展机会如何，并且也知晓用人单位所给予的劳务报酬是否与自己的心理预期相一致。在充分了解用人单位后，面试时才能做到心中有数，有针对性地展示自己的优势和才干，证明自己是最适合此岗位的人选。

3. **其他方面**　确保面试地址正确以及交通方式的合理性，公交车、轮渡等交通工具提前查好班次。为避免迟到，建议提前去面试地点探路。有些医院有多个院区，应确认好面试的地点，很多情况下多院区是同时展开面试招聘的，如存在不同院区面试的情况，应与人事部门确认面试地点。一般提前 15～30 分钟到达面试地点，避免因路途原因而错过面试机会。

二、内容准备

1. **双向了解**　求职者良好的求职礼仪会让面试更舒缓顺利,更好地体现求职者的综合能力。一方面考官可以通过观察和谈话来了解求职者,另一方面这也是求职者了解用人单位的一个好机会,在交谈的过程中获取自己所关心和需要的信息。

2. **准备介绍**　面试开始时用人单位往往会给求职者个人介绍的时间,求职者可以提前准备,将自己的优点和不足一一列举出来,并写在纸上,熟记于心,组织的语言尽量扬长避短。提前精心准备过的状态与临场发挥往往有很大的区别,一段精彩的自我介绍会给用人单位留下深刻的印象。

3. **准备问题**　可以提前设想一些面试当日用人单位提出的问题,一般包括选择用人单位的原因、对用人单位的了解程度、工作中有哪些突出方面等,此类问题求职者可提前准备。对有些提问不要随意回答,如有交通不便的情况如何解决、是否愿意调剂到其他院区等,此类问题求职者在提前了解用人单位的情况下可考虑后再回答,避免发生通过面试后又出尔反尔的情况。

4. **多方沟通**　与往届或有该用人单位面试经历的护士们提前沟通,知晓大致面试的方式和参与面试人员类型以及提问的方向等。做到充分准备,心中有数。人们对于不了解的事就会显得紧张、不知所措,而对于有预判、提前准备的事则显得更淡定从容,更符合求职礼仪的要求。

三、形象礼仪准备

1. **着装礼仪**　给人留下良好的第一印象往往与一个人的外在形象密切相关,可谓是"人靠衣装马靠鞍",总体穿着风格以正装为主,包括适合职场的套装、套裙、皮鞋,男性以西装为宜。有些求职者喜欢穿着比较舒适或有个人风格的衣服,但是人们对于美、习惯、爱好都有所不同,往往用人单位的招聘人员年龄会偏大一些,如果求职者的衣着恰是招聘者反感的,就可能影响录用,所以不要一味追求时髦、新潮,还是以庄重为宜。外套颜色宜选择深色,给人沉稳内敛的印象,即使选择淡色系的外套,也应以素雅为主,避免亮色系,如红、蓝、绿色服装。内搭可选择单色或条纹等款式,增加活泼大方的印象,在视觉效果上,横条纹衣服比较适合较瘦的求职者,而竖条纹的衣服比较适合身材稍胖的求职者。服装需整洁,衬衫衣领要挺括,领口大小合适,领口开口 1～2 颗纽扣,具体视间距大小而定。衬衫、西装、裤子或套裙均无褶皱和污渍。女性穿着裙装应搭配肉色丝袜,保持皮鞋的干净清洁,不能穿运动鞋、凉鞋、拖鞋等非正式场合所穿的鞋子。在进入面试场地面试前应再次检查衣物是否整洁。总体遵循简单大方、得体整洁的原则,在装扮时一定要准确地自我定位,意识到自己的着装与应聘岗位的符合度。不可一味追求时尚、奇装异服,会给用人单位带来不踏实的印象。

2. **其他礼仪**　合适的发型有修饰脸型的作用。求职者应保持头发清洁柔顺,由于护士的形象是将头发挽起的,所以建议女性求职者可以挽起头发,最好把耳朵和额头露出来,把两侧头发放到耳后,彰显出干练、有朝气的仪态。尽量不要染发,如果已染,切记不要挑染或者染一些比较浅的颜色,容易给人不稳重的印象。男性不宜留长发、胡须。

尽量不要戴任何的配饰。由于护士职业的特殊性,在日常工作中不佩戴戒指、夸张的耳饰、时尚的发卡,包括手镯和手表都要求遮盖不外露,所以在求职的过程中切勿让用人单位产生打破常规的不适感。

妆容方面以淡妆为主,过浓的妆容无法体现应届生的青春活力,淡淡的粉底加上描眉和口红已经足够,化妆过度、口红太红,反而适得其反。若是在夏天求职还容易因为温度太高,妆容花掉,给招聘者不整洁的印象。

指甲应修剪整齐并保持干净,洗净指甲缝内的污垢,双手干燥的求职者可涂抹润肤油,勿涂抹指甲油。尽量不涂抹香水,有特殊体味的求职者可适当使用香水,以清香为主,香味太过浓郁容易造成他人反感。去面试前可以备吸油纸和口红以做补妆使用,在面试现场补妆容易给人带来轻佻、浮夸的印象。如需补妆,可避开众人至洗手间或无人场所进行。求职者在面试前要注意口腔卫生,面试前不要食用大蒜、韭菜等带有强烈气味的食物。必要时,可以喷口气清新剂以减少口腔异味,在与人交流时不可咀嚼口香糖。

为避免面试时受到干扰,应聘者应将手机关机,防止突发情况打扰。在面试时尽量少携带物品,手提电脑、平板电脑等大件物品不要携带至面试场地。

3. **保证睡眠** 在面试前一天应早睡早起,勿饮咖啡、浓茶等令人兴奋的饮品以免导致失眠多梦等,中午尽量不睡或少睡,避免影响夜间的睡眠质量。晚上入睡前可以散散步、喝杯热牛奶以帮助睡眠。充足的睡眠会让求职者在面试当天容光焕发、朝气蓬勃,而睡眠不足则会让人困倦乏力、精神状态不佳,而且这种困倦感是无法用化妆的手段完全遮盖的。

四、心理准备

1. **适度紧张** 面对准备已久的面试,求职者往往会紧张。虽说过度的紧张情绪不符合求职礼仪标准,但面试前适度的紧张对面试反而是有利的,它可以让求职者思想高度集中、保持兴奋状态、头脑敏捷和清醒;但过度的紧张却会给人带来逻辑性差、词不达意、不上台面的印象。面试的时间一般比较短暂,充分地利用有限的时间给招聘者留下积极而又深刻的印象尤为重要。

2. **充满自信** 自信是求职者面试必备的心理素质。沉稳的心态、平静的心情、积极自信的态度是面试前应保持的要素。提前准备自我介绍,让用人单位更了解求职者的同时也让求职者在面试起初阶段更游刃有余,因为多数情况下,在面试正式开始前是让求职者进行自我介绍,而招聘者提出的问题很多是在个人介绍的基础上发起的。所以一段熟练又富含新意的自我介绍会让招聘者消除困倦,耳目一新。求职者在面试前应把自己的各种资格证书和能力融入自我介绍中,并在熟人、朋友面前多次陈述,模拟面试场景,这样可不断总结经验,找出不足,增强自信。同时还可以请家人或朋友充当招聘者,将可能的问题都写下来,尽量想出一个好的答案,有很多问题是没有标准答案的,但如果自己有一个更新颖、更符合逻辑的答案则更好。练习到能够轻松自如地述说自己所准备的材料,在有准备的情况下更能展现出自己的优势。要学会自我鼓励,在心中暗暗给自己打气。前一位面试者的表现也会大大地影响后一位求职者给用人单位的印象。倘若前一位面试者在面试过程中表现得优秀或者非常糟糕都会与后一位求职者形成对比,这点求职者也应知晓。

3. **放松心情** 面试时应心情放松,面带笑容,用深呼吸、来回踱步的方式来放松自己,让情绪更平稳。在面试过程中亲切地与各位面试官进行目光交流,要做好平均分配目光,让每一位面试官都能感受到你的真诚与热情,看到对方的目光回应,求职者会减轻些许心中的紧张情绪。

4. **调整状态** 社会竞争激烈且残酷,即便再优秀的求职者也可能遭遇失败,在面试前要有这样的心理预期。即便展现出大方自然、从容不迫的良好状态也有可能会面试失败,这些都很正常。在面试的过程中失败往往是会有些提示的,用心牢记,加强薄弱方面,告诫自己,不要把一次面试的得失看得太重,在过程中收获经验和找到自己需要加强的方面也是重要的收获。求职者抱着百分百信心和准备进行面试,但即使没有成功,只要有锲而不舍的精神,调整心态,整装出发,再接再厉,下次一定会成功。

第三节 面试礼仪与沟通

面试是用人单位招聘时的考核方式,用人单位在筛选求职者书面材料后进行的面试是求职过程中最关键的一个环节。大多数医院在招聘时面试都是必不可少的一项程序,用人单位在与求职者交谈的过程中通过观察获得有关信息,包括求职者的语言表达能力、应急应变能力、分析能力、合作能力、抗压能力等。作为求职者,面试可表现和展示自己的知识、能力、特长、性格等情况,给用人单位留下满意的印象。因此,求职者必须做好充分的准备,在面试中有针对性地、适度地表现,争取获得求职成功。想要达到目标,实现就业理想,求职者注重遵循求职中的礼仪显得至关重要。

招聘者与求职者之间的沟通往往直接决定了求职是否能成功。招聘沟通过程中,求职者要使用普通话、声音响亮、发音准确、吐字清晰、言语表达流畅。有时为了增加自己语言的魅力,可适当地引用一些当下比较热门的语句或者经典的名人名言,但切记不要使用口头禅、口语、俗语,更不能说粗话脏话。除了语言沟通,体态、手势等非语言沟通(谦和的语言、优雅的仪态、恰当的手势)也是与人沟通的关键所在。

一、沟通技巧

1. **入座前礼仪与沟通** 在人际交往中谦和的品质、文明的举止、礼貌的谈吐都体现出一个人的生活与工作状态。礼貌与性格活泼或安静并不冲突,对即将踏入职场的求职者来说,一定要在日常的生活中养成有礼貌的好习惯。

进入面试房间时,即使房门是虚掩着的,也应该先敲门,敲门的节奏和音量适中,3下即可,力度过重或频率过高显得鲁莽、不耐烦。在听到允许进入的信息后再进入,进入时应面带微笑向招聘者点头示意,以此表示感谢。进入房间后需转身将门关上,应按下或旋动门把手关门,待门关上后再松开门把手,这样避免了锁头相互撞击发出的响声。关好门后求职者应将上身前倾30°左右,再次向招聘者鞠躬行礼或点头示意,站在座位前方,告知招聘者自己的姓名,若有排号可将号码一起报出。注意不可主动落座,待招聘者示意落座后方可入座,并坐在面试官指定的座位上并示意感谢。落座时,应端正坐姿,坐在椅子前2/3,抬头挺胸,双腿并拢,双手自然放在膝盖上,不可跷二郎腿。

2. **自我介绍礼仪与沟通** 视用人单位准备情况而定,若未事先准备简历,可先将简历双手递给招聘者,递上简历时应与招聘者目光交流并告知这是自己的简历。要将顺向的一方朝向招聘者以方便翻阅。交毕,再次入座开始进行自我介绍。

求职者因工作及社会经验不足，必须提前书写自我介绍并熟练背出，结合手势以及面部自然表情传达给用人单位自己的重视度。由于事先已做准备，既可缓解求职者的紧张情绪，又能给招聘者带来得体、不怯场的深刻印象。自信的表达、清晰的思路会给人带来干练、工作效率高的好印象。但面试并非演讲，需做到语气平和，融洽的气氛有利于交谈，会让双方感到愉快、舒畅。

3. **仔细聆听** 在自我介绍过后求职者必须安静等待招聘者发问，需认真听清招聘者的问题及要求后方可回答，在对方讲话的过程中一定不要打断对方，和别人抢着说话是很不礼貌的行为，这样可能会导致现场气氛尴尬。聆听时可以用点头或简单的应答表示对对方看法的认可。

讲话时，从非语言信息也能看出一个人的基本素养，面试时举止有礼，会让对方感到友好和尊重。同时要避免生活中的一些不良习惯，如抖腿、手上的一些小动作等。求职者没有认真地聆听或者走神都会给人留下很不尊重人的不良印象，所以要理解招聘者的讲话逻辑，每一次沟通都是学习的过程。

4. **语言沟通** 求职者在表达时要注意语言的准确、简洁，同时还要注意语言的流畅性。交谈时注意发音标准，吐字连贯，语调恰当。在自我介绍时，一般使用平缓的陈述语气，如情感过于充沛、太过抑扬顿挫容易让人不舒适。音量需适中，声音过大给人感觉求职者太自负，很容易遭人厌烦；声音过小又难以听清，给人不自信的感觉。语速平稳，容易给人沉稳内敛的印象；语速太快，容易造成气氛过于紧张；语速太慢，则容易造成没有活力印象。一般情况下，除了重要事情可做些必要重复以示强调外，其他问题不要重复，而应把要表述的内容简明扼要地表达出来。在用人单位看来，言谈简洁与否，是求职者的重要能力之一。面试时表达的内容要前后一致，即面试时的内容应与求职者向用人单位提供的其他资料完全相符。

面试时间长，招聘者容易劳累疲倦，此时适当地插入一些幽默的语言，可以使气氛轻松活跃，增加轻松愉悦感，同时可以显示自己与人交流沟通的能力以及从容不迫的态度。机智、幽默的语言不仅能活跃气氛，更会给招聘者留下青春、有活力的好印象。

在交谈过程中，求职者应根据招聘者的反应，及时调整自己的语言和陈述的内容。当招聘者与求职者有眼神交流并点头赞许时，表明招聘者对求职者所讲述的内容很有兴趣；当招聘者侧耳倾听时，首先要考虑是否是求职者声音太小致使对方听不清楚；当招聘者表现为心不在焉时，求职者应及时调整话题的内容。双方有意见不一致的情况也很正常，求职者应耐心倾听对方的见解，切勿傲气十足、咄咄逼人，会给人带来强势的不良印象。在面对不确定或不懂的问题时坦诚相待，可能会给招聘者留下诚实、坦率的好印象；不懂装懂容易引起他人反感。有时招聘者还会为了观察求职者的应变能力问一些较为苛刻的问题，求职者仍应礼貌回答，但当招聘者问到关于个人隐私方面的问题时，求职者可以委婉拒绝。

二、行为礼仪

在面试中考官对求职者的行为礼仪自一见面起就开始了考核，无论是求职者的言谈举止，还是内在修养和气质都能够或多或少地从其行为举止中表现出来。在很多情况下，求职者不经意的动作会间接地决定面试是否能够成功。下面从表情、动作、坐姿和站姿几方面来逐项进行剖析。

1. **表情** 表情是一个人内在情感重要的体现方式，通过眼神传递的信息是最清楚、最正确的信号,因为人的瞳孔不能自主控制,一个人的态度和心情会通过眼神自然地流露出来。当求职者进入面试场地后,为表示对招聘者的尊重,双眼大部分时间都可以看着招聘者的眼睛。在进行眼神的交流中,头部可以向前微微倾斜,眼神里充满着兴趣和感同身受,可以适当皱眉以表示对对方见解的思考,微微点头以表示对对方想法的赞许。

如果求职者过于紧张,可以看着招聘者的眉毛或者眉心处。不可注视对方头颈、胸部、腹部、臀部、大腿、脚部和手部,特别是与异性招聘者交流时切勿注视那些"禁区",容易造成他人的反感。注意不要一直盯着对方看,在有多位招聘者的情况下,应注意目光的分布平均及合理。刚进入面试场地时,求职者表现出新奇以及想了解用人单位的情况是很正常的,可以用余光看自己所注意的物体,切忌东张西望、眼神游离不定,会给招聘者带来轻浮、不够沉稳的印象。若是招聘者桌上有工作相关材料,则应注意眼神的回避,否则会给招聘者带来想要窥探的不良感受。

在回答招聘者问题时,求职者应保持与招聘者的目光交流,可以将坦诚的想法用眼神传递给招聘者。如果有多位招聘者在场,眼神的大部分时间可以留给提问的招聘者,但要做到适度地与其他招聘者保持目光交流,以达到尊重在场所有人的目的。切勿与对方目光交汇时眼神闪躲,容易引起对方猜疑或者被认为是胆怯的表现。

真诚的微笑是护理工作中不可缺少的重要表情,在面试中微笑可以缩短双方距离,创造良好的面谈氛围。而微笑也是一个人品行和能力的最好体现,它能够让别人感受到信任和依靠。每个人的微笑都各不相同,有些人微笑体现出朝气蓬勃,有些人微笑体现出成熟内敛,有些人微笑体现出淡定从容,但这些友好的笑容都可以给他人带来良好的视觉效应及沟通的感受。微笑必须贯穿于求职面试的全过程,从踏进门的那一刻,面试就已经开始,不论是面试现场还是现场外、电梯里都不要吝啬微笑。礼貌且真诚的微笑能让对方感觉到友善、亲切的良好氛围。

2. **动作** 护理作为经常与人沟通交流的职业,护理人员动作形体美显得尤为重要。如果每一位护理人员都动作形态美,不但能提高工作效率,而且能为患者营造一个动态美的环境,提高优质护理服务的质量。在日常工作中,无论是在护士吧台还是在患者床旁,言行举止都要保持一致。临床上有很多护士,在面对患者时可以做到举止优雅、端庄,但面对同事时则显得非常的随意。在医院,应时刻保持着严谨的工作态度和端庄优雅的举止,因为这不仅是护士的个人形象,更代表着医院的形象。因此,在面试过程中招聘人员对求职者也会有动作、体态方面的考察。

站立时求职者的双手可自然垂放于身体的两侧,也可相握于腹部前方。不建议将手背在身后或插口袋。持物可用单手也可以用双手,但要做到自然利索,尽量避免翘起无名指或小指,尤其在面试场合会显得矫揉造作。如需用到指示的手势,建议4指并拢,拇指自然张开,掌心朝上,屈肘约90°,用4指指尖指向要指的方向。在面试过程中也要避免挖耳朵、挖鼻孔等不雅行为,这会引起招聘者的反感。

3. **坐姿和站姿** 坐姿是指落座以后呈现的姿态,贯穿于生活、学习、参会、会客等。坐姿作为最常用的举止行为表现形式,有美和丑、雅和俗之分,良好的坐姿能够体现一个人优雅的气质和修养。

在面试过程中,入座和离开时通常遵循左进左出的原则,也就是从座位的左边入座,离开时也是从左边离开。入座后应稳稳地坐下,不应该搬动椅子或发出刺耳的声音,一般坐在椅子前 1/2~2/3 的位置，避免臀部紧紧地靠近椅背。入座后双手可自然地放在腿上或者椅子的扶手上，掌心朝下，要求躯干和大腿垂直，男性的双腿可稍稍分开，女性不可双腿分开。不可跷"二郎腿"或者抖腿，否则会给招聘者带来很不雅观的印象。离座时动作应轻柔，避免挪动椅子造成较大的声响。

站姿是最常用、最基本的姿态，良好的站姿能够给人留下精力充沛、稳重大方的印象。站姿要求抬头、挺胸、下颌微收，双眼目视前方，目光平和自然；躯干挺直，重心在两脚之间，收腹立腰，肩膀放松，身体挺拔。在面试过程，如需站立等待片刻，男性双脚尖可以成"V"字形，而女性可以成"丁"字。站立时避免东倒西歪，如果站立时间较长，可用稍息的姿势来代替，但不可双脚乱动，用脚踢东西或者够东西。

三、其他礼仪

在见到招聘者后，求职者应主动介绍自己的名字以及来意，可以迅速消除彼此之间的疏远，拉近心理距离。称呼对方时如若不了解对方的身份，可以用"老师"作为称呼。若明确知道对方的职务一般用姓加职务的称呼形式；如对方是副职，在正职不在的情况下，可以把"副"字省略掉。

在招聘前可以通过网络了解医院院办、人事科、护理部各位老师的基本信息以及样貌。得知对方的身份更有益于对对方可能问出的问题进行预判，比如人事科老师对于求职者家到单位路线的距离、选择用人单位的原因等问题感兴趣，而护理部老师则对求职者在校内的成绩、表现、实践活动能力等感兴趣。另外，求职者在知晓对方的身份后，也能够更有针对性地问一些自己想知道的问题。

面试中有些招聘者对于求职者非语言信息关注得比较多，应在举手投足间给招聘者留下自信、稳重、大方的印象；时刻面带微笑，举止有礼，目光诚恳；待人接物方面使对方感受到礼貌和友好。当天的招聘者，无论职位的高低都对求职者是否能面试成功起关键的作用，切勿顾此失彼，应对所有招聘者一样重视。

四、常见问题的应对

1. **工作动机和态度的问题**　在面试中招聘者常常会问到求职者为何会选择该医院应聘。看似简单的问题其实暗藏玄机，有些求职者会简单地表示离家近或者是医院比较大，可能收入会相对可观一些。这些回答都是诚实的，但不会给招聘者留下任何深刻印象，这些回答的主体都是自己，而不是能给医院带来什么。所以想要妥善地回答这个问题，就必须对该医院的背景和理念有一定的了解和认同，表达出自己和医院的一些价值的共同处，让用人单位感受到录用不仅仅是对求职者的认同，也会给用人单位带来很大的益处。言语中应尽力表达对护理事业的热爱以及在就职后愿意超越自己目前的认知，积极向上，主动学习的积极的工作态度。对求职单位的医院背景、专科特色、知名专家、重大事件等要有所了解，不要一无所知。

2. **如何应对工作中的错误的问题**　首先，要表达出自己对于医院及护理部规范准则严格地遵守以及有严谨的工作态度，在这样的情况下，势必会将差错或事故降到最低，护理与患者的性命相关，切记不可有一丝马虎和怠慢。其次，有一些准则和规章是需要改进和完善的，会在工作的过程中发现这些问题并使之改善，所以在工作中发生错误是正常情况，因为只有发生了问题才能够处理问题,处理了问题才能改善和杜绝问题。在发生错误的情况下,护士要自我调整,避免紧张的情绪,要主动并敢于承担责任,最大限度地将错误的损失降到最低;回顾系统性的原因以及个人存在的问题,分析其中错误发生的原因,寻找最符合临床的整改措施,保证下次不犯同类的错误;对系统方面的问题,则积极地进行原因分析及相应的整改,尽自己所能进行干预,将事故或意外发生的概率降到最低。

3. **如何处理护患矛盾的问题** 求职者应对此类问题有自己的深入思考。护理工作需要与患者沟通交流,在专业的基础上也带有很强的服务性质,需要有专业的理论知识和强大的操作技能作为保障,同时也要做到在面对纠纷时沉着冷静,礼貌待人,以理服人。与他人沟通的技巧以及服务习惯会在日积月累的工作中逐渐养成。在积累的过程中,倘若遇到了自己不能解决或者无法面对的场面时,应请求高年资护士或护士长出面解决;如果自己存在一定责任,就必须要赔礼道歉。

如果真的在工作中发生了错误,首先一定要以患者为主,严格按照应急预案流程处理,对患者的一些个性化问题根据事件的具体情况,积极、正面、客观地处理。如果是自己能力无法解决的问题和涉及的领域,应主动地向上级领导汇报以及与多部门进行联系,专业、妥善地处理发生的突发事件。

4. **护理专业性的问题** 在这些问题上,求职者应充分地做好面试前的准备工作。回顾在校内的一些基础理论知识以及相关操作,将其中的重点部分再次记忆,尽量做到在招聘者提出问题时,求职者可以不假思索、流利地将专业知识回答出来,这体现了求职者很强的专业性以及较好的临场应变能力。若是有针对性地进行岗位职业的招聘,可以将所了解的目标科室涉及专业的一些情况与招聘者分享,且可以发表一些正面积极见解,让招聘者感受到求职者拥有较强的发现问题和处理事件的能力。但切记不要给人指手画脚、自我感觉良好的不良印象。

5. **业余爱好与特长的问题** 在招聘者第一次与求职者接触时,往往对求职者的个人经历以及专业程度一无所知。所以,个人简历中填写的业余爱好和特长很有可能作为招聘者与求职者沟通话题的开始。建议在写兴趣爱好、特长时是有具体的成果作为支撑,例如钢琴十级、中国舞五级等;如果没有爱好的具体成果,也应该细化到数量和类型,例如喜欢阅读图书的类型、作者等。可以谈一下一个月看几本书,在某一本书中自己的收获是怎样的?知道了哪些道理?这样描述能够让招聘者感受到真诚,也能体现求职者对一件事情的坚持和努力。如果只简单地说喜欢唱歌、跳舞,就会给招聘者带来比较随意的印象。所以,在简历中面试的一些铺垫工作就已经形成了,一定要正确地对待自己的简历。

6. **家庭情况等问题** 大部分用人单位都希望自己所招聘员工的家庭不会让员工有很大的后顾之忧,这样才能将更多的精力投入到工作中。这一份支持往往来自家庭的收入情况、家人对待求职者工作的态度以及给予的支持等。求职者可以表示自己的家人都非常支持自己的这次应聘决定,也很清楚明白护理工作的艰辛与繁忙,愿意付出更多的时间与精力在日常家庭生活的琐事中,让求职者能够安心工作。如果家庭情况比较复杂或存在一定的困难,一定要向招聘者实事求是地讲出来,但必须表明求职者有克服困难的决心和信心,以及克服困难的措施,这样就能解除用人单位的顾虑,从而放心录用。

五、面试礼仪的要点

1. **抓住问题核心** 任何一个用人单位都喜欢招聘思路清晰、沟通能力强的求职者。因此在与招聘者沟通的过程中,要掌握问题的核心并由此展开回答,如果担心自己掌握不了重点,就如实地回答,勿不懂装懂、随意作答。如果太紧张或者招聘者问出的问题太多,应该有礼貌地请招聘者复述一遍,听清问题的大意,再做回答。在回答对方问题的时候,一定要精神集中,准确地理解问题。如果遇到招聘者不能完全理解之处,求职者应委婉地再次将自己的表述稍加解释,这样既可以让招聘者完全理解求职者表达的内容,也可以给招聘者留下求职者耐心、善于沟通的好印象。

2. **面试结果询问** 面试结束后,部分用人单位会主动告知求职者录用通知的时间,如用人单位并未主动提出,求职者不应主动询问。若面试场外有负责协调的工作人员,可在面试结束后询问面试结果如何告知给求职者。

3. **预感面试失败** 尽管在面试之前做了充分的准备,但真正到面试时难免还是会紧张,一个始料未及的问题也许让整个面试氛围都显得不尽如人意。这时求职者会感觉非常沮丧,但即便如此,也应打起精神,在面试中展现出自己真诚的微笑,用表情和姿态告诉招聘者,即使失败了,也不会气馁。离开面试场地后,给自己加油打气,重新振作精神,回顾在面试中需要提升的各个环节。求职者在准备过程中享受过程的本身,也是一种难得的收获。

4. **面试结束礼仪** 在面试结束时,求职者对于录取还是未录取,自身是有些许预感的,但无论面试结果如何,求职者都应该向招聘者表示最诚挚的感谢。如果招聘者将求职者送到门口,就一定要示意其留步,握手或拱手作告别。求职者要向招聘者表达感谢,充分体现出真诚的态度。

在面试后的一段时间内注意保持手机、电话的通畅,保证用人单位能够随时与求职者取得联系。若有必要求职者可与学校充分沟通,表示自己已至某医院应聘,正在等待面试结果,以便用人单位在联系不到求职者的情况下可通过学校联系到求职者。

(马志华 陆文静)

思考与练习

一、单项选择题

1. 毕业生满怀着对未来的期待,为实现自我社会价值、人生目标以及更好地生活而努力地找寻适合自己的工作,这体现了求职礼仪中的哪项特点(   )
   A. 广泛性   B. 实际性   C. 时机性   D. 目的性   E. 特殊性

2. 下列哪项不符合求职礼仪的心理准备(   )
   A. 适度紧张   B. 持续紧张   C. 充满自信   D. 放松心情   E. 调整状态

3. 求职者希望在有限的面试时间中将自己最优秀的一面展现给用人单位,在众多求职者中成功地获得理想工作单位或适合的工作岗位,这体现了求职礼仪中的哪项特点(   )
   A. 特殊性   B. 实际性   C. 目的性   D. 时机性   E. 广泛性

4. 求职者亲手书写求职信和简历时使用哪种类型的笔为首选（　　）
   A. 圆珠笔　　　B. 蓝色水笔　　　C. 铅笔　　　D. 黑色水笔　　　E. 红色水笔
5. 招聘启事中明确要求个人简历作为附件，如未明确表示附件的名称时，个人简历的名称应备注（　　）
   A. 毕业院校　　　　　　B. 姓名、身份证　　　　　　C. 姓名、手机号
   D. 姓名　　　　　　　　E. 姓名、应聘职位

二、简答题

1. 简述网络求职中邮件正文应包括的内容。
2. 简述在求职前怎样做好个人形象管理。

三、案例分析

护生小红终于等来了心仪的用人单位发出的招聘信息，内心特别地激动，写了满满3页纸的求职信，以表达对用人单位的向往之情。在个人简历的书写上，小红为了凸显自己的获奖丰富，将自己小学、初中的获奖情况也一并写在简历上。为防止人事科和护理部错过自己的求职信与个人简历，小红找到了医院的官网，将这些资料投到了医院的公共电子邮箱。

问题与思考：你觉得小红这样做妥当吗？为什么？

参考答案

一、选择题

1. A　2. B　3. C　4. D　5. E

二、简答题

1. 网络求职中邮件正文的书写与书面求职类似，除用人单位特别注明需在其提供的模板上填写外，求职者只需将自己准备好的简历提交即可（包括个人基本资料、学习和工作经历、社会实践、所获荣誉和证书、爱好特长、自我总结、照片等内容）。正文部分可具体说明自身具备的条件与用人单位的符合之处，适当陈述自己的实习或工作经验、为何选择该单位等。

2. 求职前个人形象管理：穿着风格以正装为主，包括适合职场的套装、套裙、皮鞋，男性以西装为宜。外套颜色宜选择深色，给人沉稳内敛的印象，即使选择淡色系的外套，也应以素雅为主，避免亮色系，如红、蓝、绿等。内搭可选择单色或条纹等款式，以给人活泼、大方的印象。服装需烫平整洁，衬衫衣领要挺括，领口大小合适，领口开口1～2颗纽扣，具体视间距大小而定。衬衫、西装、裤子或套裙均无褶皱和污渍，在进入面试场地前应再次检查衣物的整洁性。女性穿着裙装应搭配肉色丝袜，保持皮鞋的干净清洁，不能穿运动鞋、凉鞋、拖鞋等非正式场合中所穿的鞋子。遵循简单大方、得体整洁的原则，在装扮时一定要准确地自我定位，充分意识到自己的着装与应聘岗位的符合度。

三、案例分析

（略）

（马志华　陆文静）

主要参考文献

1. 丁淑诊,吴冰.实用临床护理礼仪与人际沟通指导手册[M].北京:中国协和医科大学出版社,2018.
2. 王红力,胡若男,吴淑君.护理礼仪与人际沟通[M].武汉:华中科技大学出版社,2019.
3. 王泠.肢体语言沟通在老年患者门诊护理中的应用[J].中国继续医学教育,2019,11(31):180-182.
4. 邓玲.论医患沟通在妇产科临床工作中的重要性[J].饮食科学,2018,22:123.
5. 王敬君.礼仪服务在儿科护患沟通中的实施[J].中国医药导报,2007,4(32):49-52.
6. 王福平,张莉.实习带教中提高护生与老年患者沟通能力的方法探究[J].基层医学论坛,2015,19(17):2393.
7. 刘宇.护理礼仪[M].北京:人民卫生出版社,2007.
8. 刘芳印,田建丽.护理礼仪与人际沟通[M].南京:江苏凤凰科学技术出版社,2019.
9. 刘国华.呼吸科老年患者护患沟通技巧[J].山西医药杂志,2018,47(2):148-149.
10. 齐雪阳.妇产科门诊护患沟通技巧的探讨[J].中外医疗,2008,15:123.
11. 许瑞.多元文化与跨文化护理[J].甘肃中医学院学报,2002,19(4):54-55.
12. 刘新红.非语言沟通在临床重症患者护理工作中的应用及作用分析[J].世界最新医学信息文摘,2015,15(31):238-239.
13. 沈小平,叶萌.多元文化与护理[M].上海:复旦大学出版社,2014.
14. 位汶军,过玉蓉.护理礼仪与人际沟通[M].北京:北京大学医学出版社,2019.
15. 位汶军,秦军.医学生礼仪与形体训练[M].济南:山东人民出版社,2009.
16. 李宗花.护理礼仪与人际沟通[M].北京:人民卫生出版社,2016.
17. 李娜,刘雄涛,吴莉娜,等.医学生临床实习护患非语言沟通能力的培养[J].西北医学教育,2015,23(01):181-183.
18. 李春卉,李晓兰.护理美学与礼仪[M].西安:第四军医大学出版社,2010.
19. 辛雪莲.护患沟通在儿科护理中的应用[J].基层医学论坛,2014,18(9):1216-1217.
20. 李毅.护理礼仪与人际沟通[M].北京:人民卫生出版社,2016.
21. 林成益,帅学华.现代礼仪修养教程[M].杭州:浙江大学出版社,2017.
22. 周赟.中国古代礼仪文化[M].北京:中华书局,2019.
23. 姜小鹰.护理美学[M].北京:人民卫生出版社,2006.
24. 赵爱萍,单伟颖.护理礼仪与人际沟通[M].北京:北京大学医学出版社,2017.
25. 秦东华.护理礼仪与人际沟通[M].北京:人民卫生出版社,2018.
26. 唐庆蓉.护理礼仪[M].北京:科学出版社,2018.
27. 秦芹.沟通技巧在儿科护理中的作用与应用[J].实用临床护理学杂志,2019,4(1):102-104.

28. 唐和霞. 妇产科护理中人性化沟通技巧的应用初探[J]. 饮食科学,2019,14:170.
29. 袁涤非. 现代礼仪[M]. 北京:高等教育出版社,2020.
30. 黄敏,王晶,杨帆. 基于SBAR沟通模式的产科危重症患者交接单的设计及应用[J]. 上海护理,2021,21(2):11-15.
31. 梅慧红,阮明慧,许珍珍,等. 妇产科护士人际沟通能力现状调查与分析[J]. 医院管理论坛,2019,36(1):44-46.
32. 曾佳丽. 儿科门诊预分诊中对护患沟通模式的优化应用[J]. 临床医药文献电子杂志,2019,6(68):108-109.

图书在版编目(CIP)数据

护理礼仪与人际沟通/张默,姚淳,王骏主编.—上海:复旦大学出版社,2022.9(2024.6 重印)
ISBN 978-7-309-16186-1

Ⅰ.①护… Ⅱ.①张… ②姚… ③王… Ⅲ.①护理-礼仪-高等职业教育-教材 ②护理学-人际关系学-高等职业教育-教材 Ⅳ.①R47

中国版本图书馆 CIP 数据核字(2022)第 093630 号

护理礼仪与人际沟通
张 默 姚 淳 王 骏 主编
责任编辑/肖 芬

复旦大学出版社有限公司出版发行
上海市国权路 579 号 邮编:200433
网址:fupnet@fudanpress.com http://www.fudanpress.com
门市零售:86-21-65102580   团体订购:86-21-65104505
出版部电话:86-21-65642845
常熟市华顺印刷有限公司

开本 787 毫米×1092 毫米 1/16 印张 11.75 字数 286 千字
2024 年 6 月第 1 版第 2 次印刷

ISBN 978-7-309-16186-1/R·1941
定价:60.00 元

如有印装质量问题,请向复旦大学出版社有限公司出版部调换。
版权所有 侵权必究

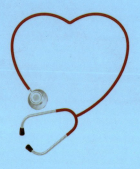

责任编辑 肖 芬
封面设计 路 静

复旦社
陪你阅读这个世界

ISBN 978-7-309-16186-1

定价:60.00元

www.fudanpress.com.cn